ANATOMIE ET PHYSIOLOGIE

ANIMALES

ANATOMIE & PHYSIOLOGIE
ANIMALES

I. ÉTUDE SPÉCIALE DE L'HOMME
II. LES ORGANES ET LEURS FONCTIONS
DANS LA SÉRIE ANIMALE

PAR

Gaston BONNIER

Professeur à la Sorbonne

*Ouvrage rédigé d'après les programmes de juin 1891,
à l'usage des élèves de la classe de Philosophie,
de Première (lettres et sciences) de l'Enseignement moderne,
de mathématiques élémentaires,
des candidats aux Baccalauréats, des lycées de jeunes filles,
des Écoles normales primaires, des Écoles d'agriculture, etc.*

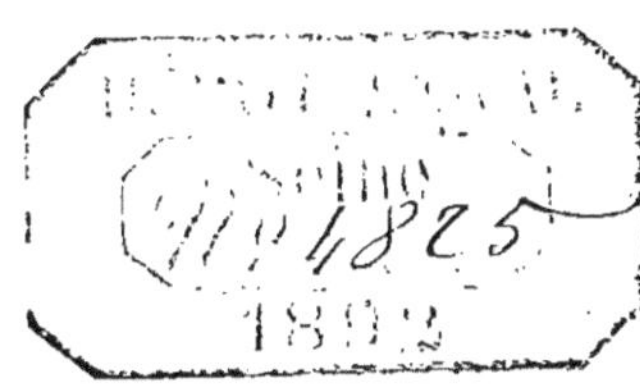

PARIS
PAUL DUPONT, Éditeur
4 — RUE DU BOULOI — 4

1893

INTRODUCTION

I

CARACTÈRES DES ÊTRES VIVANTS : ANIMAUX ET VÉGÉTAUX

1. Caractères généraux des êtres vivants; Biologie. — La *Biologie* est l'étude générale de la vie et des êtres vivants. On ne peut pas définir ce que c'est que la *vie*, et pour comprendre ce qu'on entend par *êtres vivants*, il est nécessaire d'examiner un certain nombre des caractères communs à tous ces êtres; on peut ensuite distinguer les êtres vivants des êtres non vivants ou corps bruts.

1° *Développement.* — Si nous examinons un Oiseau, un Insecte, un Chêne, un Haricot, et si nous considérons l'un de ces êtres pendant des temps successifs, nous verrons qu'il change de forme. On sait que de l'œuf d'un papillon, par exemple, sort une chenille qui devient chrysalide, puis insecte parfait; et ce dernier produit des œufs identiques à celui qui a donné naissance à la chenille.

Dans l'œuf que vient de pondre une poule, se trouve ce qu'on nomme le germe, point de départ du jeune poussin, qui se développe peu à peu aux dépens de la provision de nourriture contenue dans l'œuf; le poussin change de forme successivement, pendant que l'œuf est couvé; puis, il sort de la coquille, grandit et se modifie encore avant d'acquérir la taille et la forme définitive d'une poule adulte ; cette poule pondra des œufs identiques à celui dont nous venons de parler et qui se développeront de la même manière.

Si nous examinons une graine de Haricot que l'on fait germer, nous en verrons sortir une racine qui s'enfonce dans le sol ; au-dessus de la terre, se dresse bientôt une petite tige qui étale à droite et à gauche deux épaisses feuilles nourricières nommés cotylédons ; puis la tige s'allonge et porte d'autres feuilles dont la forme est très différente de celle des cotylédons ; d'autres tiges se produisent ensuite sur la première, portant de nouvelles feuilles ; puis la plante fleurit ; aux fleurs succèdent des fruits qui, lorsqu'ils sont mûrs, laissent échapper des graines semblables à celle dont nous sommes partis pour observer les états successifs de cette plante.

Un Chêne, suivi pendant de nombreuses années, nous présenterait aussi, depuis le gland de Chêne qui germe jusqu'à l'arbre qui porte lui-même des glands, une suite de formes différentes.

On peut donc dire, en général, qu'un être vivant naît de parents semblables à lui, forme de nouveaux organes, perd certains d'entre eux, en acquiert d'autres, grandit, décline puis se détruit. C'est là un premier caractère des êtres vivants, caractère frappant et très facile à observer, c'est le caractère du *développement* ou de l'évolution. *Nous dirons que les êtres vivants se développent.*

2° *Nutrition.* — Maintenant, au lieu de considérer les formes successives d'un Oiseau, d'un Insecte, d'un Chêne ou d'un Haricot, prenons l'un de ces êtres à un moment donné de son évolution. Quelles sont les conditions dans lesquelles il pourra continuer à se développer ?

Voici une chenille à un état déterminé, tout le monde sait que si elle ne mange pas de feuilles, elle ne tardera pas à périr. Voici un Haricot qui a formé ses racines, ses tiges et ses feuilles ; si on ne l'arrose pas ou si ses racines ne reçoivent pas d'eau d'une manière quelconque, il se flétrira bientôt. Et, même si les racines de cette plante plongeaient dans de l'eau absolument pure, au lieu de plonger dans la terre, la plante ne pourrait pas longtemps continuer à se développer. Il faut aux êtres vivants certains aliments. Une seconde caractéristique des êtres vivants est donc la *nutrition ;* il faut que *les êtres vivants se nourrissent.*

Au caractère général de la nutrition, on peut en rattacher un autre qui en dépend. Parmi les substances qui passent incessamment à travers l'être, considérons l'air qui l'entoure. L'oxygène, qui est dans l'air, est un des aliments les plus importants de l'être, et, en général, les animaux et les végétaux ne peuvent se développer que dans l'air ou dans l'eau contenant de l'air en dissolution. L'absorption d'oxygène est accompagnée d'un dégagement d'acide carbonique. Cet échange de gaz, qu'on retrouve dans la moindre partie vivante d'un être, constitue la *respiration.* On peut dire que la respiration est un mode de nutrition qui caractérise d'une manière générale les êtres vivants.

3° *Organisation.* — Les caractères que nous venons de mettre en évidence, ne suffisent pas pour que nous nous fassions une idée très nette de la constitution des êtres vivants ; il nous faut pénétrer dans leur structure intime. Coupons donc une partie d'un être vivant de façon qu'elle soit assez mince pour être observée par transparence, plaçons-la dans l'eau entre deux lamelles de verre, et examinons au microscope.

On voit par les quelques exemples que représentent les figures 1, 23, 24, 26, 27, que les êtres vivants sont organisés d'une manière particulière ; leur structure n'est pas celle des corps bruts.

Ces divers tissus semblent formés, sur la coupe examinée au microscope par transparence, de mailles plus ou moins régulières qui limitent de petites cases closes de tous les côtés et auxquelles on a donné le nom de *cellules*. Ce qui est important à considérer et ce qui constitue la partie essentielle de chaque cellule, c'est une substance demi-fluide qui se trouve entre ces mailles et qu'on nomme le *protoplasma* (*p*, fig. 1).

Chez l'être vivant, les cellules ne sont pas des cavités vides, comme on pourrait le croire au premier aspect, ce sont des masses de protoplasma contenant chacune une

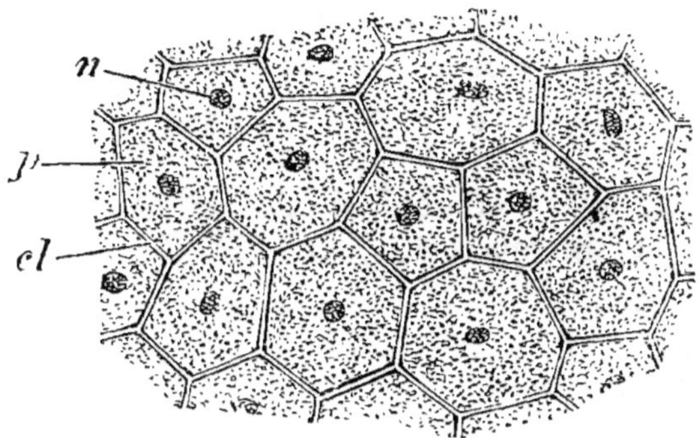

Fig 1. — Fragment d'un être vivant vu au microscope. — *p*, protoplasma; *n*, noyau de chaque cellule; *cl*, membranes séparant les cellules les unes des autres.

partie spéciale plus dense appelée *noyau* (*n*, fig. 1), et séparées les unes des autres par des membranes fines ou épaisses *cl*.

La figure 2 (p. 8) représente, à un plus fort grossissement, une cellule limitée par une membrane et composée du protoplasma et du noyau.

Le protoplasma a des propriétés chimiques assez semblables chez tous les êtres vivants, animaux et végétaux; de plus, si l'on suit avec attention un granule quelconque qui se trouve dans le protoplasma d'une cellule intacte, on voit qu'il se meut régulièrement; avec un peu d'attention, on arrive à se convaincre que toute les parties du protoplasma sont continuellement en mouvement. Ces mouvements du protoplasma peuvent être activés ou arrêtés par l'électricité, endormis par le chloroforme, accélérés par la chaleur ou la lumière ; en outre, le protoplasma se contracte sous ces diverses influences ou même par le contact. On peut donc dire que le protoplasma, cette matière fondamentale des êtres vivants, non seulement possède une composition chimique analogue chez tous les êtres, mais, ce qui est plus important, *le protoplasma se meut et est sensible.*

Nous voyons donc que les êtres vivants sont constitués d'une manière particulière. Ils se composent, en général, de **cellules** formées par du protoplasma doué de mouvement et de sensibilité, contenant un noyau et séparées les unes des autres par des membranes ; c'est là le caractère d'*organisation ;* on dit que *les êtres vivants sont organisés.*

En résumé, nous venons de mettre en évidence les trois caractères fondamentaux des êtres vivants :

1° Développement ;

2° Nutrition ;

3° Organisation.

Si l'un de ces caractères ne suffit pas, l'ensemble des trois permettra toujours de distinguer un être vivant d'un corps brut.

2. Caractères distinctifs des animaux et des végétaux. — Les êtres vivants sont répartis en deux catégories : les *animaux* et les *végétaux,* et cette distinction a été tellement accentuée par les naturalistes qu'on la considérait autrefois comme aussi importante que celle qui sépare les animaux ou les végétaux des corps bruts. Ainsi a été établie la notion des trois règnes de la nature : le règne minéral, le règne végétal et le règne animal ; ces deux derniers règnes ont même été opposés l'un à l'autre. Nous venons de voir, au contraire, que les animaux et les végétaux ont de nombreux caractères communs, tandis qu'il est facile de séparer l'ensemble des êtres vivants des corps non vivants. Mais si l'on veut distinguer d'une manière absolue les deux catégories d'êtres vivants, les animaux d'une part, et les végétaux d'autre part, le problème est beaucoup plus difficile à résoudre.

On peut facilement distinguer les animaux des végétaux lorsqu'on compare un Oiseau ou un Insecte à un Chêne ou à un Haricot. Les premiers exécutent des mouvements d'ensemble de l'être tout entier, et ils ont une sensibilité générale, tandis que ces propriétés manquent chez le Chêne ou le Haricot.

Mais si l'on compare entre eux des animaux et des végétaux d'organisation inférieure, il sera impossible de trouver des caractères qui limitent ces deux catégories d'êtres.

D'ailleurs, la distinction que nous venons de faire n'est pas très importante, car, dans bien des cas, les végétaux peuvent exécuter des mouvements d'ensemble comme les animaux.

Un autre caractère des animaux, mais négatif cette fois, c'est qu'on n'y trouve pas la matière verte appelée *chlorophylle*, qui se trouve dans les feuilles et qui a une si grande importance physiologique dans la nutrition des plantes. Les animaux n'ont pas de chlorophylle, mais ce caractère n'est pas absolu non plus, car parmi les végétaux, les Champignons et un certain nombre de plantes parasites telles que les Orobanches sont complètement dépourvus de chlorophylle.

C'est dans un caractère, qui semble assez peu important au premier abord, qu'on trouve la meilleure distinction entre les animaux et les végétaux; ce caractère est celui de la composition chimique des membranes qui séparent les cellules les unes des autres. Ces membranes sont formées, pour la plus grande partie, chez les végétaux, par une substance hydrocarbonée nommée *cellulose* (1); ce nom vient justement de ce que cette substance entre dans la composition des cellules végétales. La cellulose (qui cons-

---

(1) La cellulose a pour formule $C^{12}H^{10}O^{10}$.

titue le papier, la toile, les étoffes de lin ou de chanvre) est insoluble dans les acides et les bases, et soluble seulement dans le liquide de Schweitzer (solution d'azotite de cuivre dans l'ammoniaque); elle se colore en bleu par l'action de l'acide sulfurique et de l'iode. Chez les animaux, au contraire, il n'y a pas de cellulose.

En somme, *une sensibilité générale, des mouvements d'ensemble, l'absence de chlorophylle et de cellulose,* sont les caractères qui s'appliquent au plus grand nombre des animaux.

RÉSUMÉ

Caractères des êtres vivants. — Les principaux caractères des êtres vivants sont :

1° Le *développement,* c'est-à-dire que chaque être vivant naît de parents semblables à lui, grandit, dépérit et meurt ;

2° La *nutrition,* c'est-à-dire que chaque être vivant renouvelle constamment sa substance en absorbant des aliments ;

3° L'*organisation,* c'est-à-dire que chaque être vivant est composé de *cellules* formées chacune de protoplasma, d'un noyau et ordinairement d'une membrane.

Caractères distinctifs des animaux et des végétaux. — Il est difficile de trouver des caractères très nets qui séparent les animaux des végétaux.

On peut dire que les *animaux* sont caractérisés, le plus souvent, par la sensibilité générale et les mouvements d'ensemble.

On peut dire que les *végétaux* sont caractérisés, le plus souvent, par la chlorophylle (matière verte des feuilles) et surtout par la cellulose, substance résistante qui constitue les membranes des cellules végétales.

II

CELLULE ANIMALE — PRINCIPAUX TISSUS

3. Constitution de la cellule animale. — Considérons une cellule animale complète et examinons quelles en sont les principales parties.

Le *protoplasma* (*p*, *fig.* 2) est formé par une substance granuleuse et demi-fluide. Le protoplasma est une substance azotée assez analogue au blanc d'œuf.

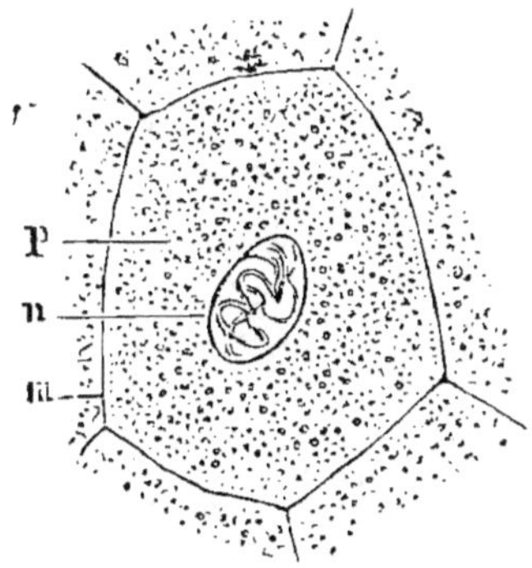

A l'intérieur du protoplasma, on observe un corps plus opaque, plus dense, de forme ordinairement arrondie, c'est le *noyau n*, qui est pour ainsi dire du protoplasma condensé, mais qui contient, en outre, une substance phosphorée particulière appelée nucléine.

Fig. 2. — Cellule animale. — *p*, protoplasma ; *n*, noyau; *m*, membrane.

Le protoplasma d'une cellule animale est séparé des cellules voisines par une *membrane m*, généralement mince et flexible, constitué par une substance azotée, rarement épaisse et incrustée de substances minérales (carbonate de chaux, phosphate de chaux) comme dans les os ou les cartilages.

En résumé, les parties principales de la cellule animale sont les suivantes :

1º Le protoplasma ;
2º Le noyau ;
3º La membrane.

4. Développement de la cellule animale. — La cellule animale se développe comme l'animal tout entier ; on lui reconnaît les caractères des êtres vivants, elle naît, subit une évolution, change de forme, se reproduit, dépérit et meurt ; elle se nourrit et respire, elle a, comme on vient de le voir, une organisation particulière. *Développement, nutrition, organisation*, nous retrouvons dans l'élément de l'être vivant, dans la cellule, les caractères généraux de la vie.

Considérons une cellule très jeune de l'épiderme qui recouvre la peau, par exemple ; on y voit le protoplasma *p* (A, fig. 3) qui remplit tout le volume limité par la mem-

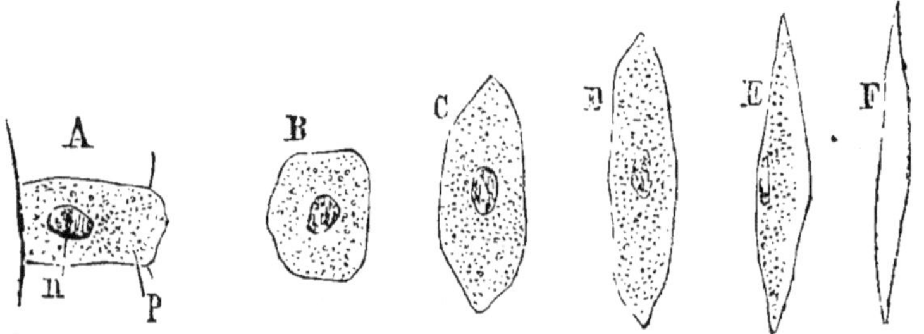

Fig. 3 à 8. — Développement d'une cellule de l'epiderme. — A, cellule jeune : *p*, protoplasma ; *n*, noyau ; B, C, D, E, F. la même cellule de plus en plus âgée ; en F, la cellule est morte.

brane et au milieu du protoplasma on distingue le noyau *n*. La même cellule devenue plus âgée a grandi (B, fig. 4), le protoplasma contient des granules moins serrés ; plus tard (C, D, E, fig. 5, 6 et 7), le noyau commence à se détruire, le protoplasma est moins abondant, la membrane flexible s'aplatit ; enfin (F, fig. 8), la cellule n'a plus de protoplasma du tout, elle est réduite à sa membrane repliée sur elle-même ; la cellule est morte ; elle ne présente plus les caractères des êtres vivants, on ne la voit ni se développer

1.

ni se nourrir. Tel est l'état des cellules de l'épiderme qui sont tout à fait à la surface de la peau. La membrane finit même par être rejetée au dehors ; il n'y a plus trace de la cellule dans l'organisme.

Si nous considérons une cellule dans une partie du corps où se forme de la graisse, nous verrons que la cellule jeune (A, fig. 9) est uniquement constituée par du protoplasma *p* renfermant un noyau *n* et entouré d'une membrane, comme

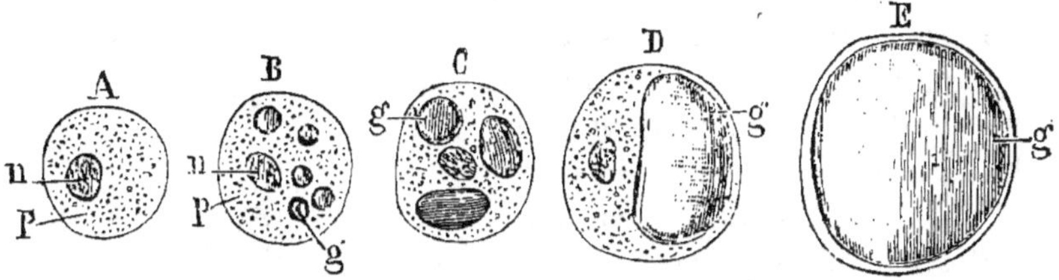

Fig. 9 à 13. — Développement d'une cellule graisseuse. — A, jeune cellule : *n*, noyau ; *p*, protoplasma ; B, C, D, E, la même cellule de plus en plus âgée ; *g*, globules de graisse.

la cellule précédente ; puis la cellule grandit (B, fig. 10) dans toutes ses parties et commence déjà à contenir quelques gouttelettes de graisse *g* intercalées dans le protoplasma. Plus tard (C, D, fig. 11 et 12), la cellule s'est encore accrue, le protoplasma ne se trouve plus guère que sur les parois de la cellule et son noyau est rejeté sur le côté. Enfin, lorsque la cellule a cessé de croître (E, fig. 13), il n'y a plus ni protoplasma ni noyau ; la cellule est morte, on n'y voit plus qu'une membrane limitant une cavité remplie de graisse.

Examinons maintenant avec un peu plus de détail chacune des parties constitutives de la cellule.

5. Protoplasma. — On sait que le blanc d'œuf se coagule quand on le fait cuire ; comme l'albumine ou blanc d'œuf, le protoplasma se coagule par la chaleur vers 75° et se colore en rose sous l'action du sucre et de l'acide sulfurique. Au point de vue chimique, le protoplasma se compose essentiellement de carbone, d'oxygène, d'hydrogène et d'azote (1).

Pour exprimer que le protoplasma, en général, a sensiblement la même composition et les mêmes propriétés que l'albumine, on le range, avec d'autres substances encore, dans la catégorie des *corps albuminoïdes*.

Comme nous l'avons vu, le protoplasma vivant est doué de mouvements propres. Si, en effet, on suit attentivement au microscope un granule de protoplasma, on le voit se déplacer régulièrement comme s'il était poussé par un courant. Sur la figure 14, on a indiqué par des flèches le sens que suivent les granules de protoplasma dans une cellule prise comme exemple.

Chez les animaux, les mouvements du protoplasma peuvent souvent se communiquer d'une cellule à l'autre ou même se transmettre à de grandes distances par l'intermédiaire de cellules spéciales (voyez fig. 32 à 35); il se produit ainsi des mouvements d'ensemble qu'on n'observe pas, en

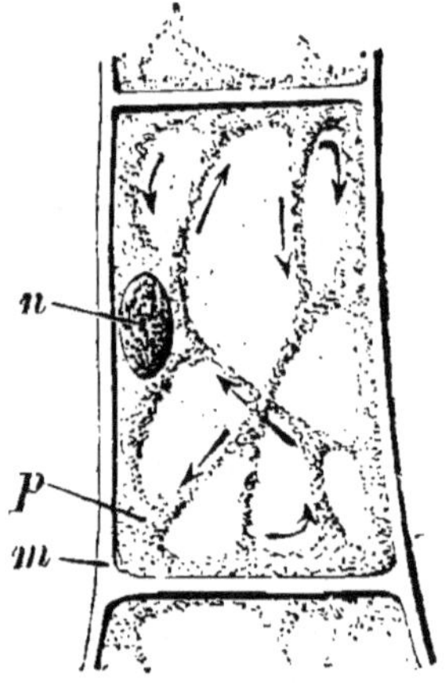

Fig. 14. — Cellule où les mouvements du protoplasma *p* sont indiqués par des flèches ; *n*, noyau *m*, membrane.

général, chez les végétaux où les mouvements du proto-plasma restent limités à l'intérieur de chaque cellule.

Les mouvements du protoplasma et par suite les mouvements d'ensemble chez les animaux peuvent être modifiés par l'électricité, par la chaleur ou par la lumière ; ils peuvent, au contraire, être ralentis sous l'action de certains corps appelés anesthésiques tels que l'éther et le chloroforme. Sous l'influence d'une certaine dose d'anesthésique, le protoplasma est comme endormi, et lorsque l'éther

---

(1) Le protoplasma renferme, en outre, de petites quantités de phosphore et de soufre.

ou le chloroforme s'est évaporé, les mouvements se produisent de nouveau.

En somme, le protoplasma est un corps azoté, albuminoïde qui est sensible et doué de mouvements propres.

6. Noyau. — Le noyau possède, d'une façon générale, les mêmes proprié'és que le protoplasma ; il renferme toutefois une substance particulière appelée *nucléine* qui, comme nous l'avons dit, contient une certaine quantité de phosphore et qui retient plus facilement que le protoplasma certains réactifs colorants, tels que le vert d'aniline.

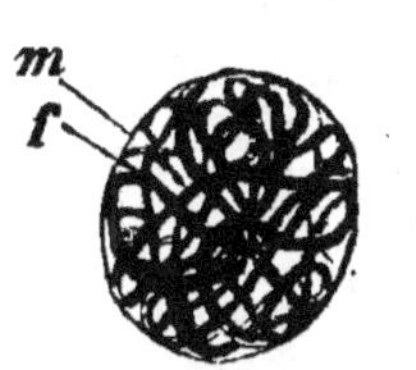

Fig. 15. — Noyau vu à un très fort grossissement. — *m*, membrane propre du noyau ; *f*, filament nucléaire.

La structure du noyau est fort complexe (fig. 15) ; on y reconnaît une mince membrane *m* renfermant un protoplasma condensé en un filament pelotonné *f ;* c'est seulement ce filament qui renferme de la nucléine.

Multiplication des cellules. — Le noyau joue un rôle important dans la multiplication des cellules.

Dans toutes les parties du corps, il se forme de nouvelles cellules, et toujours ces nouvelles cellules se forment par la division en plusieurs parties d'une cellule déjà existante ; *jamais les cellules nouvelles n'apparaissent dans l'intervalle des cellules anciennes.*

Le plus souvent, une cellule (A, fig. 16) se divise en deux parties (B, fig. 17) qui forment chacune une nouvelle cellule (C, fig. 18) ; voyons comment s'effectue cette *bipartition* des cellules.

Le noyau *n* se divise d'abord en deux noyaux *n'*, *n"*, puis on voit se former dans le protoplasma même une membrane (B, fig. 17) qui divise la cellule primitive en deux parties, de façon à ce que chaque partie renferme un noyau

et une moitié du protaplasma de la cellule primitive. On a
ainsi deux cellules distinctes qui s'accroîtront (C, fig. 18) et

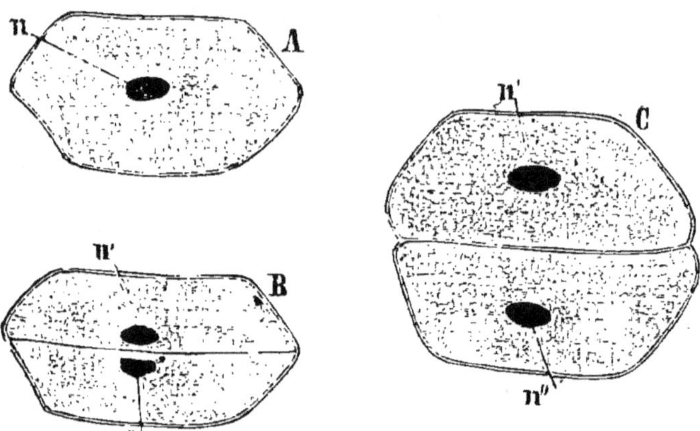

Fig. 16, 17 et 18. — Bipartition d'une cellule ; A, cellule avec son noyau *n* ;
B, la même cellule dont le noyau s'est divisé en deux *n'* et *n''* ; entre
ces deux noyaux apparaît une cloison ; C, les deux cellules provenant
de la division de A.

pourront se diviser à leur tour pour donner d'autres
cellules.

7. Diverses phases de la division du noyau. —
Lorsque le noyau cellulaire se divise en deux, il est le
siège d'une série de phénomènes très cu-
rieux qui ont été étudiés avec beaucoup
de détails et que nous allons résumer
dans leurs traits principaux.

Considérons le noyau vu à un très fort
grossissement (1, fig. 15). Lorsque la
bipartition va commencer, on voit disparaître la mince membrane du noyau et,
en même temps, le filament nucléaire pe-
letonné se divise en un nombre déterminé
de segments, six par exemple (2, fig. 19).

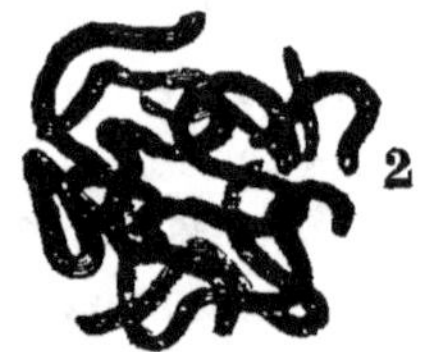

Fig. 19. — Première
phase de la divi-
sion du noyau ;
la membrane du
noyau s'est dis-
soute.

Ces segments se réunissent dans un même plan (S ; 3, fig.
20) ; chacun d'eux se divise alors en deux moitiés (*s* et *s'* ;

4, fig. 21) dans le sens de sa longueur, et tandis que l'une des moitiés se dirige vers un point déterminé P de la cellule (4, fig. 21), l'autre moitié se dirige au contraire vers un autre point P' situé de l'autre côté. Ainsi, puisque dans l'exemple actuel il y a six segments, les six premières moitiés se dirigent vers le point P tandis que les six autres moitiés se dirigent vers le point opposé P'.

Ces deux points P et P' qui forment des sortes de pôles sont reliés entre eux par des fils protoplasmiques p qui

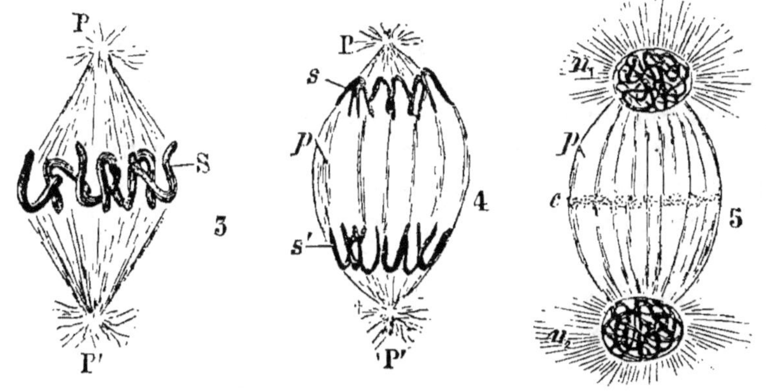

Fig. 20, 21 et 22. — Suite de la division du noyau. — 3, le filament du noyau s'est divisé en six segments S : P, P', pôles. — 4, chaque segment s'est divisé longitudinalement en deux segments s et s', qui se rendent aux pôles P et P'. — 5, les deux noyaux n et n' sont formés ; c, membrane cellulaire qui commence à apparaître entre les deux nouveaux noyaux.

sont disposés comme des méridiens. C'est en suivant ces fils protoplasmiques que les moitiés des segments nucléaires vont se réunir et se pelotonner aux deux pôles P et P'. Ils forment de la sorte deux nouveaux noyaux (n_1 et n_2; 5, fig. 22) qui sont bientôt revêtus chacun d'une mince membrane spéciale. On a ainsi deux noyaux semblables au noyau qui leur a donné naissance (voyez 1, fig. 15).

C'est alors seulement qu'entre les deux noyaux, commencent à apparaître de fines granulations (c ; 5, fig. 22) qui seront l'origine de la nouvelle membrane séparant les deux nouvelles cellules.

8. Membrane. — La membrane des tissus des animaux est extrêmement variable ; elle est parfois tellement épaisse que les protoplasmas des deux cellules voisines se trouvent séparés par une distance plus grande que la largeur de chacune des masses protoplasmiques. En ce cas, deux cellules voisines sont souvent en relation par des prolongements plus ou moins effilés, creusés dans l'intérieur de la cloison qui les sépare (ex. : fig. 27).

Nous étudierons les modifications de la membrane à propos des différents tissus.

9. Tissus ; divers tissus. — L'ensemble d'un certain nombre de cellules semblables ou ayant d'importantes propriétés communes forme ce qu'on appelle un *tissu*.

Chez les animaux et chez l'homme en particulier, on distingue les principaux tissus suivants :

1° Tissu épidermique ;

2° Sang ;

3° Tissu cartilagineux ;

4° Tissu osseux ;

5° Tissu musculaire ;

6° Tissu nerveux ;

7° Tissu conjonctif ;

Nous étudierons ces divers tissus à propos de l'étude des différents organes ; voyons seulement quels en sont les caractères généraux.

1° *Tissu épidermique.* — Le *tissu épidermique* ou épithélial est formé de cellules dont les membranes sont très minces, et se trouve en général à l'extérieur des autres tissus. La partie externe de la peau appelée épiderme (fig. 24), la mince couche qui revêt la cavité de la bouche, de l'estomac, des bronches (fig. 23), etc., sont constituées par ce tissu. Ce tissu protège le corps à l'extérieur et permet dans l'intérieur du tube digestif l'absorption des aliments.

2° *Sang.* — Le sang est un singulier tissu dont la substance qui sépare les cellules est liquide. Les éléments de

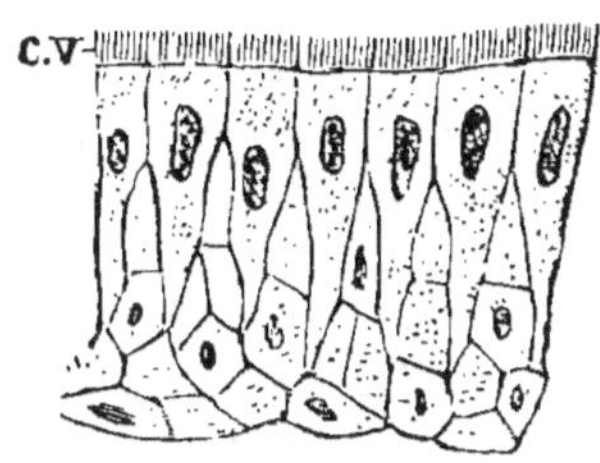

Fig. 23. — Cellules à cils vibratiles *c v* (à la surface des bronches).

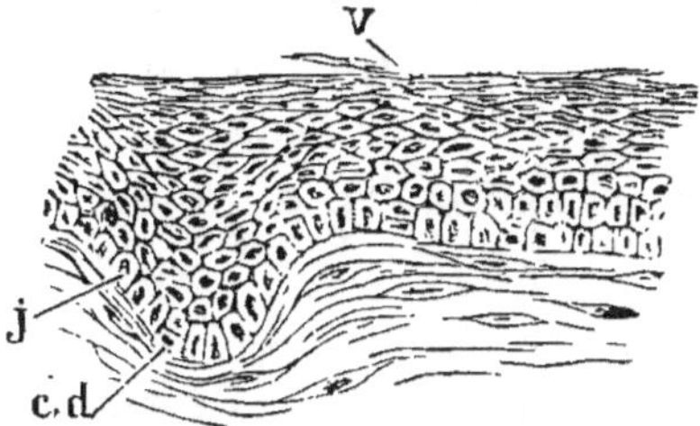

Fig. 24. — Épiderme. — V, cellules âgées; *j*, cellules jeunes ; *cd*, une des cellules jeunes en train de se diviser en deux.

ce tissu sont les globules du sang (fig. 25) dont les uns sont très nombreux et rouges, les autres peu nombreux et

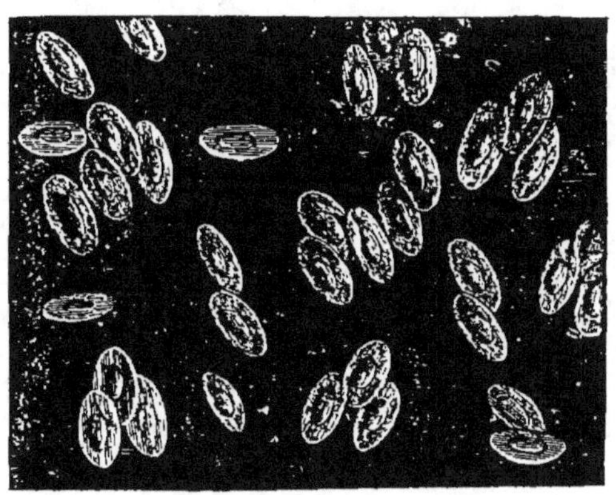

Fig. 25. — Globules du sang.

blancs (fig. 98). Ce tissu a pour rôle de distribuer la nourriture dans toutes les parties de l'organisme.

3° *Tissu cartilagineux*. — La substance qui sépare les cellules les unes des autres peut être très abondante et de consistance assez dure ; c'est alors le *tissu cartilagineux* (fig. 26). Les masses protoplasmiques contenant chacune leur noyau, y sont plus ou moins arrondies. La substance qui sépare les cellules les unes des autres est azotée et contient 2 à 4 0/0 de sels minéraux.

Ce tissu constitue ce qu'on appelle les cartilages, parties résistantes qu'on trouve aux articulations des os, à la jonction des côtes avec le sternum, dans les parois du larynx, etc.

4° *Tissu osseux.* — La substance qui sépare les cellules peut être très abondante aussi, mais incrustée de sels minéraux (carbonate et phosphate de chaux) en forte proportion ;

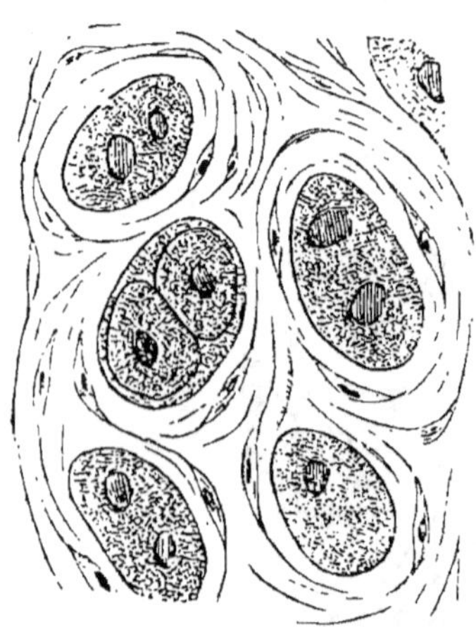

Fig. 26 — Cellules du tissu cartilagineux.

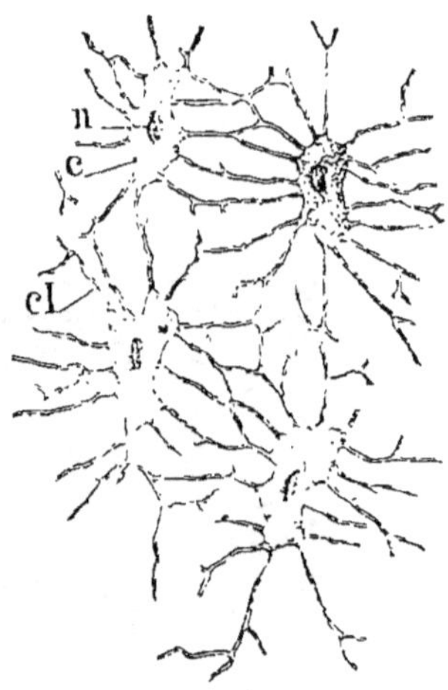

Fig. 27. — Cellules du tissu osseux. — *n*, noyau ; *c*, protoplasma ; *cl*, petits canaux faisant communiquer les cellules entre elles.

c'est alors ce qu'on nomme le *tissu osseux*. Un fragment de tissu osseux montre des cellules avec leur protoplasma et leur noyau qui communiquent entre elles par de fins prolongements protoplasmiques (fig. 27). Le tissu osseux renferme environ deux tiers de substances minérales.

Ce tissu constitue les os dont l'ensemble forme le squelette. En général, les os, en se développant, passent d'abord par l'état cartilagineux ; aussi, chez un très jeune enfant par exemple, tous les os sont presque complètement encore à l'état de cartilages.

5° *Tissu musculaire.* — Les muscles sont des masses de chair qui peuvent se contracter facilement et qui sont les principaux agents des mouvements; ils sont constitués par un tissu spécial très différencié qu'on nomme *tissu musculaire*.

Ce qu'on appelle *fibres musculaires lisses* sont des cellu-

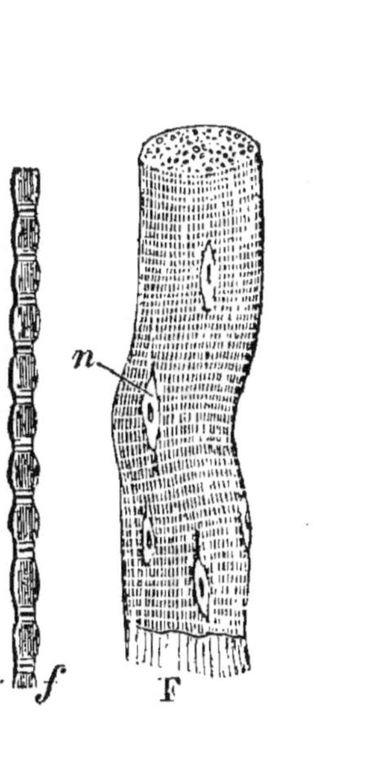

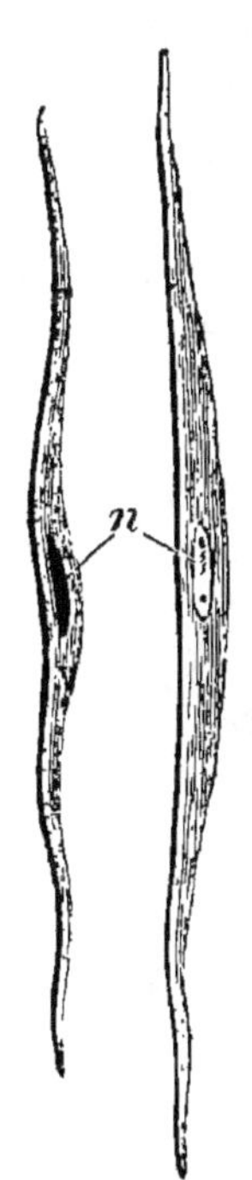

Fig. 28 et 29. — F, Fragment de fibre musculaire striée. — *n*, noyau; *f*, l'une des fibrilles qui composent la fibre F, plus grossie.

Fig. 30 et 31. — Fibres musculaires lisses; *n*, noyaux de ces fibres.

les allongées (fig. 30 et 31) qui constituent le tissu musculaire des muscles à mouvements involontaires.

Ce qu'on nomme *fibres musculaires striées* (fig. 28 et 29) forme un tissu musculaire plus complexe qui constitue

le tissu musculaire des muscles concourant aux mouvements volontaires (excepté les muscles du cœur).

Le protoplasma des cellules qui forment par leur
ensemble une fibre striée (F, fig. 29) s'est différencié en
fibrilles (*f*, fig. 28) striées en long et en large ; autour
d'une fibre, est une membrane d'enveloppe générale sous
laquelle on voit çà et là des petits noyaux *n* entourés de
protoplasma non transformé en fibrilles.

6° *Tissu nerveux*. — Un tissu plus différencié encore,
c'est le tissu qui constitue les nerfs, le cerveau, la moelle
épinière et qu'on nomme d'une manière générale le *tissu
nerveux*.

On distingue dans le tissu nerveux deux sortes d'éléments, les *cellules nerveuses* et les *fibres nerveuses*. Les

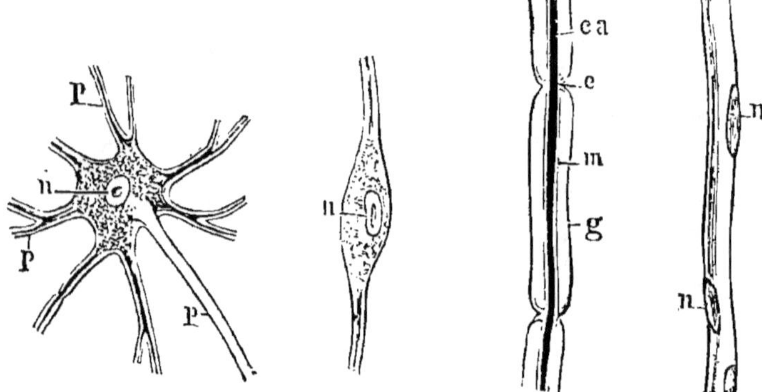

Fig. 32 et 33. — Cellules nerveuses. —
n, noyau ; *p*, prolongements de la cellule: à gauche, cellule multipolaire ; à
droite, cellule bipolaire.

Fig. 34 et 35. — Fibres nerveuses.
— *n*, noyau ; *g*, gaine de
Schwann ; *m*, myéline ; *ca*, cylindre-axe.

premières sont des cellules à noyau assez gros et munies
de prolongements allongés (fig. 32 et 33) ; on les trouve
dans le cerveau par exemple. Les fibres nerveuses (fig. 34
et 35) sont formées d'éléments très allongés, placés bout à
bout et entourés par une membrane résistante *g* (gaine de

Schwann). Certaines de ces fibres peuvent contenir en dedans de la membrane, une gaine d'une substance oléagineuse (*m*, fig. 35) (myéline) formée de segments successifs, qui entoure elle-même un cylindre central albuminoïde *ca* (cylindre-axe) continu d'une extrémité de la fibre à l'autre. Ces fibres nerveuses sont les éléments constitutifs des nerfs.

Le rôle du tissu nerveux est multiple, c'est par lui que les sensations sont transmises au cerveau, que les mouvements sont ordonnés et que l'action des muscles est provoquée.

7° *Tissu conjonctif.* — On désigne sous le nom de *tissu conjonctif* l'ensemble de tous les éléments qui réunissent

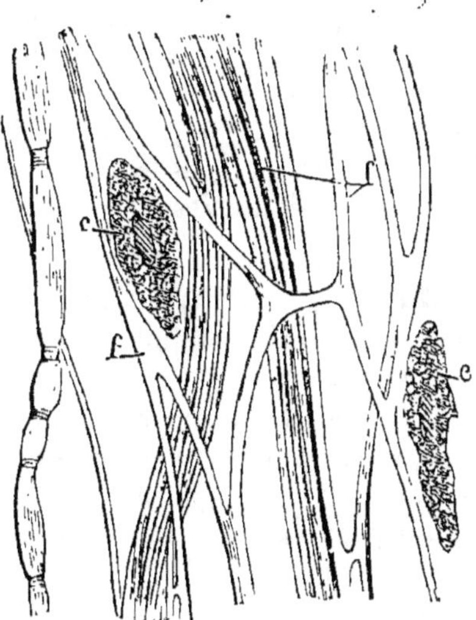

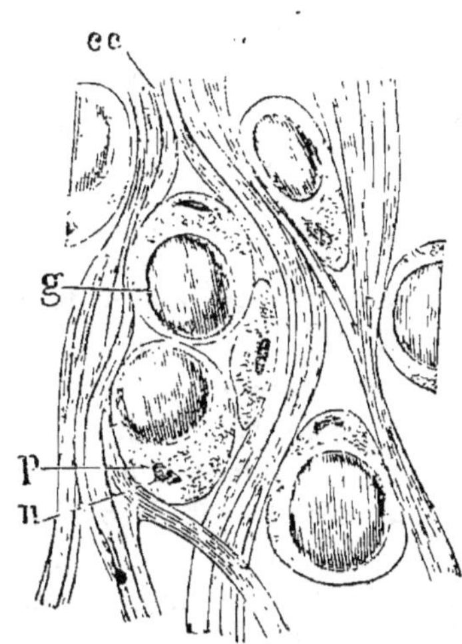

Fig. 36. — Tissu conjonctif. — *c, c,* cellules ; *f, f,* diverses fibres conjonctives.

Fig. 37. — Tissu conjonctif avec cellules adipeuses. — *n*, noyau ; *p*, protoplasma ; *g*, globule de graisse ; *cc*, fibres conjonctives.

entre eux les tissus précédents. Les cellules de ce tissu

sont de forme et de constitution très variées. Si elles sont très allongées, ce sont les *fibres conjonctives* (*f*, fig. 36); si les cellules se remplissent de graisse, ce sont des *cellules adipeuses* (*g*, fig. 37), etc.

Le rôle du tissu conjonctif est d'unir entre eux les autres tissus, et d'entourer les tissus dont l'action est plus importante tels que les muscles, les nerfs, les glandes, etc.

RÉSUMÉ

Cellules, tissus. — Si l'on examine au microscope un fragment quelconque d'un animal, on y reconnaît une structure spéciale. On aperçoit de petites masses de protoplasma contenant chacune un noyau et séparées les unes des autres par des membranes plus ou moins nettes.

Chacune de ces masses protoplasmiques ainsi limitées, avec son noyau, constitue ce que l'on nomme une *cellule*. L'ensemble d'un certain nombre de cellules semblables constitue un *tissu*.

Parties principales de la cellule. — Les parties principales de la cellule sont les suivantes, par ordre d'importance : 1° Le *protoplasma;* 2° le *noyau;* 3° la *membrane.*

1° Le *protoplasma* est une substance semi-fluide qui ressemble à l'albumine (blanc d'œuf) et qui est essentiellement composée de carbone, d'hydrogène, d'oxygène et d'azote. Le protoplasma vivant est doué de mouvements propres qui peuvent être accélérés ou ralentis sous l'action de la chaleur, de l'électricité ou des anesthésiques (éther, chloroforme);

2° Le *noyau* est une masse arrondie qui se trouve dans le protoplasma. Il se compose d'une substance analogue au protoplasma, contenant un filament qui renferme de la nucléine (matière riche en phosphore); le noyau est entouré par une fine membrane spéciale qui est azotée;

3° La *membrane* des tissus animaux est très variable, le plus souvent elle est mince, flexible et formée d'une matière albuminoïde.

Une cellule très jeune renferme toujours du protoplasma en abondance et un noyau. Puis, à mesure que la la cellule vieillit, e protoplasma disparaît peu à peu et finit par manquer complètement ainsi que le noyau ; la cellule, réduite à sa membrane, est alors une cellule morte. Quelquefois le protoplasma est remplacé dans les vieilles cellules par diverses substances telles que la graisse, par exemple.

C'est donc le protoplasma (y compris le noyau) qui constitue par excellence la partie vivante de la cellule.

Multiplication des cellules. — Les cellules d'un animal vivent ordinairement beaucoup moins longtemps que l'animal lui-même ; d'ailleurs les animaux s'accroissent ordinairement par la formation de cellules nouvelles : il se produit donc de nouvelles cellules dans l'organisme.

Toujours les nouvelles cellules prennent naissance par la division en plusieurs parties de cellules déjà existantes, et jamais les cellules nouvelles n'apparaissent dans l'intervalle des cellules anciennes.

Le plus souvent, les cellules se multiplient par *bipartition*, c'est-à-dire en se divisant en deux. Le noyau de la cellule se divise en deux noyaux ; puis on voit se former dans le protoplasma, entre les deux noyaux, une membrane qui sépare la cellule en deux parties renfermant chacune un noyau. Chacune de ces deux moitiés grandit et devient semblable à la cellule primitive.

Principaux tissus des animaux. — Les principaux tissus des animaux sont :

1° Le *tissu épidermique*, formé de cellules à membranes minces. Ce tissu recouvre la surface du corps ;

2° Le *sang*, formé de globules rouges (avec quelques globules blancs) plongés dans un liquide incolore appelé *plasma ;*

3° Le *tissu cartilagineux*, qui constitue les cartilages ; ce tissu est formé de cellules arrondies et séparées les unes des autres par des membranes épaisses et résistantes ;

4° Le *tissu osseux*, qui constitue les os ; ce tissu est formé de cellules réunies entre elles par de longs et minces prolongements protoplasmiques et plongées dans une substance dure imprégnée de sels de chaux;

5° Le *tissu musculaire*, qui constitue les muscles; ce tissu est formé de fibres dont les unes sont *lisses* et les autres *striées* en long et en travers;

6° Le *tissu nerveux*, qui constitue les nerfs, le cerveau, la moelle épinière; ce tissu est formé de fibres allongées et de cellules munies de longs prolongements;

7° Le *tissu conjonctif*, qui réunit entre eux les tissus précédents; ce tissu est surtout formé de fibres allongées.

PREMIÈRE PARTIE

—

ÉTUDE SPÉCIALE DE L'HOMME

—

III

DIGESTION

10. Appareil digestif et digestion. — La digestion est une fonction par laquelle les aliments sont transformés et rendus assimilables, c'est-à-dire susceptibles de servir à l'entretien et à l'accroissement du corps. Cette transformation s'opère dans un ensemble d'organes qui constituent *l'appareil digestif*.

L'appareil digestif est formé d'une manière générale comme par un repli de la peau pénétrant dans le corps, tel qu'un doigt de gant replié sur lui-même.

La peau qui recouvre intérieurement tout l'appareil digestif prend d'autres caractères que ceux qu'elle offre dans les parties extérieures du corps et est appelée *muqueuse*.

Les aliments entrent par la bouche dans le tube digestif qui est recouvert par la muqueuse. Nous allons suivre les aliments dans leur parcours à travers les différentes parties du tube digestif et examiner quelle série d'actions mécaniques et chimiques ils subissent avant de pouvoir entrer dans le sang et servir à la nutrition du corps.

11. Aliments. — Avant d'étudier la façon dont les aliments sont digérés, voyons quels sont les aliments dont l'homme fait sa nourriture. Les uns doivent subir une transformation dans l'appareil digestif avant d'être introduits dans le sang, ce sont les aliments *indirectement assimilables*. Les autres ne subissent pas de transformation dans l'appareil digestif et passent tels quels dans le sang ; ce sont les *aliments directement assimilables.*

12. Aliments indirectement assimilables. — Les principaux aliments non directement assimilables sont les aliments albuminoïdes, les aliments féculents, les aliments gras et le sucre de canne ou saccharose.

1° Les *aliments albuminoïdes :* le type de ces aliments est l'albumine, qui constitue le blanc de l'œuf de poule ; aussi donne-t-on le nom de matières albuminoïdes à toutes les substances azotées qui ont des propriétés analogues à celle de l'albumine. Telles sont la *caséine* qui forme le fromage, la *myosine* qui constitue les muscles et forme ainsi la plus grande partie de la viande de boucherie ; la *gélatine* qu'on extrait des tendons, des os, des cartilages ; le *gluten* qui se trouve en abondance dans la farine de blé ; *l'aleurone* (fig. 39) qui s'accumule dans presque toutes les graines. En outre, d'une manière générale, le protoplasma des cellules est un aliment albuminoïde.

On reconnaît ordinairement les matières albuminoïdes à ce qu'elles se *coagulent* par la chaleur, c'est-à-dire se prennent en masse lorsqu'on les chauffe ; ainsi l'albumine se coagule vers 75°. Les aliments albuminoïdes sont formés par une combinaison de carbone, d'hydrogène, d'oxygène et d'azote (1). On les nomme quelquefois subs-

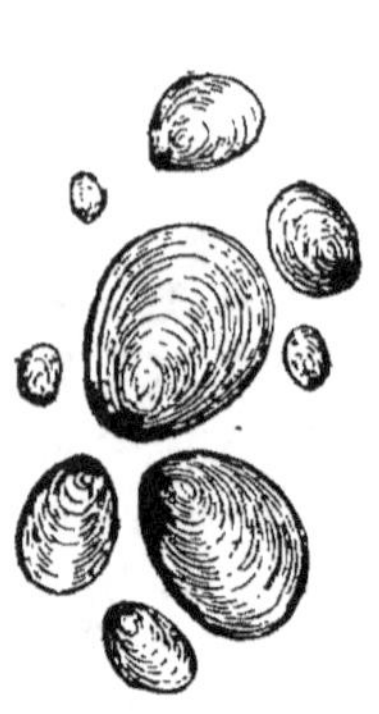

Fig. 38. — Grains d'amidon

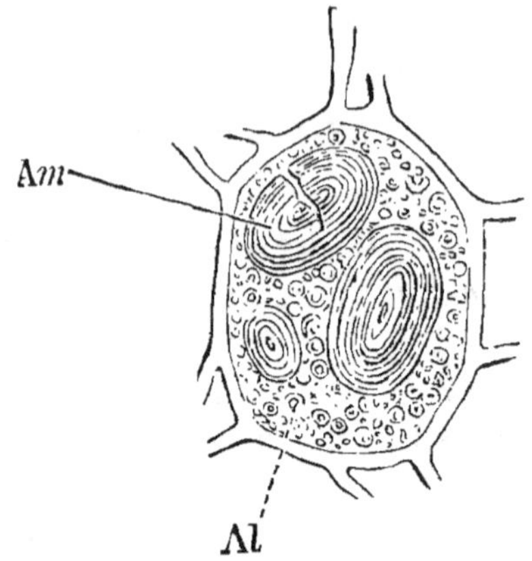

Fig. 39. — Cellule renfermant
de l'amidon Am et de l'aleurone Al.

.tances *quaternaires*, pour indiquer qu'elles sont consti-

tuées par quatre corps simples ; on les appelle aussi substances organiques *azotées*, parce que les autres substances organiques sont en général dépourvues d'azote.

2° Les *aliments féculents*, formés surtout par l'amidon ou fécule (fig. 38 et 39), qui se trouve en abondance dans les pommes de terre et un grand nombre de grai-

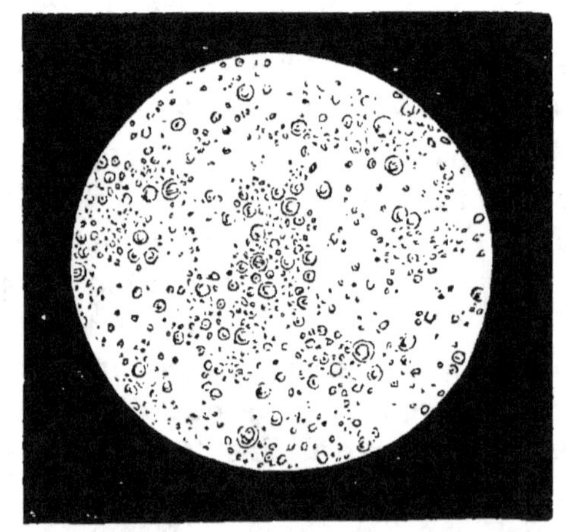

Fig. 40. — Globules gras du lait
vus au microscope.

nes comestibles, telles que celles du blé, du riz, du haricot, etc.

---

(1) La formule des substances albuminoïdes est variable. On peut les représenter en général par $C^mH^nO^pAz^q$, m, étant un coefficient plus petit que n, qui est plus petit que p, qui est plus petit que q. Ces substances renferment souvent, en outre, un peu de phosphore et de soufre.

Les aliments féculents ne renferment pas d'azote. Ils sont composés de carbone, d'hydrogène et d'oxygène. Ces deux derniers corps y sont dans le même rapport que dans l'eau (1). On dit quelquefois que ces substances sont des substances *ternaires*, parce qu'elles sont formées de trois corps simples ; on les appelle aussi substances hydrocarbonées, indiquant par là qu'on peut les considérer comme formées de carbone combiné avec de l'eau.

3° Les *aliments gras*, tels que la graisse des animaux, le beurre (fig. 40), les huiles. Les substances grasses sont ternaires comme l'amidon, mais ordinairement non hydrocarbonées (2).

4° Le *sucre de canne* ou *saccharose* qu'on extrait de la canne à sucre ou de la betterave. Le saccharose est ternaire et hydrocarboné (3).

13. Aliments directement assimilables. — Les principaux atiments directement assimilables sont le glucose et certaines substances minérales :

1° Le *glucose* (de γλυκύς doux) qui constitue la matière sucrée des raisins et de la plupart des fruits ; c'est une substance ternaire et hydrocarbonée (4).

2° Les *substances minérales* telles que le *sel marin* ou chlorure de sodium (5), les *sels de chaux* (6) qui sont nécessaires à la formation des os, et quelques autres matières minérales (sels de potasse, de soude et de fer), qui sont aussi des aliments nécessaires ;

Enfin l'*eau* est un aliment indispensable et qui doit être absorbé en quantité relativement grande.

---

(1) La formule de l'amidon est $C^{12}H^{10}O^{10}$.

(2) La formule des substances grasses est variable. On peut les représenter en général par $C^mH^nO^p$, m, étant plus petit que n qui est plus grand que p.

(3) La formule du saccharose est $C^{24}H^{22}O^{22}$.

(4) La formule du glucose est $C^{12}H^{12}O^{12}$.

(5) La formule du chlorure de sodium est $NaCl$.

(6) Les principaux sels de chaux utiles à l'alimentation sont le carbonate de chaux (CaO,CO^2) et le phosphate de chaux $(3CaO,PhO^5)$.

14. Douze corps simples constituant les aliments sont essentiels. — Si on se place au point de vue chimique, en considérant les corps simples nécessaires à l'alimentation de l'homme, on peut voir, d'après la composition des aliments que nous venons d'énumérer, que douze corps simples sont essentiels.

Ce sont les suivants :

<table>
<tr><td rowspan="7">7 métalloïdes.</td><td>Carbone.</td><td rowspan="5">5 métaux.</td><td>Calcium.</td></tr>
<tr><td>Oxygène.</td><td>Fer.</td></tr>
<tr><td>Hydrogène.</td><td>Sodium,</td></tr>
<tr><td>Azote.</td><td>Potassium.</td></tr>
<tr><td>Phosphore.</td><td>Magnésium.</td></tr>
<tr><td>Soufre.</td><td></td></tr>
<tr><td>Chlore.</td><td></td></tr>
</table>

Le carbone, l'oxygène et l'hydrogène sont de beaucoup les plus abondants.

Il va sans dire que ces aliments doivent être présentés à l'organisme sous une forme assimilable, c'est-à-dire dans les combinaisons qui constituent les éléments énumérés plus haut.

Il y a plus, l'organisme ne peut pas ne prendre qu'une seule sorte d'aliment, quand bien même cette sorte contiendrait tous les corps simples sous leur forme assimilable; c'est ainsi qu'on ne pourrait pas se nourrir uniquement avec du blanc d'œuf, la nourriture doit renfermer une certaine proportion de substances albuminoïdes ou quaternaires et de substances ternaires. Le pain, qui renferme à la fois du gluten (albuminoïde) et de l'amidon (féculent) remplit ces conditions. Il en est de même des haricots ou des fèves, qui contiennent de l'aleurone et du protoplasma (albuminoïdes) avec de l'amidon (féculent), ou encore de la chair d'un animal qui renferme des muscles (albuminoïde) et de la graisse (aliment gras).

15. Mastication. — Lorsque les aliments sont introduits dans la bouche, ils sont d'abord réduits en une bouillie par l'action des dents qui les coupent et les broient et par l'action de la salive qui les imprègne. Étudions donc chacune de ces actions, c'est-à-dire la *mastication* et l'*insalivation*.

La mastication est l'action qu'exercent les dents sur les aliments en les coupant et en les broyant. Commençons donc par étudier les dents.

2.

16. Dents; différentes sortes de dents. — Chaque

dent est implantée dans une cavité de l'os de la mâchoire,
appelée *alvéole*. Toute la partie de la dent qui est enfoncée
dans l'alvéole et recouverte par la gencive se nomme la *racine*, tandis que la partie libre se nomme la *couronne* ; le
collet est la région de la dent qui
sépare la couronne de la racine.

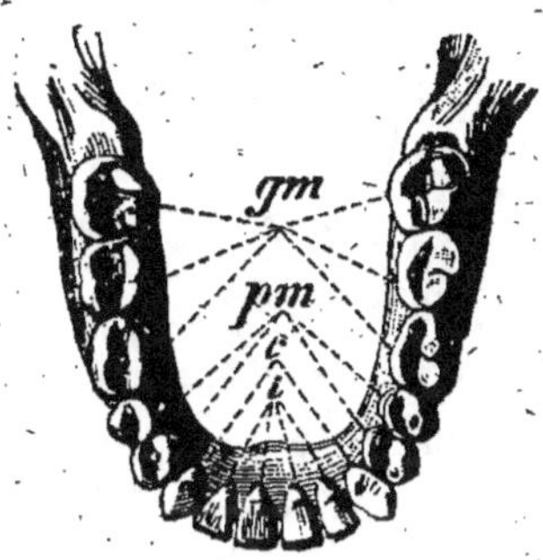

Fig. 41. — Mâchoire infé-
rieure ; *gm*, grosses molaires ; *pm*, petites molaires ;
c, canines ; *i*, incisives.

Les deux mâchoires portant le
même nombre de dents ; il nous
suffira donc d'étudier l'une des mâchoires, la mâchoire inférieure,
par exemple (fig. 41). Nous voyons
qu'elle porte seize dents qui n'ont
pas toutes la même forme : les
quatre dents placés en avant sont
les *incisives* (*i*, fig. 41 et fig. 42) (1) ;
elles n'ont qu'une seule racine,
et leur couronne en forme de lame
leur permet de couper facilement les aliments.

A côté des incisives se trouvent les *canines* (2) (*c*, fig. 41
et fig. 42) ; il y en a une de chaque côté. Comme les incisives, les canines n'ont qu'une racine ; leur couronne, moins
plate, sert aussi à couper et à déchirer les aliments.

Après les canines viennent les dents qui servent à broyer
les aliments : ce sont les *molaires* (3) (*pm* et *gm*, fig. 41 et
fig. 42), au nombre de dix, cinq de chaque côté. Elles
ont toutes une couronne large et terminée par une surface
assez étendue présentant un certain nombre de mamelons.
Grâce à cette forme de leur couronne, les molaires peuvent
broyer facilement les aliments.

Mais toutes les molaires ne se ressemblent pas. Les deux

---

(1) De *incisere*, trancher, parce qu'elles coupent les aliments.

(2) De *canis*, chien, parce que ces dents sont très développées chez le
Chien, où elles constituent ce qu'on nomme vulgairement les *crocs*.

(3) De *mola*, meule, parce qu'elles broient les aliments comme des
meules.

premières de chaque côté, à partir des canines, sont plus petites que les autres, et ont une racine terminée par deux pointes; ce sont les *petites molaires (pm,* fig. 42). Les trois dernières de chaque côté sont beaucoup plus grosses, leur racine est formée de trois parties distinctes; ce sont les

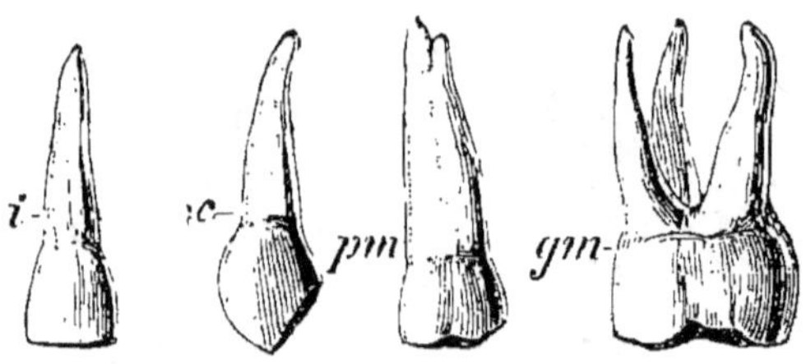

Fig. 42. — Dents représentées isolément, la couronne, n bas; *i,* incisive ; *c,* canine ; *pm,* petite molaire ; *gm,* grosse molaire.

grosses molaires (gm, fig. 41 et fig. 42). On donne quelquefois à la dernière des grosses molaires le nom de « dent de sagesse ».

En somme la mâchoire inférieure porte : 4 incisives, 2 canines, 4 petites molaires et 6 grosses molaires (fig. 41). Comme la mâchoire supérieure présente le même nombre de dents, on peut dire que *l'homme possède : 8 incisives, 4 canines, 8 petites molaires et 12 grosses molaires; en tout 32 dents.*

17. Première et seconde dentition. — Le nombre des dents n'est pas le même chez l'adulte et chez l'enfant. Au moment de la naissance, l'enfant n'a pas de dents. C'est seulement à l'âge de quatre ou cinq mois au plus tôt que les incisives commencent à pousser, puis viennent les petites molaires et les canines. Vers l'âge de deux ans, l'enfant a donc 20 dents : 8 incisives, 4 canines et 8 petites molaires.

Ces 20 dents, qui constituent la première dentition ou *dentition de lait,* persistent jusque vers l'âge de 7 ans; alors elles tombent, à peu près dans l'ordre de leur apparition.

Aussitôt après, elles sont remplacées par d'autres dents
(I, C, M, fig. 43) de même forme, mais plus grosses, qui
étaient déjà développées dans la gencive. Les autres molaires, dont les quatre premières M' ont apparu avant la chute des dents de lait, se développent ensuite successivement.

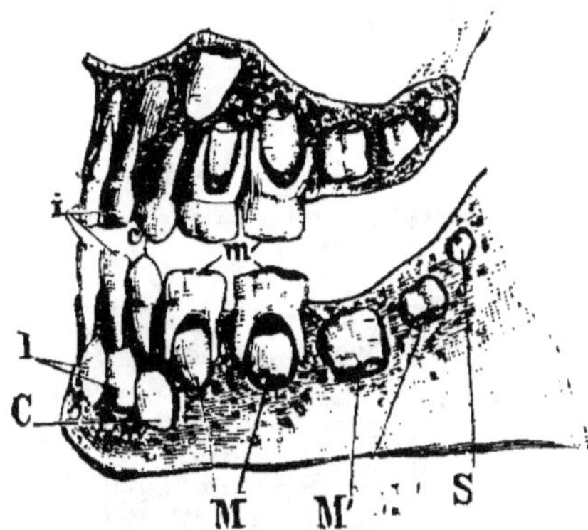

Fig. 43. — Mâchoire d'enfant, avant le changement de dentition.— *i*, incisives; *c*, canines ; *m*, petites molaires de la première dentition. — Seconde dentition : I, incisives ; C, canines ; M, petites molaires; M', M", grosses molaires et S, dent de sagesse.

Les quatre autres grosses molaires M" qui, pas plus que les quatre précédentes, n'existaient dans la première dentition surgissent ensuite. Puis il se produit une période de repos dans le développement des dents. Ce n'est que bien plus tard, de 18 à 25 ans, qu'apparaissent les quatre dernières grosses molaires S (*dents de sagesse*). Alors, seulement, l'homme a acquis sa dentition complète, composée de 32 dents.

18. Formules dentaires. — Une formule dentaire est un ensemble de signes conventionnels qui représentent rapidement le nombre et la disposition des dents. Ainsi la formule dentaire de l'homme est :

$$\frac{4}{4}\,i + \frac{2}{2}\,c + \frac{4}{4}\,pm + \frac{6}{6}\,gm.$$

Le signe $\frac{4}{4}\,i$ signifie qu'il y a quatre incisives à la mâchoire supérieure et quatre à la mâchoire inférieure; le nombre qui est au-dessus du trait correspond à la mâchoire supérieure, et le nombre qui est au-dessous à la mâchoire inférieure. De même le signe $\frac{2}{2}\,c$ signifie qu'il y a deux canines à la mâchoire supérieure et deux à la mâchoire inférieure, etc.

La formule dentaire de l'enfant âgé de moins de sept ans sera donc, d'après ce qui a été dit plus haut :

$$\frac{4}{4}\,i + \frac{2}{2}\,c + \frac{4}{4}\,pm.$$

19. Différentes parties d'une dent. — Si nous coupons une dent en long, nous voyons qu'elle n'a pas partout la même structure (fig. 44). Nous y distinguons les parties suivantes :

1° L'*émail*, qui recouvre la couronne d'une couche de matière très dure et très résistante (*e*, fig. 44). L'émail sert à protéger le reste de la dent.

2° L'*ivoire i*, qui est en dessous de l'émail, est formé d'une matière dure, mais plus facilement attaquable que l'émail, et constitue la masse de la dent ; cette masse est parcourue par une quantité de fins *canalicules* qui se dirigent vers la surface externe. C'est par ces canalicules que le sang peut pénétrer dans toutes les parties de la dent.

3° La *pulpe dentaire p*, qui se trouve dans une cavité au centre de l'ivoire, est formée d'un amas de tissus mous renfermant des nerfs et des vaisseaux. Les vais-

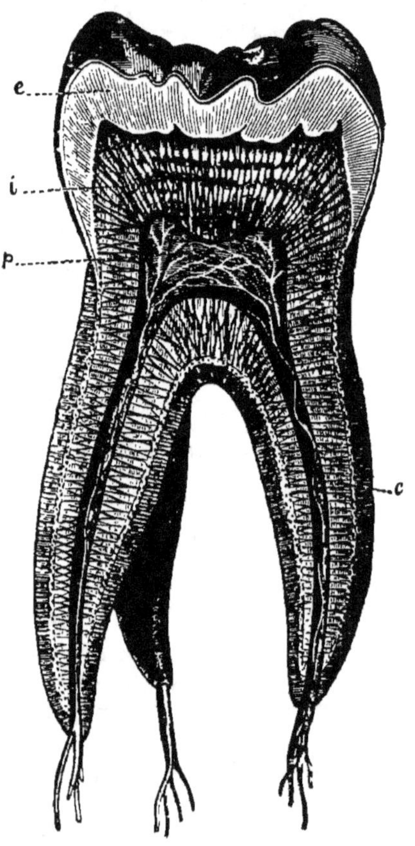

Fig. 44. — Molaire coupée.—*e*, émail ; *i*, ivoire ; *p*, pulpe ; *c*, cément.

scaux et les nerfs de la pulpe communiquent avec les tissus qui entourent la mâchoire par un canal qui s'ouvre à la pointe de la racine.

4° Le *cément* (c, fig. 44), matière osseuse qui revêt la racine. L'ivoire de la racine, qui n'est pas exposé aux mêmes détériorations que celui de la couronne, n'a pas besoin d'être recouvert d'une matière aussi dure que l'émail de la couronne.

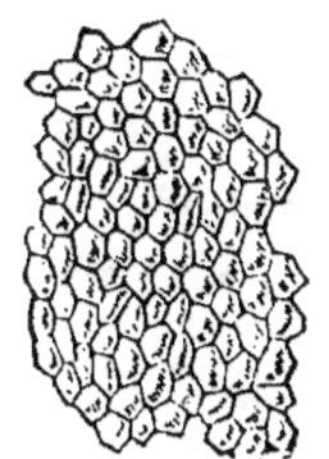

Fig. 43. — Émail vu par-dessus.

20. Structure d'une dent.

— Si l'on coupe une dent perpendiculairement à la surface, on peut voir quelle est la structure de ses diverses parties.

1° L'*émail* est constitué par des prismes obliques (fig. 46) dont la section est hexagonale (fig. 45). Ce tissu, imprégné d'une grande quantité de substances minérales (phosphate de chaux et fluorure de calcium), et formé par ces prismes serrés, est une substance très dure qui protège le reste de la dent. L'émail est lui-même protégé à sa surface par une sorte de condensation des substances minérales formant une *cuticule* (c, fig. 46) qui résiste à l'action chimique des corps les plus énergiques, tels que les acides ou les alcalis, même concentrés.

2° L'*ivoire* (i, fig. 46) est également imprégné de matières minérales (carbonate de chaux, phosphates de chaux et de magnésie); on y voit des stries parallèles à la surface de la dent et de fins canalicules (fig. 46), qui sont des

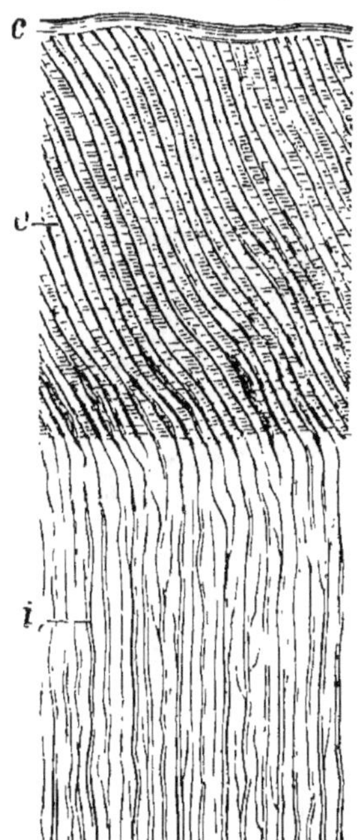

Fig. 46. — Coupe montrant la structure d'une dent. — c, cuticule; e, émail; i, ivoire.

prolongements des cellules se trouvant à la surface de la pulpe.

3° La *pulpe dentaire* est un tissu mou (voyez *p*, fig. 44), qui renferme des vaisseaux sanguins apportant la nourriture à la dent et des nerfs qui lui donnent sa sensibilité.

4° Le *cément* a une structure analogue à celle des os (voyez fig. 27); on y trouve de ces cellules spéciales appelées ostéoblastes, dont les prolongements ramifiés se réunissent d'une cellule à l'autre.

21. Formation d'une dent.— Le développement d'une dent est très analogue à celui d'un poil (voyez fig. 134).

La peau de la gencive est, comme la peau en général, formée

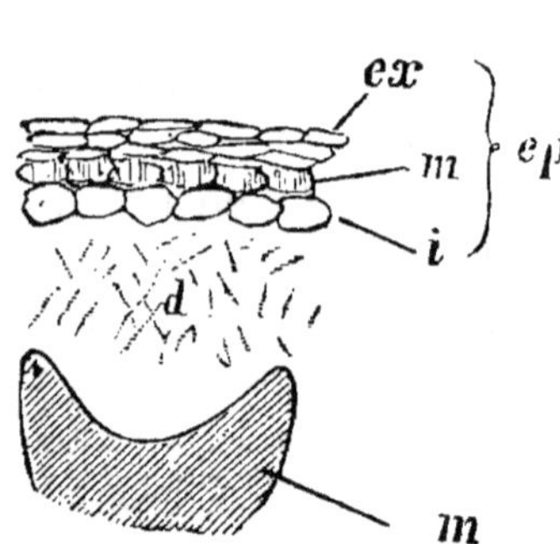

Fig. 47. — Région où va se former une dent. — *ep*, épiderme formé d'une couche externe *ex*, d'une couche moyenne *m* et d'une couche interne *i*; *d*, derme; *m*, os maxillaire.

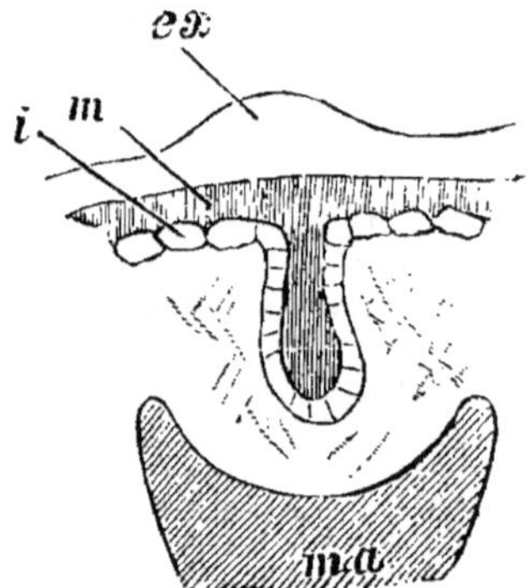

Fig. 48. — Commencement du développement de la dent. — Les couches *i* et *m* s'enfoncent dans le derme, la couche *ex* se renfle un peu.

d'un tissu extérieur ou *épiderme* (*ep*, fig. 47), qui recouvre un tissu plus profond appelé *derme d*. Lorsqu'une dent se forme dans la gencive, les couches moyenne *m* et interne *i* de l'épiderme se replient à l'intérieur du derme (fig. 48); ce repli qui plus tard devient brillant, se nomme à cause de cela *l'organe adamantin;* puis le derme forme un mamelon (fig. 49) qui soulève le fond de ce repli; ce mamelon c'est le *germe dentaire* (en pointillé sur la fig. 49).

L'organe adamantin transforme ses cellules et coiffe le germe

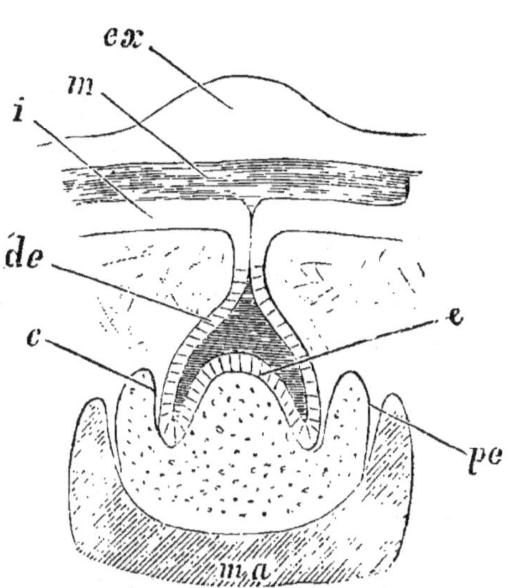

Fig. 49. — Suite du développement
d'une dent. — *de*, partie de la couche *i*
de l'épiderme qui sera détruite: *e*, partie qui donnera l'émail; *c*, partie du
germe qui donnera le cément: *pe*, partie externe de ce même tissu qui donnera le périoste. L'organe adamantin
est teinté en gris; le germe dentaire
est en pointillé.

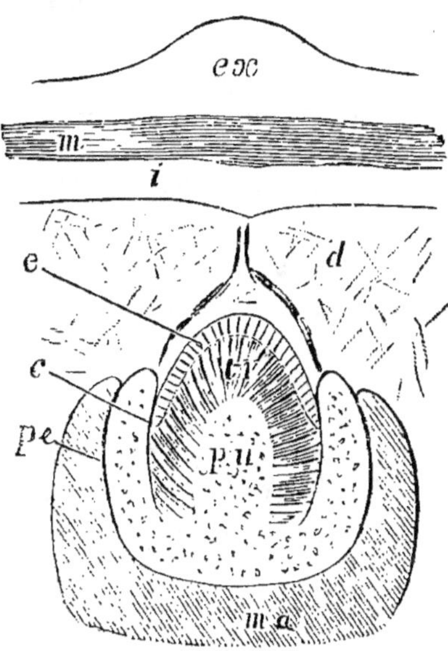

Fig. 50. — Suite du développement d'une dent. — *ex, m, i,*
couches de l'épiderme reconsti-
tué; *c*, émail formé aux dépens
de la partie inférieure du repli
de la couche *i* dont le reste est en
voie de destruction au-dessus;
iv, ivoire formé aux dépens du
tissu dermique; *pu*, pulpe dentaire; *c*, cément; *pe*, périoste.

dentaire comme d'une calotte (*c*, fig. 49 et 50); il constituera
l'émail.

Le germe dentaire se forme à sa surface de cellules spéciales appe-lées cellules ciliées qui sé-crètent l'ivoire (*iv*, fig. 50 et *i*, fig. 51), tandis que la partie profonde du germe reste molle, ren-fermant des vaisseaux et des nerfs, et constitue la *pulpe dentaire* (*pu*, fig. 50 et *p*, fig. 51).

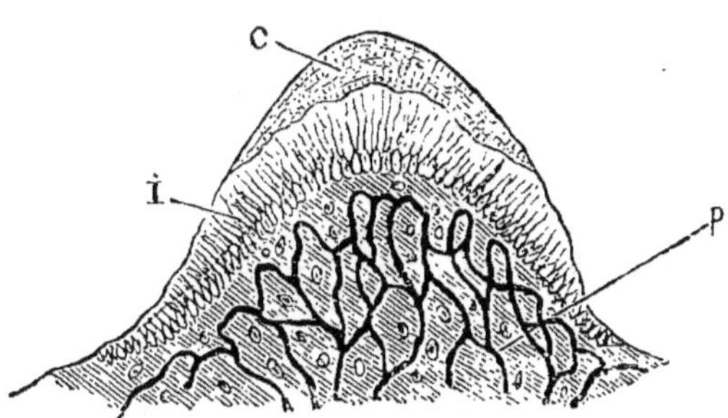

Fig. 51. — Germe dentaire. — *c*, émail;
i, ivoire; *p*, pulpe.

Le tissu conjonctif profond qui entoure le germe (c, fig. 49 et fig. 50) se différencie à son tour en un tissu osseux qui forme le *cément*.

En résumé, une dent est formée par un repli de la peau de la gencive, l'émail provient de l'épiderme ou tissu extérieur de la peau, le reste de la dent provient du derme ou tissu profond de la peau.

22. Altérations des dents. — Certains organismes microscopiques peuvent altérer l'émail des dents et y former de profondes cavités. C'est ce qu'on nomme la *carie* des dents (c, fig. 52).

L'émail formé de cellules mortes n'est pas sensible, mais l'ivoire qui renferme les prolongements de cellules de la pulpe jusque vers l'extérieur (fig. 49) est un tissu sensible. Si la carie a pénétré profondément, l'ivoire finit par être mis à nu. Alors la dent ressent le chaud et le froid, un choc la fait souffrir. Si la carie a traversé l'ivoire et est arrivée jusqu'à la pulpe, celle-ci est mise à nu ; elle s'enflamme, et les nerfs qu'elle contient donnent des douleurs très vives. Pour guérir la carie profonde, les dentistes, après avoir détruit par des substances cautérisantes la pulpe mise à nu, remplissent la cavité de la carie avec des substances inaltérables tels que certains

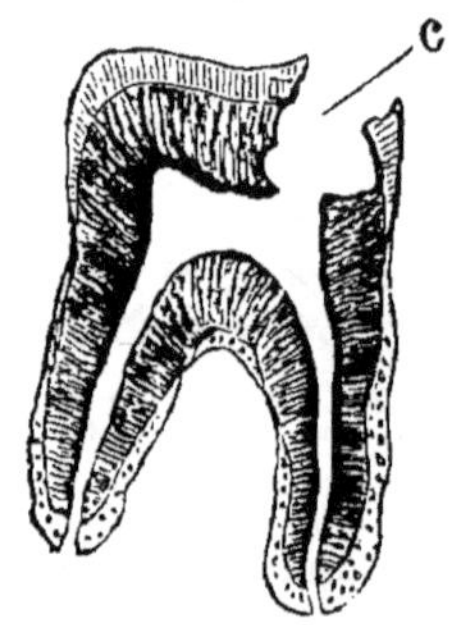

Fig.52. — Dent cariée. — c, cavité creusée dans l'émail et l'ivoire.

mastics spéciaux, certains alliages de plomb ou mieux encore avec de l'or.

Si la carie est plus profonde encore, la membrane qui entoure le cément peut s'enflammer, et il se forme des abcès successifs.

Lorsque la carie n'a pas été guérie à temps, il devient presque toujours nécessaire d'arracher la dent. Parfois, la dent arrachée peut être nettoyée, la racine est coupée dans ses parties enflammées et la dent remise dans un alvéole reprend après guérison; c'est ce qu'on nomme la greffe dentaire.

23. Glandes salivaires. — Dans l'étude de l'appareil digestif, nous appellerons *glandes* de petits organes formés par un repli épidermique de la muqueuse ou peau (voy.

mq, fig. 61), qui se trouve sur toute la surface de l'appareil digestif; les glandes ont pour fonction de produire un li-

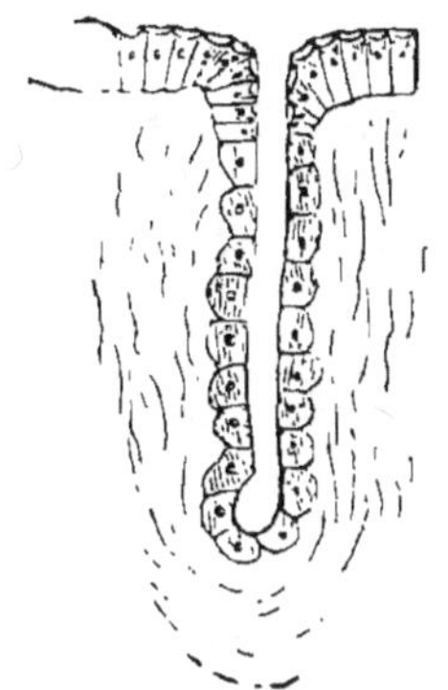

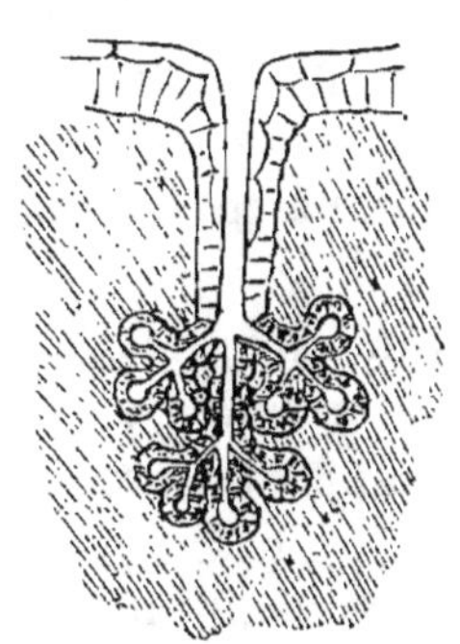

Fig. 53. — Glande en tube.   Fig. 54. — Glande en grappe.

quide utile à l'organisme. Quelquefois le repli de la muqueuse est simple et présente la forme d'un doigt de gant ;

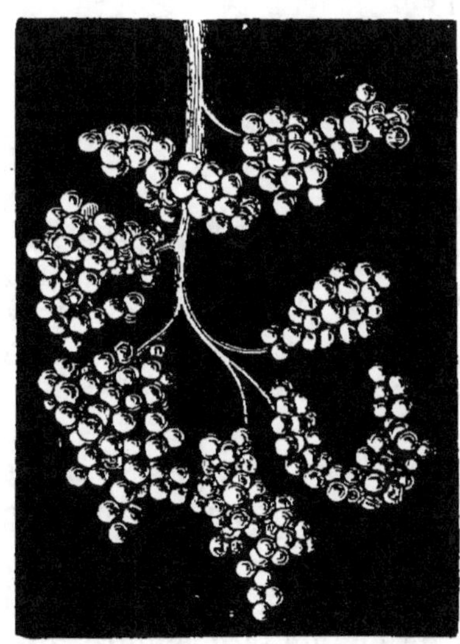

Fig. 55. — Fragment de glande salivaire montrant la disposition en grappe.

on a alors une *glande en tube* (fig. 53). Si l'on suppose que le tube d'une pareille glande se ramifie de façon à former plusieurs tubes qui viennent se réunir dans un canal commun, ou aura une *glande en grappe* (fig. 54 et 55). Le canal sert à déverser dans l'appareil digestif le liquide produit par les différents tubes.

Les *glandes salivaires* sont des organes qui produisent la salive et la déversent dans la bouche (fig. 56, D'une manière générale, les glandes salivaires sont très ramifiées. Elles forment

comme une grappe de raisin très compacte dont les grains

seraient très petits et dont tous les rameaux seraient creux, se réunissant les uns aux autres (fig. 55), pour se terminer par un rameau commun.

Parmi ces glandes on distingue :

1° Une paire de *glandes parotides* (l'une d'elles en *p*, fig. 56) ;

2° Une paire de *glandes sous-maxillaires* (l'une d'elles en *sm*) ;

3° Une paire de *glandes sublinguales* (l'une d'elles en *sl*);

4° Les *glandes buccales*, petites et en grand nombre.

Les deux *glandes parotides* (*p*, fig. 56) (1) sont de volumineuses glandes en grappe (2), situées d'un côté et de l'autre de la tête un peu en dessous de l'oreille. Chacune d'elles déverse la salive qu'elle produit par un canal *s*, appelé *canal de Sténon*, dont l'orifice se trouve sur la machoire supérieure au niveau de la deuxième grosse molaire. La salive des glandes parotides, qui est surtout produite pendant la mastication, arrive ainsi directement sur les aliments broyés par les molaires. C'est un liquide très fluide dont le rôle est d'imprégner et de ramollir les aliments trop durs. Aussi, les glandes parotides sont-elles très développées chez les animaux qui se nourrissent de matières sèches.

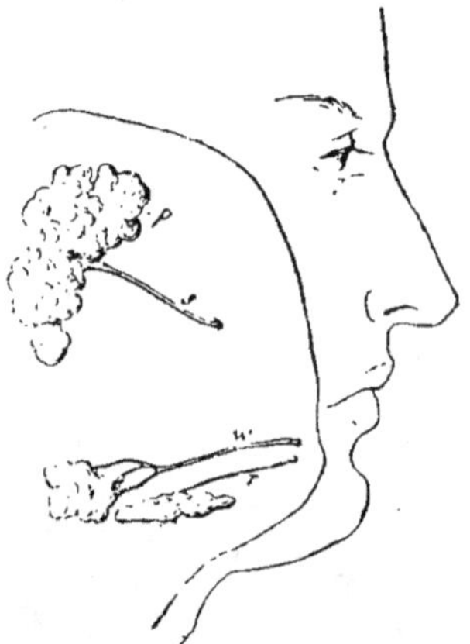

Fig. 56. — Glandes salivaires. — *p*, glande parotide avec le canal de Sténon *s* ; *sm*, glande sous-maxillaire avec le canal de Wharton *w* ; *sl*, glande sublinguale avec l'un des canaux de Rivinus *r*.

Les deux *glandes sous-maxillaires* (*sm*, fig. 56) sont situées en dessous et en dedans de l'os de la mâchoire infé-

---

(1) De παρά (*para*) proche ; ὠτός (*ôtos*), oreille.

(2) Chaque glande possède des vaisseaux sanguins, qui servent à la nutrition, et des nerfs.

rieure ; ce sont aussi des glandes en grappe ; chacune d'elles a un canal excréteur *w*, appellé *canal de Wharton*, qui s'ouvre sous la langue. La salive des glandes sous-maxillaires est surtout produite sous l'influence des aliments ayant un goût prononcé ; la vue seule de ces aliments suffit quelquefois pour amener dans la bouche une quantité de salive considérable.

Les deux *glandes sublinguales* (*sl*, fig. 56) sont aussi des glandes en grappes situées sous la langue, en avant des glandes sous-maxillaires. La salive produite par chacune de ces glandes arrive dans la bouche par cinq ou six canaux différents *r*, appelés *canaux de Rivinus*. La salive des glandes sublinguales est très visqueuse ; elle arrive dans la bouche surtout au moment où les aliments vont être avalés et les recouvre comme d'un vernis.

Les *glandes buccales* sont de très petites glandes en tube, qui sont répandues sur une grande partie de la surface de la bouche, notamment à la partie inférieure.

24. Salive, insalivation. — Le mélange des salives des différentes glandes forme un liquide de réaction ordinairement alcaline, c'est-à-dire bleuissant la teinture de tournesol rougie. La salive a pour rôle principal d'imbiber les aliments pour les faire avaler plus facilement, mais elle a aussi une action chimique sur certains aliments et contribue à la digestion proprement dite. Les aliment féculents, qui ne sont pas directement assimilables, sont partiellement transformés sous l'action de la salive en glucose directement assimilable (1).

Cette transformation commence à s'effectuer dans la bouche et se continue ensuite dans l'estomac après la déglutition.

Le principe actif de la salive est la *ptyaline* ou diastase

---

(1) La réaction qui se produit peut être représentée par la formule :

$$C^{12}H^{10}O^{10} + 2HO = C^{12}H^{12}O^{12}.$$

$$\underbrace{\phantom{C^{12}H^{10}O^{10}}}_{\text{Amidon}} \quad \underbrace{}_{\text{Eau}} \quad \underbrace{\phantom{C^{12}H^{12}O^{12}}}_{\text{Glucose}}$$

salivaire, substance albuminoïde soluble dans l'eau et insoluble dans l'alcool. Une petite quantité de ptyaline suffit à transformer une quantité relativement grande d'aliments féculents (1).

25. Expérience montrant l'action chimique de la salive.

— On peut faire agir la salive en dehors de l'organisme. En introduisant un petit tube en argent dans le conduit de la glande salivaire (fig. 57), et en fixant à l'extrémité du tube une vessie de caoutchouc, on recueille de la salive ; on a alors pratiqué ce qu'on nomme une *fistule salivaire*. Le liquide ainsi extrait peut être placé

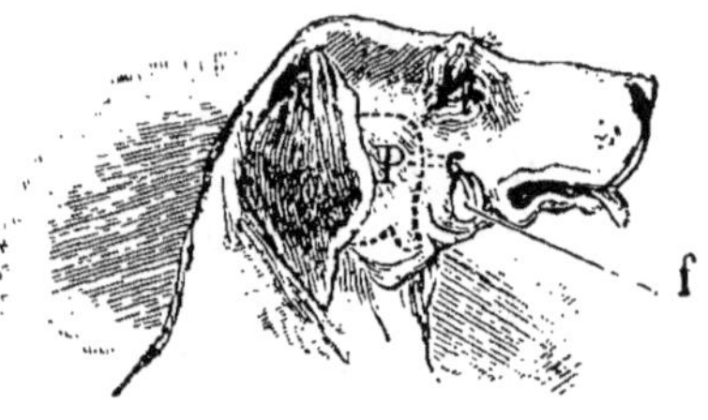

Fig. 57. — Fistule salivaire *f* pour recueillir le suc de la glande parotide P.

dans un tube avec de l'amidon ou de la farine. En maintenant le tube (fig. 61) à une température égale à celle du corps (36°), on constate que la farine se transforme en sucre complètement soluble dans l'eau ; c'est du glucose (2). Si la farine est cuite, la transformation en glucose se fait très rapidement, ce qui fait comprendre l'utilité de cuire les aliments féculents.

26. Déglutition.

— Les aliments une fois mâchés et imprégnés de salive forment une petite boule appelée *bol alimentaire* (*b*, fig 58 et 59) et passent de la bouche dans l'arrière-bouche.

---

(1) On donne d'une façon générale le nom de *diastase* aux substances azotées jouissant de propriétés analogues à celle de la ptyaline, c'est-à-dire étant solubles dans l'eau, insolubles dans l'alcool et pouvant agir sur des quantités relativement très grandes d'une autre substance.

(2) On peut constater que la transformation de l'amidon en glucose est complète de la manière suivante. Le liquide, après l'action de la salive, ne se colore pas en bleu violet par l'iode, comme le fait l'amidon ; ce même liquide donne un précipité rouge avec la liqueur de Fehling (tartrate de cuivre et de potasse), ce qui caractérise le glucose.

La *déglutition*, c'est-à-dire le passage du bol alimentaire
dans l'arrière-bouche, s'effectue grâce aux mouvements de
la langue. En s'appliquant contre le palais, c'est-à-dire
contre la paroi supérieure de la bouche, la langue pousse
peu à peu le bol alimentaire dans l'arrière-bouche. Ce glisse-
sement du bol alimentaire est facilité par la salive qui recouvre les aliments d'une couche de vernis visqueux.

L'arrière-bouche (en *b*, fig. 59), où est arrivé le bol ali-

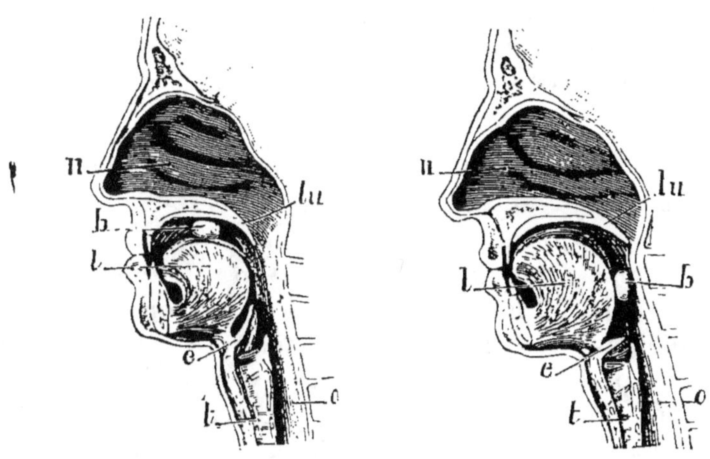

Fig. 58.   Fig. 59.

Dans la figure 58 le bol alimentaire *b* est dans la bouche : dans la figure 59,
il est passé dans l'arrière-bouche. — *n*, cavité du nez ; *lu*, voile du palais ; *e*, épiglotte ; *t*, trachée-artère ; *o*, œsophage ; *l*, langue.

mentaire, est comme un carrefour où aboutissent quatre
chemins différents : 1° la bouche, 2° la cavité du nez ou
fosses nasales *n*, 3° la trachée-artère *t* qui mène aux poumons, 4° l'œsophage *o* qui conduit à l'estomac. Le bol alimentaire, pour continuer son trajet à travers l'appareil
digestif, doit entrer dans l'œsophage ; voyons comment il
évite les trois autres ouvertures :

1° Après la déglutition, la langue se relève et empêche
le bol alimentaire de revenir dans la bouche ;

2° Entre la bouche et l'arrière-bouche se trouve une membrane fixée sur le palais et que nous appellerons *voile du*

palais (*lu*, fig. 58). Au moment du passage des aliments, cette membrane se relève et va fermer l'ouverture des fosses nasales (fig. 59) (1). Ainsi, grâce au voile du palais, qui se relève, le bol alimentaire ne peut entrer dans les fosses nasales ;

3° Près de l'ouverture de la trachée-artère *t*, se trouve une petite membrane appelée *épiglotte e* qui est ordinairement relevée (*e*, fig. 58), mais lorsque passe le bol alimentaire, l'épiglotte se rabat (*e*, fig. 59), ferme la trachée-artère et empêche ainsi les aliments d'y entrer (2). Ainsi le bol alimentaire, grâce à l'épiglotte, ne peut entrer dans la trachée-artère.

26 bis. Œsophage. — Le bol alimentaire passe donc dans l'*œsophage* (3), seule voie qui lui reste ouverte. Les aliments ne tombent pas dans l'estomac en vertu de leur poids, comme ou pourrait le croire ; on sait en effet qu'un homme qui aurait la tête en bas pourrait encore avaler. Le bol alimentaire est poussé vers l'estomac par les contractions des parois de l'œsophage. Ces contractions se propagent de l'arrière-bouche vers l'estomac, et poussent le bol alimentaire dans la même direction (4). La muqueuse de l'œsophage renferme un grand nombre de petites glandes qui sécrètent un liquide épais, mouillant les parois et facilitant ainsi le glissement du bol alimentaire.

27. Estomac. — Après avoir parcouru l'œsophage, les aliments arrivent dans l'estomac (fig. 60). L'estomac est une large poche formée par un renflement du tube digestif

---

(1) Lorsque la fermeture est incomplète, une partie des aliments peut remonter jusque dans le nez : mais c'est là un accident sans gravité.

(2) La moindre particule qui pénètre dans la trachée-artère occasionne une toux très pénible ; tout le monde a éprouvé cet accident ; on dit qu'on a avalé de travers.

(3) De οἴσειν (*œsein*) porter, et φαγεῖν (*phagein*) manger (qui porte ce qu'on mange.

(4) Lorsque ces contractions se propagent en sens inverse, c'est-à-dire de l'estomac sur l'arrière-bouche, il en résulte des vomissements.

et qui communique d'une part avec l'œsophage par un ori-

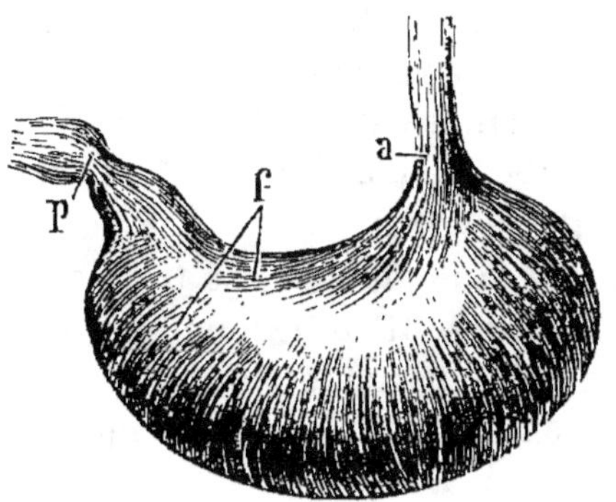

Fig 60. — Estomac. — *a*, cardia; *p*, pylore; *f*, fibres musculaires.

fice *a* appelé *cardia*, d'autre part avec l'intestin par un orifice *p* appelé *pylore*.

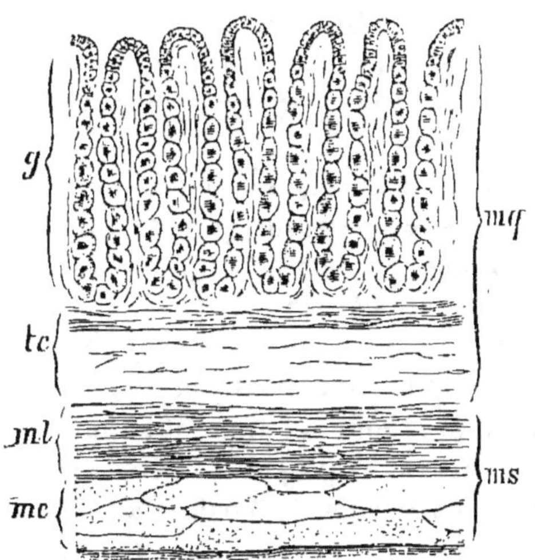

Fig. 61. — Coupe dans la paroi de l'estomac. — *mq*, muqueuse comprenant les glandes *g* et le tissu conjonctif *tc*; *ms*, couche musculaire comprenant les fibres longitudinales *ml* et les fibres circulaires *mc*.

La cavité de l'estomac est recouverte d'une muqueuse renfermant, surtout dans la région du cardia, un nombre considérable de petites glandes (fig. 61) qui produisent et déversent dans l'estomac un liquide spécial appelé *suc gastrique* (1). Le suc gastrique se mêle aux aliments et contribue, comme nous le verrons tout à l'heure, à leur transformation. Les glandes de l'estomac sont très petites; les unes sont en tube simple (fig. 61 et 53), les autres en tube ramifié ou en grappe (fig. 54).

Au-dessous de la muqueuse, se trouve une couche musculaire (*ml* et *mc*. fig. 61) qui joue un rôle important dans les mouvements des parois stomacales qui servent à mélanger les aliments avec le suc gastrique.

28. Suc gastrique, digestion stomacale. — Le suc gastrique n'est produit que lorsque les aliments arrivent dans l'estomac; c'est le contact des aliments qui provoque la sécrétion. Le suc gastrique est un liquide clair qui, à l'inverse de la salive, a une réaction toujours acide. Il rougit la teinture bleue de tournesol. Le suc gastrique agit sur les aliments albuminoïdes en les transformant en *peptones*, c'est-à-dire en matières également azotées, mais liquides et assimilables.

Le principe actif du suc gastrique est une diastase appelée *pepsine;* le suc gastrique contient aussi un corps acide, qui se décompose facilement (chlorhydrate de leucine) dont la présence est indispensable à la digestion; en effet, dans un milieu non acide, la pepsine ne peut pas transformer les albuminoïdes en peptones (2).

En même temps que les aliments sont imprégnés et attaqués par le suc gastrique, ils sont brassés et mêlés par les contractions des parois de l'estomac. Au bout de quelques heures, une contraction plus forte que les autres fait sortir

---

(1) De *gaster*, estomac.

(2) L'acide lactique qu'on trouve souvent dans l'estomac n'est pas indispensable. Sa présence semble due à la fermentation des aliments dans la digestion.

3.

les aliments de l'estomac par le pylore et les chasse dans l'intestin.

29. Expériences montrant l'action chimique du suc gastrique. — On peut recueillir le suc gastrique chez le chien, par exemple, pour en étudier les propriétés. Pour cela, on perce un orifice dans la paroi du corps au niveau de l'estomac (fig. 62), que l'on perfore aussi, et l'on fait communiquer la cavité de l'estomac avec l'extérieur au moyen d'un petit tube en argent dont les deux bouts sont

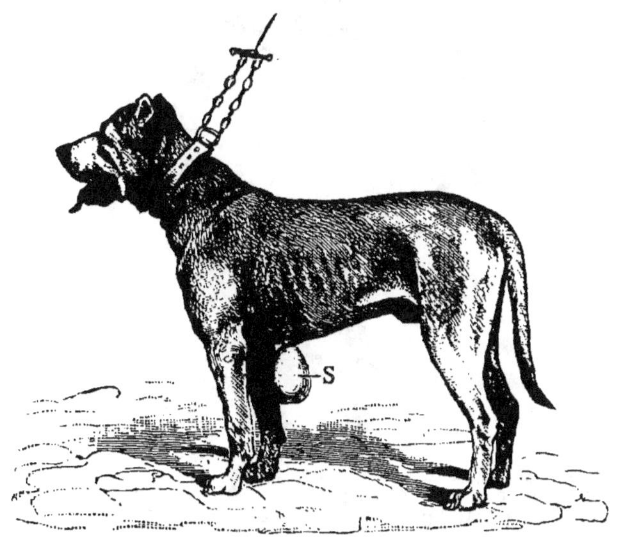

Fig. 62. — Fistule gastrique S pratiquée sur un chien.

évasés (fig. 63). La plaie se cicatrise et le chien peut continuer à vivre, son estomac communiquant ainsi avec l'extérieur; on a alors pratiqué ce que l'on nomme une *fistule gastrique*. Si l'on fait manger le chien, le suc gastrique se produit, et l'on en recueille facilement.

On constate alors que le suc gastrique n'agit que sur les aliments *albuminoïdes*, et les transforme en *peptones*.

On a pu même, dans certains cas, opérer avec l'homme. C'est ainsi qu'on a pratiqué avec succès une fistule gastrique sur un sujet qui avait l'arrière-bouche oblitérée à la suite d'un empoisonnement par l'acide sulfurique. On a pu nourrir directement le malade par l'estomac. (Voyez aussi l'exemple cité au § 41.)

Comme pour la salive (§ 25), on peut faire agir le suc gastrique en dehors de l'organisme; c'est ce qu'on nomme une digestion artificielle. En maintenant à la température du corps un tube en verre (fig. 64) contenant du suc gastrique et un morceau de viande hachée, on peut vérifier

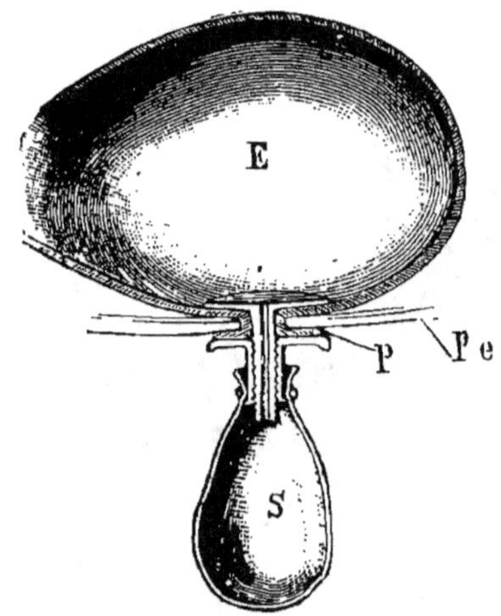

Fig. 63. — Disposition d'une fistule gastrique. — Le tube en argent traverse la paroi du corps *pe* et la paroi de l'estomac dont une partie *p* est rejetée en dehors, et fait ainsi communiquer l'estomac E avec une ampoule en caoutchouc S.

qu'au bout d'un certain temps la viande est attaquée et transformée en peptones. On constate aussi par des expériences semblables que le suc gastrique n'agit pas sensiblement sur les aliments féculents, sur les graisses ni sur les saccharoses.

On retire aussi du suc gastrique de l'estomac des veaux qu'on vient de tuer pour la boucherie. C'est de ce suc gastrique qu'on extrait la *pepsine* employée comme médicament

pour les personnes dont la digestion ne se fait pas facilement.

Le suc gastrique a la propriété de faire cailler le lait. On

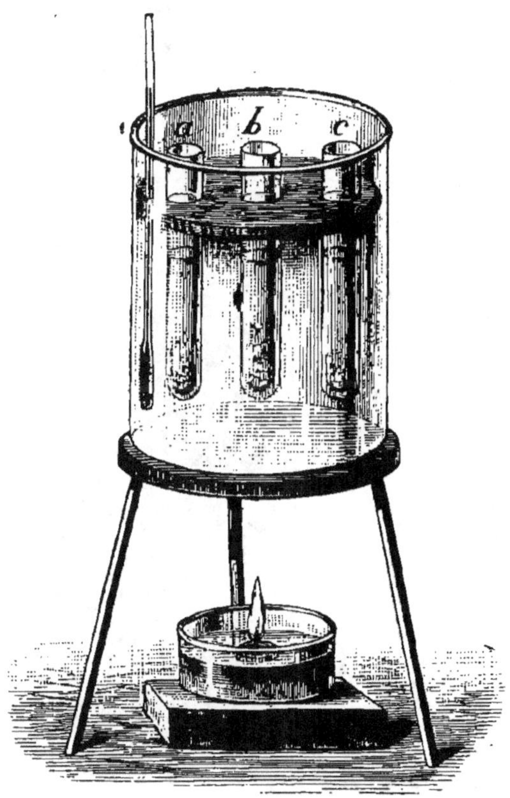

Fig. 64. — *a*, *b*, *c*, tubes où se font des digestions artificielles.

extrait encore du suc gastrique du veau la *présure*, qui est
une solution étendue de suc gastrique qu'on obtient en faisant macérer la caillette du veau dans de l'eau salée.

30. Intestin. — L'intestin est un long tube (fig. 65)
plusieurs fois replié sur lui-même et qui commence au pylore. L'intestin peut être divisé en deux parties : 1° l'*intes-*

tin grêle, *i*, qui fait suite à l'estomac ; 2° le *gros intestin* I, plus large et plus court que l'intestin grêle.

L'intestin grêle peut être subdivisé en trois parties : le *duodénum*, le *jéjunum* et l'*iléon*, mais c'est là une division purement conventionnelle qui n'a pas d'importance. L'intestin grêle s'ouvre dans le gros intestin à angle droit et par une sorte de valvule (valvule iléo-cæcale) qui empêche les matières contenues dans le gros intestin de refluer vers l'intestin grêle. Près de cette jonction, le gros intestin présente un prolongement grêle et fermé appelé apprendice vermiculaire *a*.

Le gros intestin peut être divisé en deux parties : le *côlon*, qui s'insère sur l'intestin grêle à angle droit, remonte, puis se dirige en travers, et le *rectum*, qui descend et termine l'intestin. Le côlon, un peu au delà de ce point de jonction avec l'intestin grêle, forme un prolongement clos appelé *cæcum* (C, fig. 65).

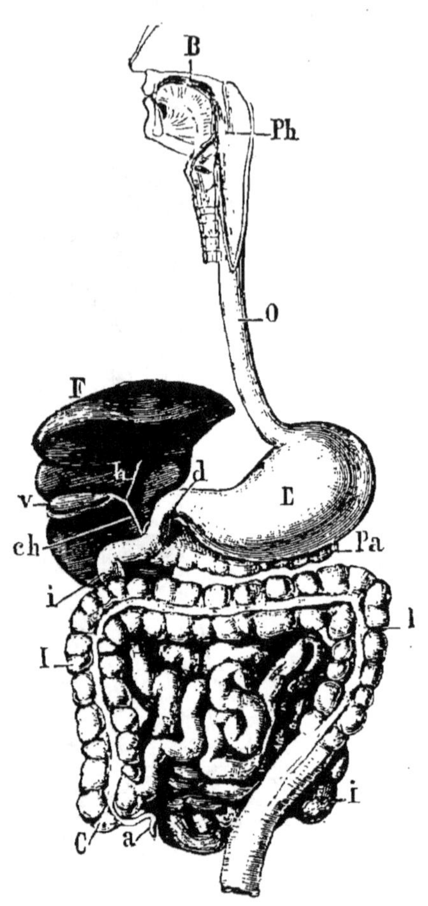

Fig. 65. — Appareil digestif. — B, bouche ; Ph, pharynx ; O, œsophage ; E, estomac ; d, duodénum ; i, i, intestin grêle , I, I, gros intestin ; C, cæcum ; a, appendice vermiculaire ; F, foie ; v, vésicule biliaire ; h, canal hépatique ; ch, canal cholédoque ; Pa, pancréas.

La muqueuse du tube digestif forme de nombreux replis à l'intérieur de l'intestin et augmente ainsi la surface par laquelle les aliments peuvent être absorbés. Nous verrons

que cette absorption se fait par de petits prolongements
de la muqueuse qui tapisse la cavité de l'intestin. Ces
prolongements, longs de moins d'un millimètre, forment
ce qu'on appelle les *villosités intestinales* (fig. 71).

31. Pancréas. — Le *pancréas* (1) (fig. 66) est une grosse
glande en grappe, d'un rose pâle, et située au-dessous de
l'estomac, dans un repli du duodénum. Le *suc pancréa-*

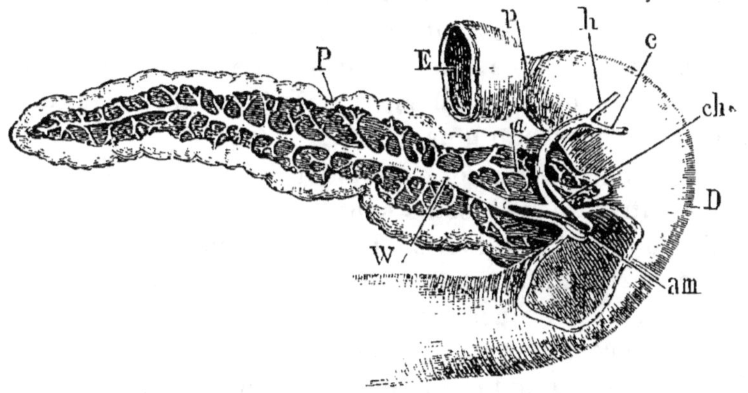

Fig. 66. — P, pancréas; W, canal de Wirsung débouchant dans le duodénum D, avec le canal cholédoque *ch* dans un prolangement *am*
(ampoule de Vater); *h*, canal hépatique; *c*, canal cystique; E, intestin;
a, canal accessoire ; *p*, pylore; E, cammencement de l'estomac.

tique, produit par le pancréas surtout pendant que les aliments passent dans l'intestin, est conduit dans le duodénum
par un canal *w* appelé *canal de Wirsung*, qui vient s'ou-
vrir au même point *am* que le canal venant du foie. Un
autre canal moins gros *a*, appelé *canal accessoire*, se détache
du précédent et vient se rendre isolément dans le duodénum. Le suc pancréatique est un liquide clair qui, au
lieu d'être acide comme le suc gastrique, est alcalin comme
la salive.

32. Suc pancréatique. — L'action du suc pancréatique
sur les aliments est très importante; ce suc renferme, en

---

(1) De πᾶν (*pan*) tout, et κρέας (*créas*) chair.

effet, une diastase appelée *pancréatine*, qui agit à la fois sur les aliments albuminoïdes, sur les aliments féculents et sur les aliments gras. Sous l'action de la diastase pancréatique :

1° Les aliments *albuminoïdes* qui n'ont pas été attaqués par le suc gastrique sont transformés en *peptones*. Le suc pancréatique agit donc sur les substances albuminoïdes comme le suc gastrique, mais son action s'exerce dans un milieu alcalin et non plus dans un milieu acide.

2° Les aliments *féculents* sont transformés en *glucose* directement assimilable. Le suc gastrique agit donc sur les aliments féculents de la même manière que la salive, mais d'une façon beaucoup plus efficace.

3° Les aliments *gras* qui n'avaient pas encore été attaqués par les autres sucs digestifs sont *émulsionnés*, c'est-à-dire réduits en très fines gouttelettes qui restent en suspension dans le suc pancréatique rendu ainsi opaque (1). Les ma-matières grasses ainsi transformées peuvent être directement absorbées, puis assimilées.

Le suc pancréatique agit donc à la fois sur les aliments féculents, gras et albuminoïdes ; c'est de beaucoup le plus important de tous les sucs digestifs.

33. Expériences montrant les actions chimiques du suc pancréatique. — On peut pratiquer une *fistule pancréatique* en introduisant un tube d'argent dans le canal accessoire du pancréas (*a*, fig. 66) et en faisant déverser le suc pancréatique dans une ampoule de caoutchouc située au dehors de l'animal vivant.

Avec le suc pancréatique ainsi recueilli, on peut alors à la température du corps, faire des digestions artificielles de tous les principaux aliments, sauf les saccharoses sur

---

(1) Le lait peut donner une idée de ce qu'est une émulsion ; on sait en effet que la matière grasse du lait, c'est-à-dire le beurre, se trouve à l'état de très fines gouttelettes en suspension dans un liquide clair.

lesquels le suc pancréatique n'agit pas d'une manière sensible.

34. Foie; son rôle accessoire dans la digestion. — Le foie (fig. 67) est une grosse glande d'un rouge foncé qui est située au-dessus de l'estomac. Sa face supérieure est bombée et appuyée contre le diaphragme, mem-

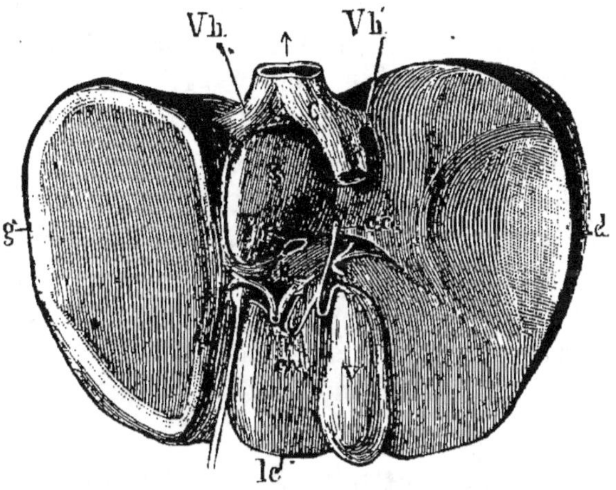

Fig. 67. — Foie, vu par derrière. — *Vh*, *Vh'*, veine hépatique; C, veine cave; *ah*, artère hépatique; *ch*, canal hépatique; *cc*, canal cholédoque; V, vésicule biliaire. *Vp*, veine porte; *g*, lobe gauche; *d*, lobe droit; *lc*, lobe carré; *s*, lobule de Spiegel.

brane qui sépare le thorax de l'abdomen (voyez D, fig. 110); sa face inférieure est divisée en quatre lobes inégaux. L'une des fonctions du foie est de sécréter la *bile*, liquide verdâtre qui est rejeté dans le duodénum au même niveau que le suc pancréatique (en *am*, fig. 66). (Pour les autres fonctions du foie, voyez §§ 67 et 90).

Le canal qui conduit la bile prend au sortir du foie le nom de *canal hépatique* (2) (*ch*, fig. 67), puis il se réunit au *canal cystique* venant d'un petit réservoir appelé *vésicule biliaire* V, où la bile s'emmagasine avant de se rendre

---

(2) De ἥπατος (*hépatos*) foie.

dans l'intestin; les deux canaux réunis forment le *canal cholédoque* (1) *cc*, qui débouche dans le duodénum en même temps que le canal de Wirsung (fig. 65).

Le foie a une structure fort différente des autres glandes: les dernières ramifications du canal hépatique, au lieu de se terminer en doigt de gant, forment un réseau dont les mailles très fines entourent de petits amas de cellules qu'on appelle les *lobules hépatiques* (voyez plus loin, § 65 et fig. 104). La bile est produite par les cellules qui forment les lobules, passe ensuite dans ce réseau de petits canaux (*clc*, *b* et *cb*, fig. 104), et de là dans le canal hépatique.

La bile est surtout un liquide d'excrétion, c'est-à-dire renfermant des matières inutiles à l'organisme qui sont rejetées au dehors par l'intestin (§ 90); elle peut néanmoins concourir d'une façon efficace à l'œuvre de la digestion, grâce à certaine de ses propriétés. Elle contribue pour une faible part à émulsionner les aliments gras et, par conséquent, à les rendre assimilables.

35. Glandes de l'intestin. — La muqueuse de l'intestin grêle renferme un très grand nombre de petites glandes qui sécrètent le *suc intestinal*. Les plus nombreuses de ces glandes sont des glandes en tube (fig. 69) appelées *glandes de Lieberkühn*. Dans le duodénum, on trouve en même temps des glandes en grappe un peu plus grosses, qu'on appelle *glandes de Brunner* et qui ont une forme analogue à celle des glandes de l'estomac (fig. 68). On trouve aussi dans les parois de l'intestin des glandes sans orifice, analogues aux ganglions lymphatiques (fig. 107), nommées *follicules clos* (*f*, fig. 72) et qui sont parfois réunies en grande nombre

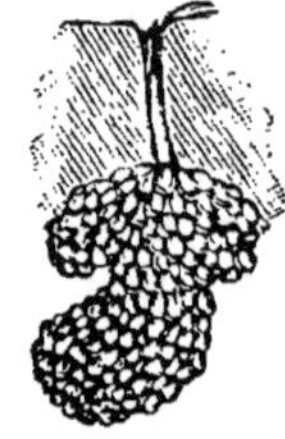

Fig. 68.
Glande
de Brunner
(intestin).

---

(1) De χολή (*chole*) bile, et δοχὸς (*dochos*) qui contient.

et forment des plaques visibles à l'œil, nommées *plaques*

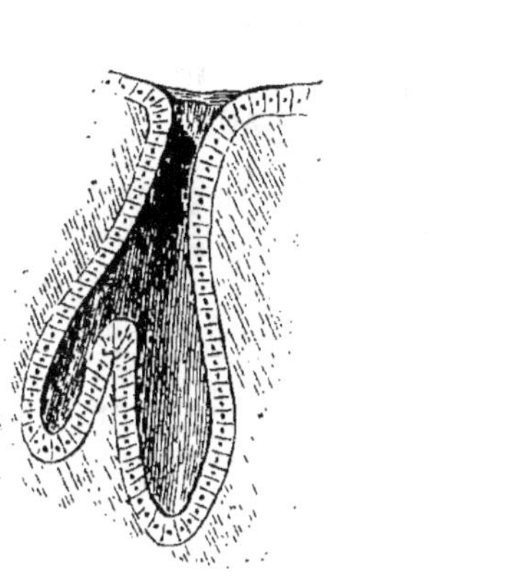

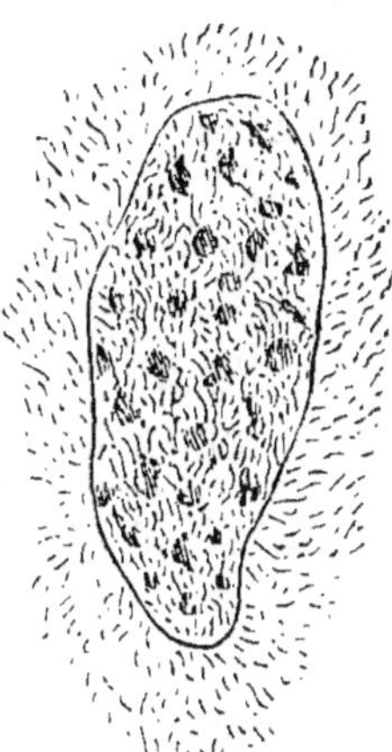

Fig. 69.
Glande de Lieberkühn (intestin).

Fig. 70. — Plaques de Peyer,
à la surface interne de l'intestin.

de Peyer (fig. 70) ; le rôle de ces follicules clos n'est pas encore bien connu. C'est leur inflammation qui cause la *fièvre typhoïde*.

36. Suc intestinal. — La seule catégorie d'aliments assimilables qui n'a pas été sensiblement altérée par la salive, le suc gastrique ou le suc pancréatique, est celle des saccharoses. Le *suc intestinal* produit par les glandes de l'intestin a pour rôle de rendre assimilable le sucre ordinaire ou saccharose en le transformant en glucose (1); cette transformation s'opère au moyen d'une diastase spéciale appelée *invertine*. On dit que le saccharose est *interverti*.

Le saccharose, étant soluble, pourrait être absorbé ; mais une fois absorbé, il ne servirait pas à la nutrition des tissus, il n'est pas assimilable. Nous savons, au contraire, que le glucose est assimilable.

---

(1) Cette réaction peut être représentée par la formule suivante :

$$C^{24}H^{22}O^{22} + 2HO = 2C^{12}H^{12}O^{12}.$$

Saccharose Eau Glucose

37. Expériences montrant le rôle du suc intestinal. On peut, en isolant une partie de l'intestin tout en la laissant en rapport avec les vaisseaux et les nerfs, pratiquer une *fistule intestinale*, après avoir raccordé les deux bouts coupés de l'intestin. On recueille au moyen d'un tube d'argent du suc intestinal sécrété par la partie isolée. On peut, en opérant à la température du corps, reproduire artificiellement l'action du suc intestinal sur le sucre de canne, qui est ainsi transformé en glucose.

38. Digestion des aliments. — En somme, nous venons de voir que tous les aliments sont transformés par les sucs digestifs.

La *salive*, liquide alcalin, transforme les féculents en glucose par l'action de la *ptyaline*.

Le *suc gastrique*, liquide acide, transforme les albuminoïdes en peptones par l'action de la *pepsine*.

Le *suc pancréatique*, liquide alcalin, émulsionne les aliments gras, transforme les féculents en glucose et les albuminoïdes en peptones par l'action de la *pancréatine*.

Le *suc intestinal*, liquide acide, transforme les saccharoses en glucoses par l'action de l'*invertine*.

39. Absorption. — Ainsi digérés, les aliments peuvent

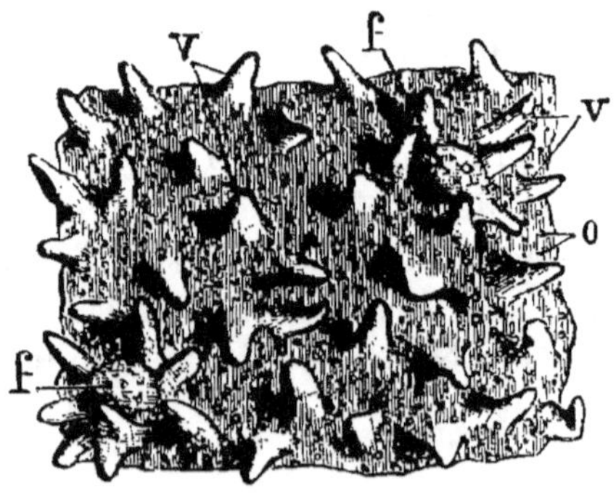

Fig. 71. — Fragments de la surface interne de l'intestin, vue de face :
V, villosités ; *f*, follicules clos ; *o*, orifices des glandes.

être absorbés. Cette absorption se fait à la surface de ces

petites saillies appelées villosités intestinales que nous avons remarquées à la surface de l'intestin (fig. 71 et 72). Les matières digérées et rendues liquides que renferme

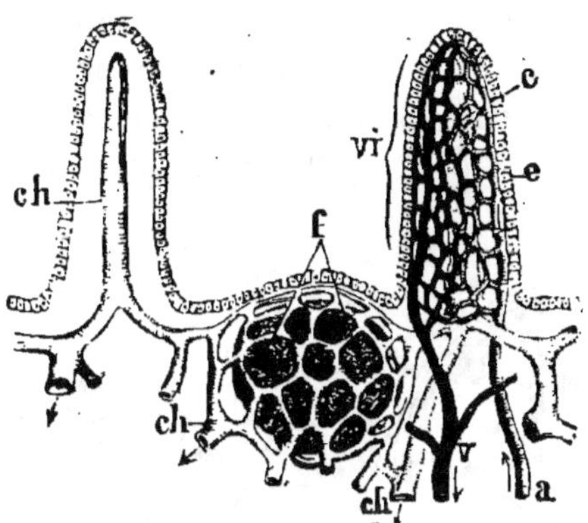

Fig. 72. — Villosités intestinales. — *e*, paroi des villosités ; *ch*, vaisseau chylifère; *c*, ramification de la branche V de la veine porte ; *f*, follicules clos ; *a*, artère.

l'intestin filtrent à travers les parois (*e*, fig. 72) de ces villosités et pénètrent ainsi jusque dans des canaux *ch* et *c* (fig. 72) qui vont les mêler au sang (voyez § 66).

Nous verrons dans l'étude de la circulation du sang quel est le chemin que suivent les sucs absorbés pour se rendre au cœur et, de là, dans toutes les parties du corps.

40. Péritoine, mésentère. — Le tube digestif, dont nous venons de décrire les différentes parties, n'est pas complètement libre dans la cavité générale à l'intérieur du corps ; dans l'abdomen il est relié à la paroi dorsale par une membrane appelée *péritoine* (1).

On peut se rendre compte de la disposition de l'appareil digestif dans le péritoine par la comparaison suivante. Supposons qu'une cavité vide (fig. 73) qui représentera l'ab-

----

(1) De περί (*peri*) autour, et τείνειν (*teinein*) tendre, membrane tendue autour du tube digestif.

domen soit tapissée intérieurement par une membrane de caoutchouc *p*, qui représentera le péritoine. Si par une ouverture de cette cavité on suppose qu'on fasse avancer peu à peu un tube résistant *i* qui représentera le tube digestif, qu'arrivera-t-il? La membrane de caoutchouc qui est élastique va revêtir le tube complètement, et en même temps, à cause de son élasticité, elle sera retenue contre les parois de la cavité. De telle sorte que les deux feuil-

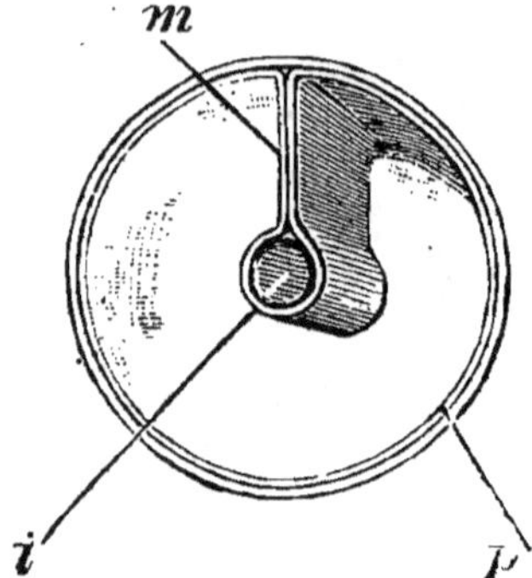

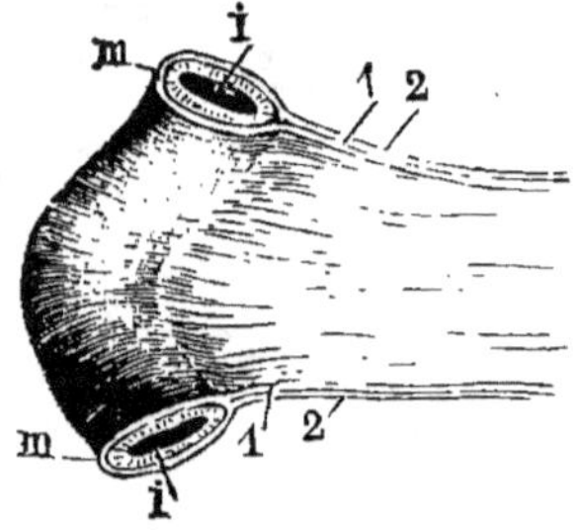

Fig. 73. — Figure théorique indiquant la position du péritoine *m* et *p* par rapport à l'intestin *i* et aux parois du corps.

Fig. 74. — Les deux feuillets 1 et 2 du péritoine *m* qui entoure l'intestin *i*.

lets de la membrane de caoutchouc viendront s'appliquer l'un sur l'autre en formant une sorte de lame double qui reliera le tube aux parois de la cavité.

Le péritoine (*m*, fig. 74) est disposé comme la membrane de caoutchouc dont on vient de parler; il entoure complètement l'intestin *i*, puis ses deux moitiés 1 et 2, s'appliquent l'une contre l'autre et vont ensemble rejoindre la paroi du corps. Le péritoine forme donc une membrane double qui soutient l'intestin comme un mouchoir fixé au cou ou à l'épaule soutient un bras en bandoulière. On nomme *mésentère* ces membranes doubles ainsi formées.

Entre les deux feuillets du péritoine, il n'y a pour ainsi dire pas d'intervalle. La cavité du péritoine est comme la cavité d'un ballon de caoutchouc vide, dont les parois seraient rapprochées. On n'y rencontre qu'un liquide peu abondant, qui rend les feuillets glissants, ce qui permet au tube digestif de se déplacer sans frottements ni déchirures. La *péritonite* est une maladie des plus graves qui se manifeste par l'inflammation du péritoine et la plus grande abondance du liquide qui se trouve entre les deux feuillets.

Quand le liquide du péritoine reste très abondant, cela constitue la maladie appelée *hydropisie* (1).

41. Structure générale du tube digestif. — Le tube digestif, formé par l'ensemble de l'œsophage, de l'estomac et de l'intestin, présente à peu près la même structure sur toute son étendue ; les parois sont, en effet, formées de trois couches superposées. En allant de l'intérieur du tube digestif vers l'extérieur, on voit que :

1° La couche la plus interne du tube digestif est la *muqueuse* (*mq*, fig. 61, avec ou sans les glandes *q*) dont la structure est comparable à celle de la peau ; la muqueuse est, en effet, formée du côté de la surface interne du tube digestif par plusieurs couches de cellules plus ou moins aplaties accompagnées par des fibres et des cellules de tissu conjonctif (*tc*, fig. 61) ;

2° La couche moyenne des parois du tube digestif est formée par du tissu musculaire ; cette *couche musculaire* produit les contractions de l'œsophage qui chassent le bol alimentaire vers l'estomac, et qui font cheminer les aliments dans l'intestin ; elle est particulièrement développée dans l'estomac (*ms*, fig. 61), auquel elle imprime des mouvements qui servent à brasser les aliments et à les chasser dans l'intestin ;

3° La couche externe du tube digestif ou *couche séreuse* est formée d'une membrane double dont un feuillet est appliqué directement sur le tube digestif et se confond presque avec lui, tandis que l'autre feuillet va s'appliquer contre la paroi intime de la cavité générale du corps. C'est ce

---

(1) De ὕδωρ (*hudôr*) eau, et ὄψις (*opsis*) apparence.

qu'on nomme une *membrane séreuse;* le péritoine (fig. 73 et 74) est la membrane séreuse qui entoure l'intestin dans la cavité abdominale. La couche séreuse est formée de tissu conjonctif.

41 *bis*. Historique de la digestion. — Les anciens n'avaient que des idées peu nettes de la manière dont se faisait la digestion. Hippocrate supposait que les aliments étaient comme cuits par l'estomac; Galien imaginait que cette cuisson se faisait aussi dans le foie.

Van Helmont (1577-1644), comparait la digestion à une fermentation, Chesleden (1763), à une putréfaction, tandis que la plupart des auteurs du dix-septième siècle attribuaient surtout à l'estomac un pouvoir mécanique, supposant que les aliments pouvaient y être réduits en particules assez fines pour être absorbées.

C'est Réaumur (1750), qui appliqua pour la première fois la méthode expérimentale aux études sur la digestion. Il fit avaler à des oiseaux de proie des tubes résistants contenant de la viande, mais restant ouverts aux deux bouts sans que toutefois la viande puisse sortir du tube. Ces animaux rejettent par la bouche, au bout d'un certain temps, les corps qu'ils ne peuvent pas digérer. Les tubes étaient rejetés; ils étaient assez résistants pour n'avoir pas été aplatis, mais ils ne contenaient plus de viande. Cette expérience de Réaumur prouvait que la digestion était due à une action chimique. Il supposa que cette action était exercée par un liquide particulier produit par l'estomac. Spallanzani (1780) refit les expériences de Réaumur et récolta du suc gastrique au moyen de tubes garnis de trous et renfermant des éponges. Le suc gastrique ainsi recueilli lui servait à faire des digestions artificielles; il constata que ce suc attaquait la viande, la ramollissait et finissait par la rendre presque liquide.

William Beaumont (1833), médecin américain, soigna un jeune chasseur du Canada dont l'estomac avait été troué par une balle. Il guérit la blessure, mais une communication resta établie entre l'estomac et l'extérieur, ce qui permettait d'examiner tout ce qui se passait dans la cavité stomacale; le sujet ayant cette fistule gastrique accidentelle, continua à se bien porter. Beaumont put, grâce à lui, constater que la muqueuse de l'estomac devient très rouge au moment de la digestion et qu'on voit apparaître de toutes parts de fines gouttelettes de suc gastrique, avant même que les premiers aliments ne soient **arrivés** dans l'estomac. Il put étudier la digestion des diverses espèces d'aliments, recueillir du suc gastrique en grande quantité et faire des digestions artificielles.

Blondlot, de Nancy (1842), pratiqua des fistules gastriques chez des chiens et fit de nouvelles études sur le suc gastrique.

Ce n'est que plus récemment que plusieurs physiologistes, et en particulier Claude Bernard (1813-1878), firent voir qu'on avait eu tort de localiser dans l'estomac l'action digestive et mirent en évidence le rôle plus important du suc pancréatique, l'action spéciale du suc intestinal sur les saccharoses et le rôle des diverses salives.

-Enfin, actuellement, plusieurs expérimentateurs pensent que certains organismes inférieurs microscopiques, absorbés avec les aliments, peuvent contribuer pour une part importante à l'action digestive des diastases produites par les glandes.

RÉSUMÉ

Digestion. — La *digestion* est une fonction par laquelle les aliments sont transformés et rendus assimilables. L'*appareil digestif* est l'ensemble des organes dans lesquels s'opère cette transformation.

Aliments. — Les principales sortes d'aliments sont les suivantes :

1º *Aliments albuminoïdes* (albumine, caséine, myosine, gluten, etc.);

2º *Aliments féculents* (amidon ou fécule, etc.) ;

3º *Aliments gras* (graisses, beurres, huiles, etc.) ;

4º *Saccharoses* (sucre de canne, etc. .

Ces quatre sortes d'aliments ont besoin de subir des transformations dans le tube digestif pour être rendues assimilables.

D'autres aliments n'ont pas besoin d'être préalablement transformés et sont directement assimilables ; tels sont : les *glucoses* (sucre de fruits), le sel marin, les sels de chaux, l'eau.

Diverses parties de l'appareil digestif. — Les diverses parties de l'appareil digestif sont les suivantes :

1° La *bouche* (*b*, fig. 75), contenant les dents et la langue, et où se déverse la salive provenant des glandes salivaires *p*, *s*, *l* ;

2° L'*arrière-bouche* (*a*), qui communique avec la bouche, l'œsophage, la cavité du nez et la trachée artère ;

3° L'*œsophage* (*œ*, fig. 75), tube par où les aliments se rendent dans l'estomac ;

4° L'*estomac* (*e*), vaste poche dont les parois portent des glandes qui fournissent le suc gastrique. L'entrée de l'estomac du côté de l'œsophage, se nomme le cardia ; sa sortie, du côté de l'intestin, se nomme le pylore ;

5° L'*intestin grêle* (*d*, *j*, *i*), long tube replié où débouche, vers son extrémité supérieure D, le conduit qui provient du *pancréas* *p* et qui y déverse le suc pancréatique. C'est au même endroit qu'arrive aussi la bile produite par le foie *f* ; les parois mêmes de l'intestin y déversent le suc intestinal. L'intestin grêle se divise en trois parties : le *duodénum* (*d*), le *jéjunum* (*j*) et l'*iléon* (*i*) ;

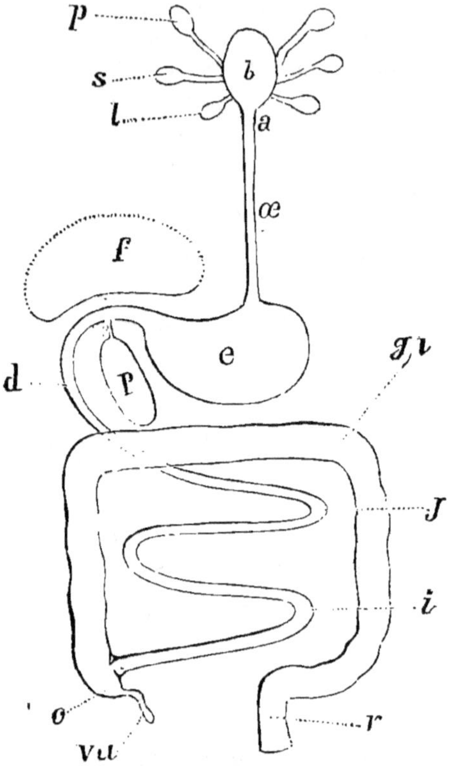

Fig. 75. — Schéma de l'appareil digestif. — *p*, glandes parotides ; *s*, glandes sous-maxillaires ; *l*, glandes sublinguales ; *e*, estomac ; *d*, duodénum ; *j*, jéjunum ; *i*, iléon ; *c*, cæcum ; *va*, appendice vermiculaire ; *gi*, gros intestin ; *r*, rectum ; *f*, foie ; *p*, pancréas.

6° Le *gros intestin* (*gi*), qui présente un prolongement fermé *c* (cæcum) à sa jonction avec l'intestin grêle, remonte, traverse et redescend en *r* (rectum).

Action mécanique de l'appareil digestif ; dents. — L'action mécanique la plus importante de l'appareil digestif est la *mastication* par laquelle les aliments sont broyés par les dents.

4

Chaque dent est implantée dans un alvéole et comprend la couronne et la racine séparées par le collet. La substance prinpale de la dent est *l'ivoire*, qui est recouvert par *l'émail* sur la couronne et par le *cément* sur la racine.

L'homme adulte possède 32 dents : 8 incisives, 4 canines, 8 petites molaires et 12 grosses molaires.

Les aliments broyés, puis enduits de salive, passent de la bouche dans l'arrière-bouche (déglutition). Dans ce passage, ils ne peuvent entrer dans le larynx que ferme l'épiglotte abaissée, ni dans les fosses nasales que ferme le voile du palais relevé; ils passent dans l'œsophage. Ensuite les aliments sont poussés par une suite de contractions musculaires de l'œsophage dans l'estomac, et plus tard de l'estomac dans l'intestin.

Action chimique de l'appareil digestif. — Les principales glandes de l'appareil digestif sont :

1° Les *glandes salivaires*, sécrétant la *salive*, liquide alcalin qui contient la *ptyaline*. Parmi les glandes salivaires, on distingue : les deux glandes parotides, les deux glandes sousmaxillaires, les deux glandes sublinguales et les glandes buccales, très petites et en grand nombre. La ptyaline commence la transformation des aliments *féculents* en *glucoses* ;

2° Les *glandes de l'estomac*, sécrétant le *suc gastrique*, liquide acide qui contient la *pepsine*. On peut recueillir le suc gastrique au moyen d'une fistule faite dans l'estomac d'un chien. En faisant agir sur des aliments *albuminoïdes* le suc ainsi recueilli à la température du corps, on voit que ces aliments sont rendus solubles et transformés en *peptones;*

3° Le *pancréas*, sécrétant le *suc pancréatique*, liquide alcalin qui contient la *pancréatine*. Au moyen d'une fistule pancréatique, on peut recueillir le suc pancréatique. En faisant agir le suc ainsi recueilli sur les différents aliments, on constate qu'il transforme les aliments *féculents* en *glucoses*, les aliments *albuminoïdes* en *peptones* et *émulsionne* les aliments *gras*. Le pancréas est la **plus** importante des glandes digestives ;

4° Les *glandes de l'intestin*, sécrétant le *suc intestinal*, liquide acide qui contient l'*invertine*. **On** peut aussi recueillir le suc intestinal, on constate alors qu'il **transforme** les *saccharoses* en *glucoses*.

On peut ajouter le *foie*, glande volumineuse qui excrète la bile, **mais qui** ne joue qu'un rôle accessoire dans la digestion.

Résumons **dans le tableau** suivant l'action digestive de ces substances sur les diverses catégories d'aliments ; le signe * indique qu'il y a une action digestive.

	ALIMENTS			
	féculents.	albuminoïdes	graisses.	saccharoses.
Ptyaline..........	*			
Pepsine		*		
Pancréatine	*	*	*	
Invertine.........				*

On voit par là que le suc pancréatique est le plus important de tous.

Les aliments rendus assimilables sont absorbés par les papilles intestinales et se rendent dans le sang.

Structure de l'appareil digestif. — Les parois de l'œsophage, de l'estomac et de l'intestin, sont formées de trois couches concentriques : à l'intérieur, une *couche muqueuse* formée de tissu épidermique ; au milieu, une *couche musculaire*, et vers l'extérieur, une *couche séreuse* formée de tissu conjonctif. Le tube digestif est relié aux parois du corps par une double membrane appelée mésentère.

IV

CIRCULATION

42. Utilité de la circulation. — L'étude de la digestion nous a montré de quelle manière les aliments dont
nous faisons notre nourriture sont transformés, absorbés
par les papilles intestinales et vont se mêler au sang.
Mais nous n'avons pas encore examiné comment chaque
partie de notre corps peut profiter du résultat de la digestion et utiliser, pour réparer ses pertes, le liquide nutritif
absorbé par l'intestin. Nous allons voir, dans l'étude de la
circulation, que le sang, après avoir puisé dans l'intestin
les matières utiles à la nutrition, va les transporter dans
toutes les parties du corps. C'est ainsi que la circulation
du sang complète l'œuvre de la digestion.

D'une manière générale, le rôle de la circulation est de
mettre en rapport de nutrition toutes les cellules vivantes
des tissus avec le milieu extérieur. Par la circulation, chaque cellule peut recevoir les aliments nécessaires à sa
nourriture et rejeter les substances qui lui sont inutiles ou
même nuisibles.

Dans l'étude de la circulation du sang, nous examinerons
successivement :

1º *L'appareil circulatoire*, c'est-à-dire l'ensemble des organes qui renferment le sang, et le *mécanisme de la circulation*, c'est-à-dire la façon dont s'effectue le mouvement
continuel du sang à l'intérieur de l'appareil circulatoire ;

2º Le *sang* lui-même et les modifications qu'il subit.

43. Appareil circulatoire. — L'appareil circulatoire, formé par un ensemble d'organes creux qui renferment le sang, se compose des parties suivantes :

1° Le *cœur*, qui est la partie la plus importante de l'appareil circulatoire, et qui sert à lancer le sang dans toutes les parties du corps ;

2° Les *artères*, qui sont des canaux conduisant le sang depuis le cœur jusque dans les différents organes ;

3° Les *veines*, qui sont des canaux ramenant le sang des différents organes au cœur. On donne quelquefois aux veines comme aux artères le nom de *vaisseaux sanguins* ;

4° Les *capillaires*, qui sont des canaux très étroits reliant les artères aux veines.

44. Cœur. — Le cœur (fig. 76) est un organe charnu un peu plus gros que le poing et ayant à peu près la forme d'un

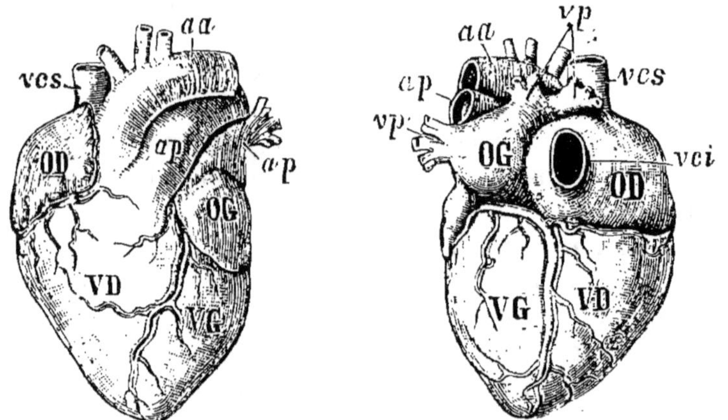

Fig. 76. — Cœur. — A gauche, le cœur est vu de face ; à droite, le cœur est vu par derrière : OD, oreillette droite ; OG, oreillette gauche ; VD, ventricule droit ; VG, ventricule gauche ; *vcs*, veine cave supérieure ; *vci*, veine cave inférieure ; *aa*, artère aorte ; *ap*, *ap*, artères pulmonaires ; *vp*, *vp*, veines pulmonaires.

triangle dont la base serait située en haut. Il est placé en avant et dans la partie supérieure de la poitrine, il se termine par une pointe tournée en bas et inclinée à gauche. Le cœur est maintenu dans cette position par une double membrane appelée *péricarde* (fig. 78) qui l'entoure et le relie aux parois du corps.

Quand on coupe le cœur du haut en bas (fig. 77), on voit qu'il se compose de deux parties distinctes, l'une à droite, l'autre à gauche. Chacune de ces parties comprend deux cavités qui communiquent entre elles. Les deux cavités su-

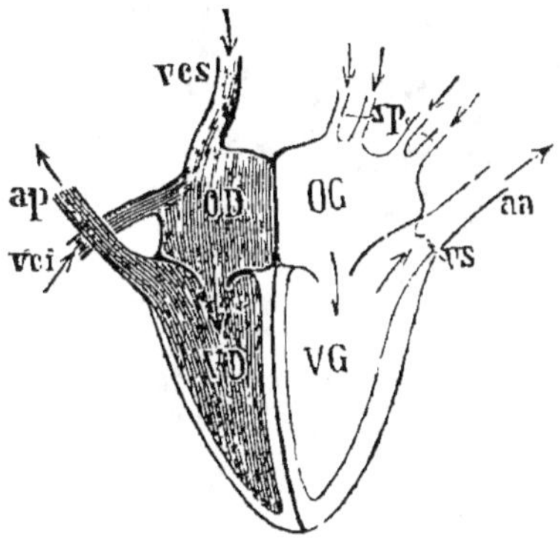

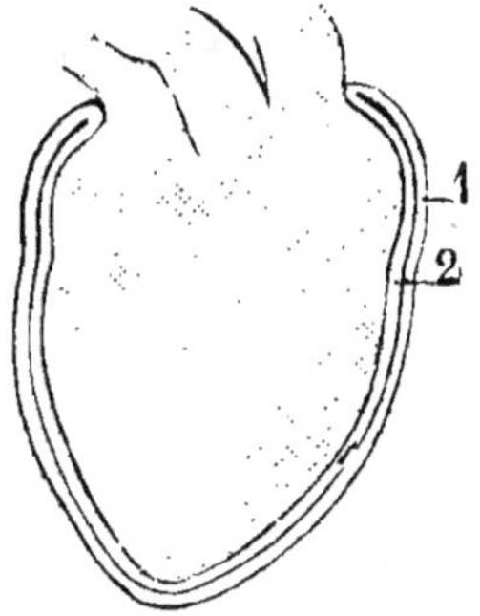

Fig. 77. — Figure théorique représentant le cœur coupé en long. — OD, oreillette droite ; OG, oreillette gauche ; VD, ventricule droit ; VG, ventricule gauche ; *v.c.i*, veine cave inférieure ; *v.c.s.* veine cave supérieure ; *ap*, artère pulmonaire ; *vp*, veines pulmonaires ; *aa*, artère aorte ; *vs*, valvules sigmoïdes.

Fig. 78. — Schéma montrant la disposition du péricarde. — Les feuillets 1 et 2 du péricarde entourant le cœur.

périeures de chaque côté (OD et OG, fig. 77) sont les *oreillettes* à parois minces et flasques et les inférieures (VD et VG, fig. 77) sont les *ventricules* à parois épaisses et dures. Il y a donc deux oreillettes sans communication entre elles (1), une à droite et une à gauche, et de même deux ventricules sans communication entre eux et séparés l'un de l'autre par une cloison.

---

(1) Les deux oreillettes communiquent entre elles dans l'embryon, par un orifice appelé *trou de Botal ;* on reconnaît encore la trace de cet orifice par une partie plus mince de la paroi commune des deux oreillettes, entourée d'un bourrelet appelé *anneau de Vieussens.*

On appelle ordinairement *cœur gauche* l'ensemble de l'oreillette gauche et du ventricule gauche, et *cœur droit* l'ensemble de l'oreillette droite et du ventricule droit.

Chaque oreillette communique avec le ventricule correspondant par une sorte de soupape appelée *valvule* (fig. 79).

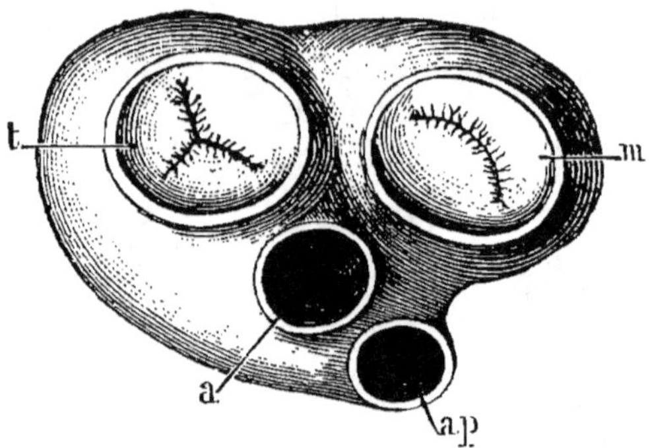

Fig. 79. — Coupe transversale et théorique du cœur montrant la valvule mitrale *m* et la valvule tricuspide *t*; *ap*, artère pulmonaire; *a*, artère aorte.

La valvule qui fait communiquer l'oreillette droite avec le ventricule droit est formée de trois parties et s'appelle, à cause de cela, la *valvule tricuspide t* (fig. 79) ; la valvule qui fait communiquer l'oreillette gauche avec la ventricule gauche est formée de deux battants qui se rejoignent en forme de mitre et s'appelle la *valvule mitrale m* (fig. 79). Chacune des quatre cavités du cœur est d'ailleurs en communication avec des vaisseaux sanguins qui permettent au sang d'entrer ou de sortir.

45. Structure du cœur. — Nous avons dit que le cœur est entouré par une membrane séreuse, le péricarde (1) qui, comme le péritoine, est formé de deux feuillets formant comme un sac fermé et replié sur lui-même qui contourne le cœur (fig. 78).

----

(1) De περὶ (*péri*), autour, καρδία, cœur.

En dedans du péricarde se trouve une masse musculaire qui constitue presque toute l'épaisseur de la paroi du cœur (1). On y trouve des fibres musculaires qui, les unes

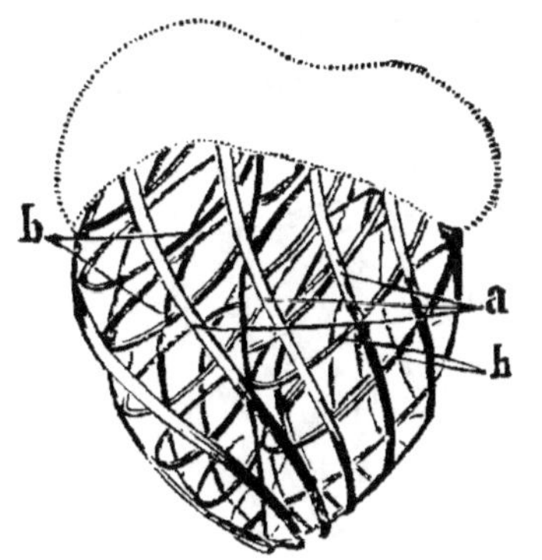

Fig. 80. — Schéma montrant la disposition des fibres musculaires du cœur.— *a*, fibres unitives; *b*, *b*, fibres propres de chaque ventricule.

entourent tout le cœur (fibres unitives *a*, fig. 80), les autres ne font le tour que d'un seul ventricule (fibres propres *b*). Quoique les mouvements du cœur ne soient pas volontaires, ces fibres sont, par exception, des fibres striées (fig. 28). En dedans des parois du cœur, se trouve une membrane très mince (2).

46. Mouvements du sang dans le cœur gauche. — Le sang part du cœur et revient au cœur après avoir parcouru les différentes parties du corps; nous allons le suivre dans ce trajet en décrivant les différentes parties de l'appareil circulatoire qu'il traverse successivement. Pour cela, examinons d'abord le mécanisme des mouvements du sang dans le cœur gauche, c'est-à-dire la façon dont le sang passe de l'oreillette dans le ventricule et du ventricule gauche dans les artères.

L'oreillette gauche se contracte (fig. 82, à droite) d'abord et refoule le sang dans le ventricule V, par l'orifice de la valvule mitrale *v v*, puis le ventricule se contracte à son tour (fig. 81, à gauche) et chasse le sang dans l'artère aorte (§ 49). Les contractions de l'oreillette et du ventricule sont donc successives.

Le sang va de l'oreillette dans le ventricule, mais ne peut jamais revenir du ventricule dans l'oreillette. Cela

---

(1) On nomme *myocarde* cette partie musculaire du cœur.
(2) Appelée *endocarde*.

tient à la disposition des valvules. Les valvules du cœur
sont en effet formées de plusieurs membranes (*v*, *v'*, fig. 81
et 82) qui s'écartent l'une de l'autre et s'appliquent contre
la paroi du cœur lorsque le sang arrive poussé par les
contractions de l'oreillette O (fig. 82). Au contraire, lorsque

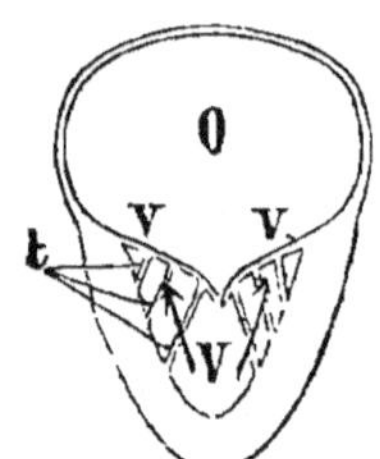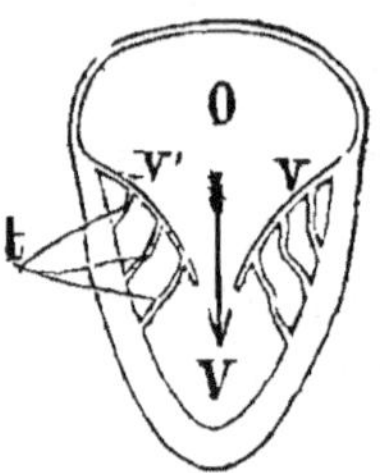

Fig. 81 et 82. — Figures théoriques montrant le fonctionnement des
valvules du cœur. — A gauche, l'oreillette O est dilatée, le ventricule V est contracté et ferme la valvule VV qui est maintenue par
les tendons *t*. — A droite, l'oreillette O se contracte et chasse le sang
dans le ventricule V, en ouvrant la valvule VV.

le ventricule V se contracte, les membranes se rapprochent
l'une de l'autre sous la pression du sang et ferment complètement l'orifice de la valvule (fig. 81). Ce mouvement
des valvules peut se comparer à celui d'une fenêtre qui
s'ouvre vers l'extérieur d'une chambre : si on pousse les
battants par l'extérieur, on ouvre la fenêtre ; si on les
pousse par l'intérieur, on la ferme.

Il est facile de compter le nombre des contractions du
cœur ; en effet, chaque fois que le ventricule se contracte,
la pointe du cœur se relève et vient frapper contre la poitrine. Ce choc est très sensible lorsqu'on met la main sur
le côté gauche de la poitrine, c'est ce qu'on appelle un
battement du cœur. Le nombre des battements indique donc
le nombre des contractions du ventricule. On constate
ainsi qu'en général le nombre des battements est de 60 à
70 par minute chez un homme adulte ; ce nombre est plus
considérable chez les enfants et augmente notablement
pendant la fièvre.

47. Cardiographe.

47. Cardiographe. — On peut étudier les battements du cœur très simplement en appliquant une boîte (*a*, fig. 83) dont une paroi est formée par une membrane de caoutchouc sur la région du cœur. On place la membrane de caoutchouc à l'endroit où l'on ressent

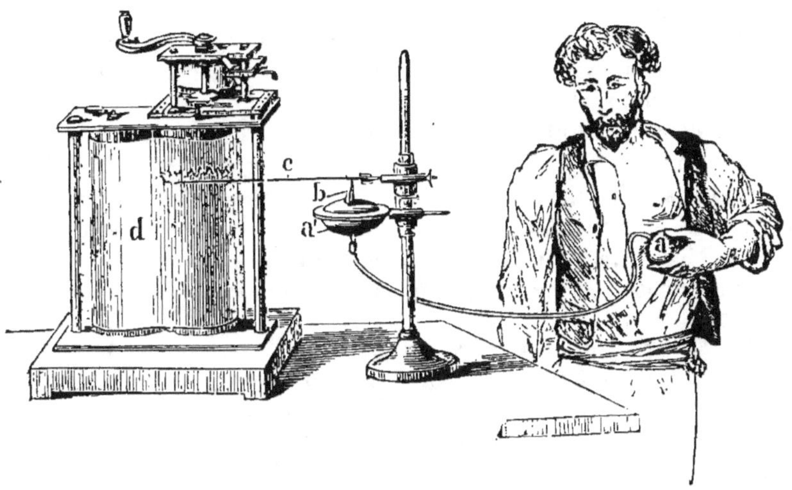

Fig. 83. — Cardiographe. — *a*, boîte portant la membrane de caoutchouc qu'on applique à l'endroit où l'on ressent les battements ; elle communique par un tube avec l'ampoule *a'* qui par la pointe *b* communique les mouvements au levier *c*, dont la pointe inscrit les mouvements sur le cylindre tournant *d*.

les battements ; chaque poussée produite par le cœur enfonce un peu la membrane et comprime l'air qui est dans la boîte. Comme

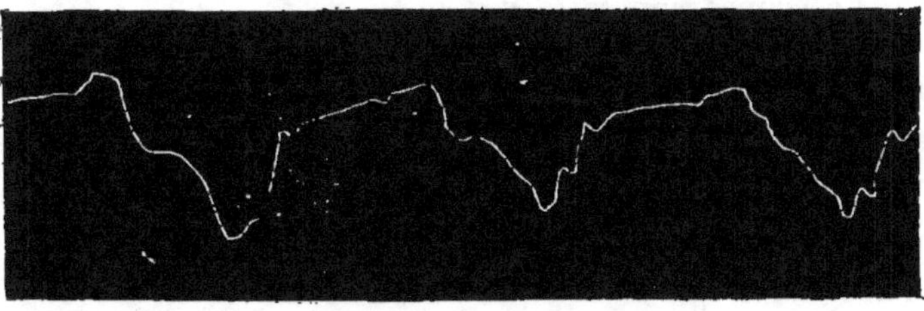

Fig. 84. — Inscription des mouvements du cœur.

celle-ci communique par un tube de caoutchouc avec une autre ampoule *a'* qui porte un levier *c*, ce levier est soulevé par chaque

compression de la membrane qui lui est transmise par l'air ; il
s'abaisse, au contraire, si la membrane reprend sa position primitive. Or, l'extrémité du levier s'appuie sur un cylindre tournant *d*
enduit de noir de fumée. Tous les détails des mouvements du cœur
se trouvent alors indiqués par la courbe inscrite par le levier sur
ce cylindre (fig. 84).

On nomme *cardiographe* un tel instrument enregistreur des mouvements du cœur. Si on opère sur un animal, on peut remplacer
la boîte à membrane de caoutchouc par des ampoules de caoutchouc qu'on introduit dans les oreillettes et les ventricules du
cœur de l'animal vivant. On peut ainsi inscrire simultanément les
mouvements des quatre parties du cœur. On constate alors que
les mouvements des deux oreillettes se produisent en même temps,
qu'il y a un intervalle de repos, puis que les contractions des
deux ventricules se produisent aussi en même temps.

48. Ganglions nerveux du cœur. — Le cœur enlevé de
la poitrine d'un animal vivant et maintenu à la même température
que celle du corps, continue à battre plusieurs heures, tandis
qu'un muscle ordinaire, qu'on arracherait du corps d'un animal,
ne bougerait pas, à moins d'être excité.

C'est que les mouvements du cœur sont provoqués et réglés
par des masses nerveuses spéciales appelés *ganglions nerveux
du cœur*, qui constituent des centres nerveux spéciaux. Toutefois,
les mouvements du cœur sont impressionnés, comme on sait, par
les émotions, par une course rapide, etc. Les ganglions du cœur
ne sont pas, en effet, absolument indépendants ; ils sont en rela-
tions par des nerfs avec le système nerveux général, qui peut
ainsi accélérer ou modérer les mouvements du cœur, sous l'influence de certaines impressions.

49. Artères. — Les contractions du ventricule gauche
chassent le sang dans une grosse artère appelée *artère
aorte* (Ao, fig. 85) qui se recourbe bientôt du côté gauche
du corps en forme de crosse et redescend vers la partie
inférieure.

Le ventricule devant faire parvenir le sang dans toutes
les parties du corps, on conçoit que ses parois soient beaucoup plus épaisses que celles de l'oreillette, qui doit seulement faire passer le sang dans le ventricule.

Le sang qui a passé du ventricule gauche dans l'aorte ne

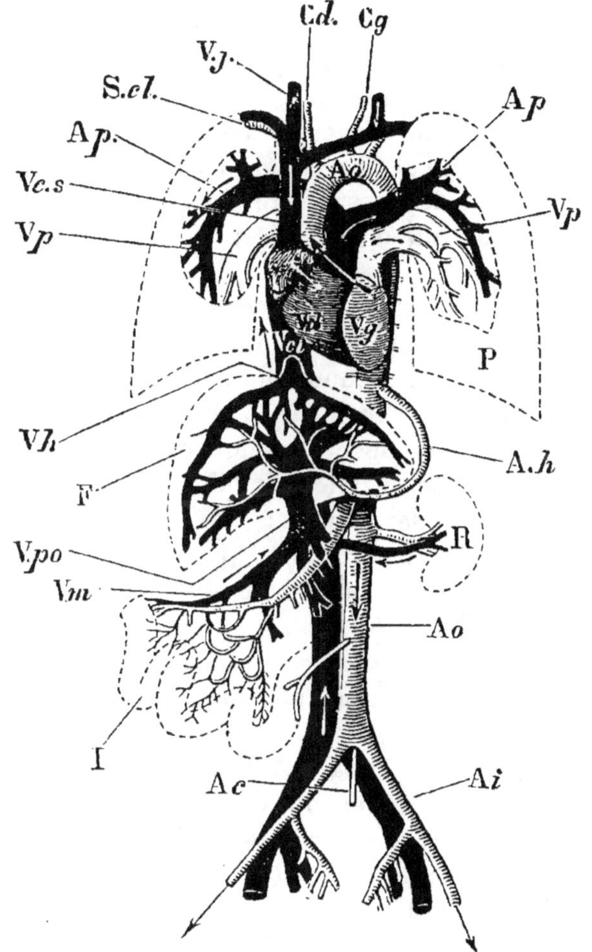

Fig. 85. — Cœur et principaux vaisseaux. — Vg, ventricule gauche; Vd, ventricule droit; Ao, artère aorte; S.cl, artère sous-clavière droite; Cd, Cg, artères carotides, droite et gauche; Ah, artère du foie (artère hépatique); Ai, une des deux artères iliaques; Ac, artère coccygienne; Vc.s, veine cave supérieure; Vc.i, veine cave inférieure; Vj, veine jugulaire droite; Vh, veine hépatique; Vm, veine mésentérique supérieure; Ap, artères pulmonaires contenant du sang noir; Vp, veines pulmonaires contenant du sang rouge; V.po, veine porte qui relie l'intestin au foie; F, foie; P, poumons; I, intestin; R, rein gauche.

peut revenir dans le ventricule. A l'entrée de l'aorte, on

voit, en effet, trois membranes appelées *valvules sigmoïdes* (voyez *vs*, fig. 77) qui ont pour rôle d'empêcher ce retour (1). Lorsque le courant du sang est dirigé du ventricule vers l'aorte, les valvules s'appliquent contre les parois de l'aorte, et laissent passer le sang ; si, au contraire, le courant se trouvait renversé, les valvules s'écarteraient des parois de l'aorte et s'appliqueraient l'une contre l'autre, de façon à barrer le passage au sang. Ce mécanisme est analogue à celui qui a été décrit pour les valvules du cœur.

L'aorte émet un grand nombre de ramifications qui se rendent dans toutes les parties du corps (fig. 85). Chaque organe reçoit le sang par une artère spéciale qui se détache de l'aorte. Chacune de ces artères se ramifie à son tour un grand nombre de fois, de façon à porter le sang dans toutes les parties de chaque organe (fig. 93).

Citons les principales artères :

Les artères *carotide droite* Cd (fig. 85) et *carotide gauche* Cg, qui se ramifient dans la moitié droite et la moitié gauche de la tête (*c, c*, fig. 93).

Les artères *sous-clavière droite* S.cl (fig. 85) et *sous-clavière gauche*, qui se rendent dans le bras droit et dans le bras gauche (*b, b*, fig. 93).

L'artère *hépatique* A*h* (fig. 85), qui va au foie.

L'artère *mésentérique* (au-dessous de V*m*, sur la fig. 85), qui va se ramifier dans le péritoine et sur l'intestin.

Les deux artères *iliaques* A*i* (fig. 85) qui se rendent dans les jambes (*f, f*, fig. 93.)

50. Structure des artères. — Les parois des artères sont très résistantes et constituées par des tissus qui for-

---

(1) Pour que le cœur fonctionne bien, il est nécessaire que ces valvules, ainsi que les valvules mitrale et tricuspide ferment parfaitement. Mais, chez les personnes âgées, des dépôts se produisent souvent sur ces valvules et les empêchent de fermer complètement. La circulation est alors troublée plus ou moins, la face se colore souvent en violet, les membres sont enflés ; c'est ce qu'on nomme l'*œdème*.

ment trois couches distinctes : 1° *l'extérieure (te,* fig. 86
et 87) formée de fibres du tissu conjonctif; 2° *la moyenne tm,*
qui est surtout composée de fibres musculaires lisses disposées circulairement et dont la contraction a pour effet
de diminuer le calibre de l'artère ; 3° *l'intérieure ti,* com-

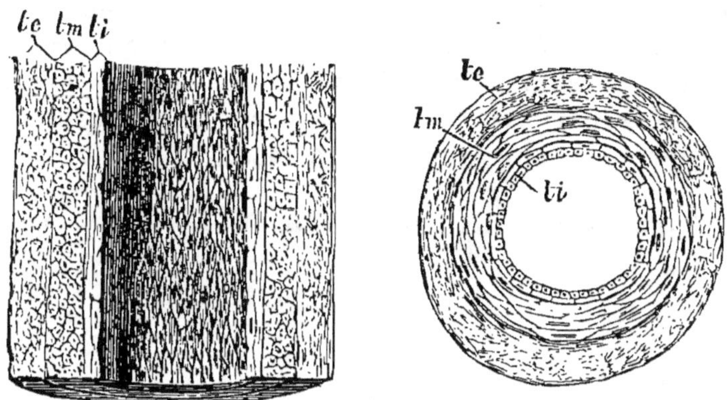

Fig. 86. — Coupe transversale et longitudinale dans les parois d'une
artère. — *ti,* couche intérieure ; *tm,* couche moyenne; *te,* couche extérieure.

posée de fibres élastiques revêtues d'une mince couche
d'épithélium.

Ce sont les couches intérieure et moyenne qui se rom-

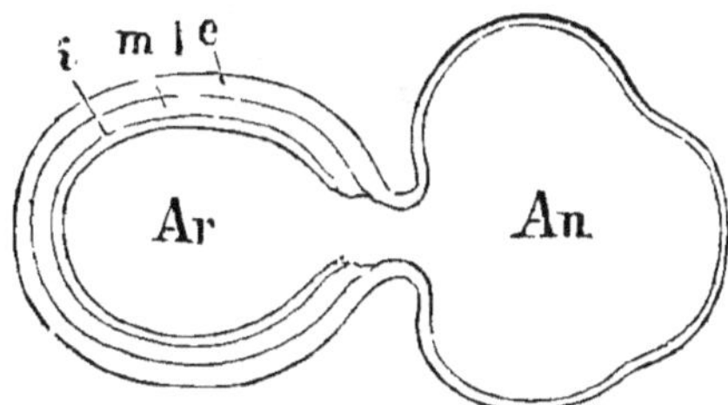

Fig. 87. — Anévrysme A*n,* sur une artère A*r* (coupe transversale);
e, m, i, couches extérieure, moyenne et intérieure de l'artère.

pent parfois, à la suite de blessures ou de maladies ; le
sang traverse alors ces deux couches et n'est plus retenu
que par la couche extérieure, qu'il repousse en formant une

poche qui grossit toujours et envahit les tissus ou les organes voisins; c'est ce qu'on nomme un *anévrysme* (fig. 87) (1). L'anévrysme est une maladie très grave, car la couche externe finit par être traversée à son tour et il s'en suit une hémorragie des plus dangereuses; on peut mourir subitement par la rupture d'un anévrysme.

Par leur élasticité et par leur contractilité, que règlent des nerfs spéciaux, les artères régularisent la circulation du sang, qui devient de moins en moins saccadée vers l'extrémité des ramifications artérielles.

51. Communications entre les artères. — Les branches

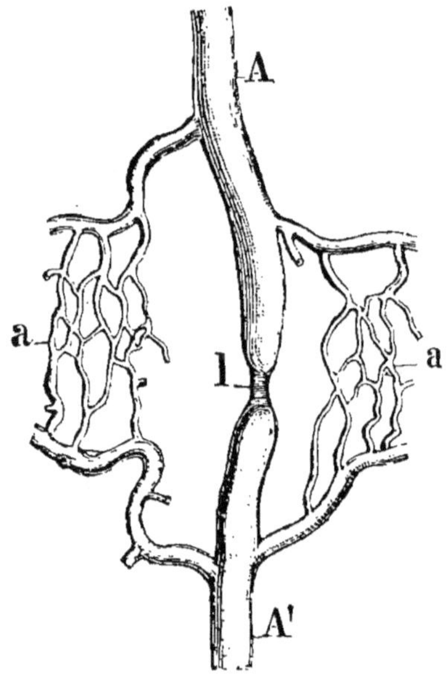

Fig. 88. — Si on lie une artère en l, les deux tronçons A et A' de l'artère communiquent bientôt par de petites branches artérielles *a*.

diverses d'une artère communiquent le plus souvent entre elles, et ces communications peuvent jouer un rôle important quand, par

---

(1) **De** ἀνεύρυσμα (*anevrysma*), qui signifie dilatation.

suite d'un accident ou d'une maladie, l'artère principale ne peut plus conduire le sang. Si dans une opération chirurgicale, pour prévenir la rupture d'un anévrysme par exemple, on lie fortement une artère, au bout d'un certain temps le sang arrivera néanmoins à passer (fig. 88). Les petites ramifications des branches artérielles se développeront, se multiplieront et formeront autour de la ligature des courants dérivés dont l'ensemble remplacera le courant principal.

52. Mouvements du sang dans les artères; pouls.

— Les contractions du ventricule se produisant seulement à certains intervalles, le sang arrive dans l'aorte par saccades. Le courant du sang dans les artères n'est donc pas continu, mais présente comme une série d'ondulations correspondant chacune à une contraction du ventricule.

Chaque fois que le ventricule gauche se contracte, le sang afflue dans l'aorte, et les parois artérielles se dilatent grâce à leur élasticité. Dans l'intervalle de deux contractions, le sang n'est plus projeté dans l'aorte, et les parois artérielles se contractent. Les mouvements du ventricule gauche déterminent donc une série de dilatations et de contractions qui se propagent le long de l'aorte. Mais d'après ce que nous venons de dire (§ 50), on comprend qu'à mesure qu'on s'éloigne du cœur, ces contractions et ces dilatations s'affaiblissent et que les saccades du courant sanguin soient moins fortes dans les petites artères des organes que dans l'aorte elle-même.

On peut d'ailleurs apprécier facilement dans certaines artères la force et le nombre de ces saccades. L'une des artères du poignet (artère radiale), par exemple, passe sur un os à une faible distance de la peau. En appliquant le doigt sur l'os, on comprime cette artère entre le doigt et l'os. On peut alors compter facilement le nombre des dilatations de l'artère ou, comme on dit, des *pulsations*. C'est de cette façon que, dans la pratique médicale, on compte les contractions de l'artère; c'est ce qu'on appelle « tâter le pouls » dans le langage ordinaire.

Sphygmographe. — L'instrument appelé sphygmographe (1) permet d'examiner avec détail les caractères du pouls,

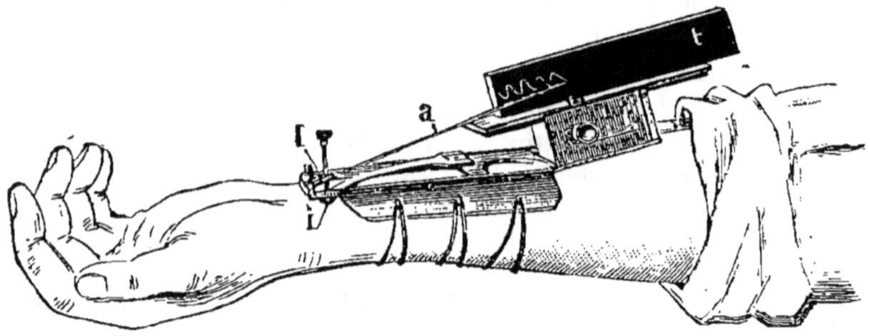

Fig. 89. — Sphygmographe. — Les battements du pouls se transmettent au petit tampon d'ivoire *i* et par l'intermédiaire de la pièce I au levier *a* qui inscrit les mouvements sur une plaque noircie avec du noir de fumée, et se déplaçant régulièrement.

qui, comme on sait, devient plus rapide et plus dur lorsqu'on a la fièvre.

Le sphygmographe (fig. 89 et 90) se compose essentiellement d'une tige que l'on appuie sur la peau, à l'endroit où affleure l'artère ; cette tige actionne un levier dont la pointe s'appuie sur un carton noirci qui se déplace régulièrement.

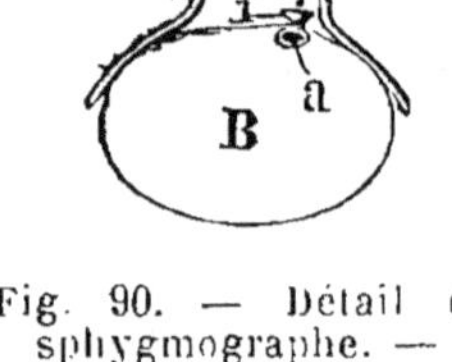

Fig. 90. — Détail du sphygmographe. — B, coupe du bras ; *a*, coupe de l'artère ; *i*, tampon ; I, pièce qui transmet le mouvement au levier.

53. Capillaires généraux du corps. — Chaque artère, avons-nous dit, se divise en un grand nombre de branches qui se ramifient à leur tour jusqu'à former de petits vaisseaux excessivement étroits que nous avons appelés *capillaires* (2) (fig. 91). Le nombre de ces vaisseaux est si grand qu'on ne peut faire une piqûre, même très légère, en un point quelconque du corps

(1) De σφυγμός (*sphygmos*), qui veut dire pouls.
(2) Par comparaison avec un cheveu (*capillus*). Les capillaires sont en réalité bien plus étroits que les cheveux.

sans briser quelques-uns de ces vaisseaux et provoquer un léger saignement.

Les parois des dernières ramifications des artères, s'a-

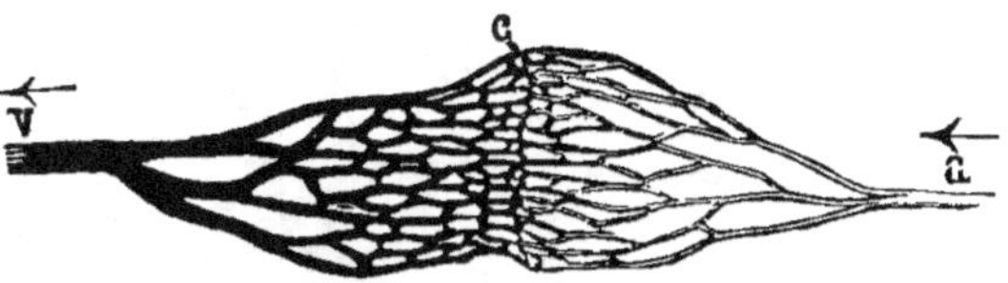

Fig. 91. — Capillaires (figure théorique). — *a*, artère ; *c*, capillaires ; *v*, veine ; les flèches indiquent le sens du mouvement du sang.

mincissent peu à peu et arrivent à former les fines membranes des vaisseaux capillaires constituées simplement par un tube formé de cellules aplaties (fig. 92).

Modifications du sang dans les capillaires. — Pendant son passage dans les vaisseaux capillaires, le sang abandonne les matières nutritives qui sont utiles à chaque par-

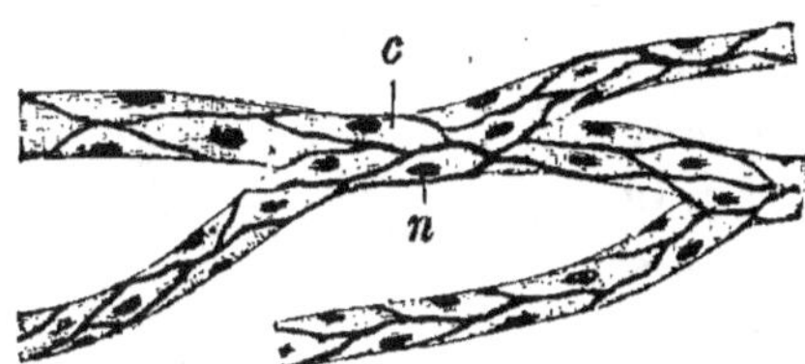

Fig. 92. — Capillaires vus à un très fort grossissement : *c*, une des cellules qui forment l'enveloppe mince du capillaire ; *n*, un des noyaux.

tie du corps, et reprend les résidus devenus inutiles. C'est à travers les parois des vaisseaux capillaires que se fait cet échange de matières.

Ces modifications que subit le sang en traversant les capillaires se manifestent par un changement de couleur ; avant d'entrer dans les capillaires, le sang était d'un rouge vif ; en sortant des capillaires il est d'un rouge foncé presque noir. On appelle ordinairement *sang rouge* le sang coloré en rouge vif qui n'a pas encore traversé les capillaires du corps, et *sang noir* le sang qui est devenu noir en traversant les capillaires.

54. Veines générales du corps. — Après que le sang a servi à nourrir toutes les parties du corps, il faut qu'il revienne au cœur ; ce sont les veines qui l'y ramènent. Les capillaires se réunissent entre eux, forment de petites veines qui se fusionnent à leur tour pour se réunir en une veine plus considérable. Finalement, toutes les veines d'un même organe se réunissent en une seule veine correspondant à l'artère (fig. 93) qui a amené le sang rouge dans cet organe.

L'artère et la veine d'un même organe cheminent ordinairement côte à côte et

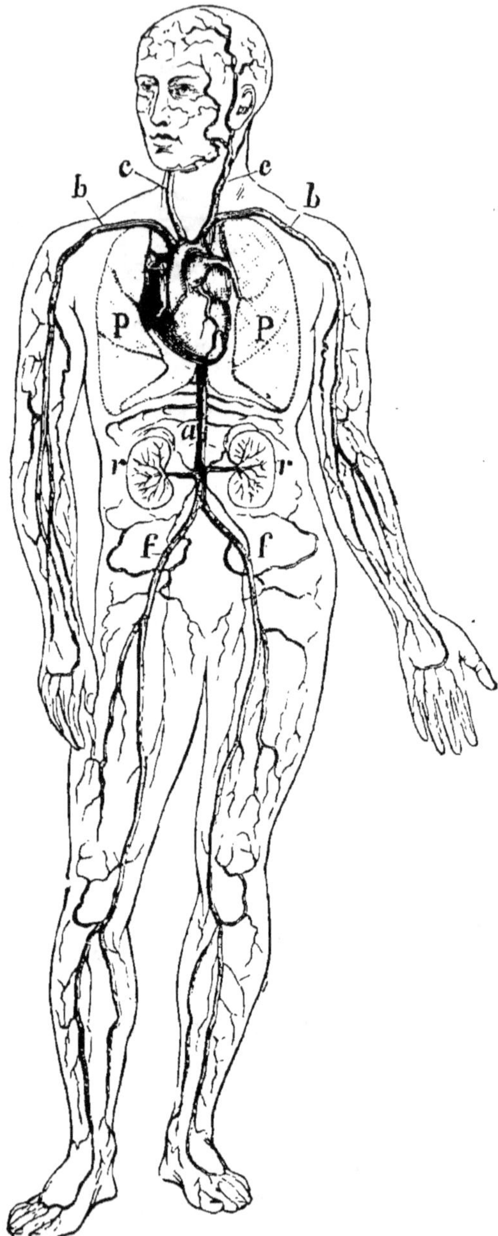

Fig. 93. — Système artériel de l'homme. — *a*, aorte ; *b*, artères brachiales ; *c*, artères carotides ; *f*, artères iliaques ; P, P, poumons ; *r, r*, reins.

portent souvent le même nom. Citons : les veines *jugu-laires*, qui vont dans la tête ; les veines *sous-clavières*, qui se rendent dans les bras, les veines *iliaques*, qui ramènent le sang des jambes, etc. (Voy. fig. 85 et 108.)

Les veines venant des différents organes se réunissent ensuite les unes aux autres et finissent par ne plus former que deux gros vaisseaux qui sont les *veines caves*. La *veine cave supérieure* (V *c. s* fig. 85) reçoit le sang des veines de la tête, des bras et de la partie supérieure du corps, et la veine *cave inférieure* (V *c. i*, fig. 85) recueille le sang qui vient des jambes et des parties inférieures et moyennes du corps. Les deux veines caves viennent déboucher ensemble dans l'oreillette droite du cœur (*vcs, vci*, fig. 76).

Le calibre des veines est en général, plus grand que celui des artères qui leur correspondent.

55. Structure des veines. — Les veines ont leurs parois formées de trois couches de tissus, comme les artères, mais la moyenne et l'externe presque confondues entre elles sont bien moins épaisses que dans les artères ; aussi les parois des veines sont-elles molles et flasques, bien moins contractiles et moins élastiques que celles des artères. Il peut arriver fréquemment que les parois des veines se dilatent beaucoup trop ; il se forme alors, le plus souvent dans les membres inférieurs ce qu'on nomme des *varices*. Ces dilatations des veines peuvent être dangereuses, car un faible choc peut alors les briser et causer de fortes hémorragies.

56. Différences entre les veines et les artères. — Il est très facile de distinguer une veine d'une artère. Une artère vide conserve sa forme ; au contraire une veine qui ne renferme plus de sang s'aplatit complètement. Si, par suite d'un accident, une artère vient à être coupée, l'ouverture reste béante, le sang s'écoule en abondance et la mort peut survenir immédiatement. La déchirure d'une artère se produit d'ailleurs rarement, car les artères sont situés dans les tissus, à une assez grande distance de la peau. Beaucoup de veines au contraire sont superficielles ; aussi les blessures des veines sont-elles plus fréquentes, mais sans gravité, car elles se cicatrisent rapidement.

Cette différence de propriétés entre les veines et les artères tient, comme on vient de le voir, à une différence dans leur structure.

57. Mouvements du sang dans les veines.

— Le sang qui circule dans les veines n'est pas, comme dans les artères, poussé directement par les contractions du cœur ; aussi, pour que le courant du sang noir se dirige toujours vers le cœur, trouve-t-on à l'intérieur des veines des valvules comparables aux valvules sigmoïdes. Ces valvules sont constituées par de petites membranes en forme de nid de pigeon (fig. 94) qui s'appliquent contre la paroi des veines lorsque le sang se dirige vers le cœur (fig. 96), et s'étalent de façon à obstruer la cavité de la veine lorsque le sang tendrait à revenir (fig. 95). Les veines de la tête et de la partie

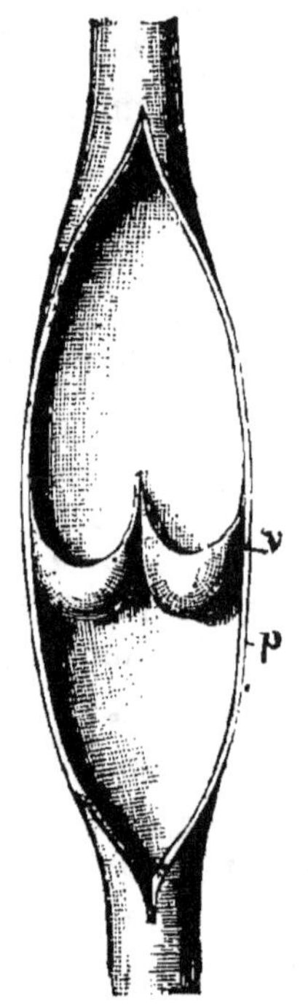

Fig. 94. — *p*, paroi d'une veine, ouverte pour montrer les valvules *v*.

supérieure du corps ne présentent pas de valvules ; on conçoit, en effet, que dans ce cas le sang, circulant de haut en bas, chemine toujours vers le cœur.

Le courant du sang dans les veines est continu et non saccadé comme dans les artères. Lorsqu'on ouvre un vaisseau sanguin, la nature de ce vaisseau est indiquée d'une façon nette par la façon dont le sang s'écoule ; si c'est une veine qu'on a coupée, le jet de sang est régulier ;

5.

si au contraire c'est une artère, le jet est irrégulier et

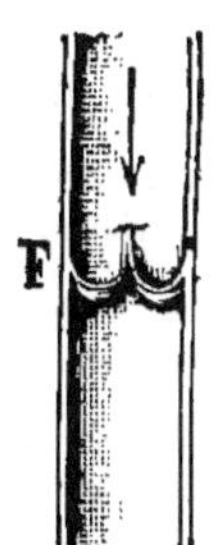

Fig. 95. — F, valvules arrê-
tant le sang dans une
veine.

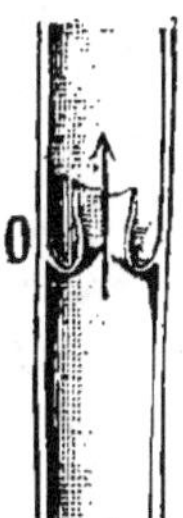

Fig. 96. — O, valvules laissant circuler le sang dans
une veine.

présente des saccades correspondant aux contractions du cœur.

58. Cœur droit. — Le sang arrive donc par les veines caves dans l'oreillette droite (OD, fig. 97) ; de là il est chassé par les contractions de l'oreillette dans le ventricule droit (VD, fig. 97) ; le ventricule droit à son tour se contracte et pousse le sang dans une artère spéciale (*ap*, fig. 76 et fig. 97) appelée *artère pulmonaire*, qui se dirige vers les poumons.

Le mécanisme du mouvement du sang dans le cœur droit est exactement le même que dans le cœur gauche. L'oreillette droite se contracte en même temps que l'oreillette gauche, et le ventricule droit se contracte en même temps que le ventricule gauche ; seulement le ventricule droit devant lancer le sang moins loin que le ventricule gauche, ses parois sont moins épaisses et ses contractions moins fortes (VD, fig. 77).

59. Artère pulmonaire. — L'artère pulmonaire se di-vise en deux branches (A*p*, A*p*, fig. 85) (1) qui se rendent cha-

---

(1) Remarquons que les artères pulmonaires renferment du sang noir et les veines pulmonaires du sang rouge. C'est donc à tort qu'on appelle quelquefois le sang rouge sang artériel et le sang noir sang veineux.

cune dans un poumon (P, P, fig. 93). Nous verrons plus tard
comment, dans les poumons, le sang reprend au contact
de l'air l'oxygène qu'il a perdu en devenant noir dans les
capillaires des organes. Pour amener le sang au contact
de l'air, les branches de l'artère pulmonaire se divisent en
un grand nombre de ramifications très fines que nous
appellerons *capillaires du poumon* (*cp*, fig. 97). Ces capillaires arrivent au contact de l'air dans la cavité du poumon,
et leurs parois sont assez minces pour que le sang noir
redevienne rouge comme s'il était exposé à l'air.

60. Veines pulmonaires. — Au sortir des capillaires
pulmonaires, le sang est re-
cueilli par les *veines pulmonaires*. Les veines pulmonaires
se réunissent et forment finalement quatre grosses veines
(V*p*, fig. 85 et *vp*, *vp*, fig. 76, à
droite), qui sortent des poumons et ramènent le sang à
l'oreillette gauche (*vp*, fig. 97).
De là, le sang passe dans le
ventricule gauche, puis dans
l'aorte, d'où nous l'avons suivi
dans le reste du corps.

**61. Grande circulation
et petite circulation. —
Vitesse du sang.** — Nous
voici revenus à notre point de
départ. Nous venons de suivre
le sang dans son trajet complet à travers l'organisme depuis le ventricule gauche jusqu'à son retour au ventricule
gauche (fig. 97).

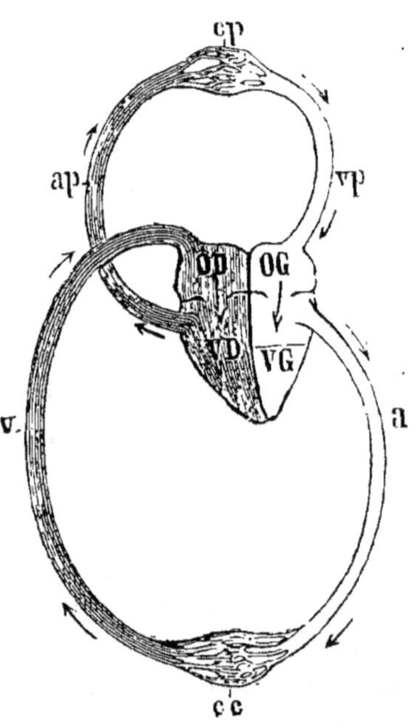

Fig. 97. — Figure théorique de l'appareil circulatoire. — OD, oreillette
droite ; VD, ventricule droit ; ap, artère pulmonaire ; cp, capillaires
du poumon ; vp, veine pulmonaire ; OG, oreillette gauche ;
VG, ventricule gauche ; a, artères,
cc, capillaires du corps ; v, veine.

On distingue souvent deux parties dans ce trajet complet
du sang.

1° Du ventricule gauche VG, aux divers organes du corps *cc* et de là à l'oreillette droite OD, c'est ce qu'on nomme la *grande circulation*.

2° Du ventricule droit VD aux poumons *cp*, et de là à l'oreillette gauche OG, c'est ce qu'on nomme la *petite circulation*.

La circulation du sang se fait avec une grande rapidité ; chez l'homme, en une demi-minute environ, le sang est revenu au même point après avoir effectué tout le trajet de la grande et de la petite circulation.

62. Composition du sang. — Le sang présente l'aspect d'un liquide rouge homogène ; mais au microscope on voit que la couleur rouge est due à la présence d'un très grand nombre de petits corpuscules en forme de disques aplatis, qu'on appelle *globules rouges* du sang ; leur diamètre est d'environ 0^mm,007. Il y en a environ cinq millions par millimètre cube de sang (1).

Ces globules sont plongés dans un liquide incolore ou jaunâtre appelé le *plasma*. Outre les globules rouges, on trouve dans le sang de petits corps incolores de forme irrégulière *gb* qu'on appelle les *globules blancs* et qui sont bien moins nombreux ; il y a environ un globule blanc par cinq cents globules rouges.

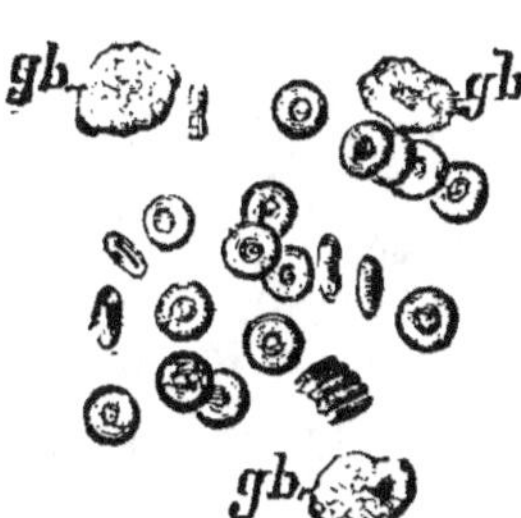

Fig. 98. — Globules de sang. — Globules rouges avec quelques globules blancs *gb*.

Examinons successivement ces différents éléments du sang.

1° *Globules rouges.* — Les globules rouges (fig. 98) ont la forme de disques, creusés sur leurs deux faces comme une lentille biconcave. Ils sont constitués par une matière albuminoïde

____

(1) Le poids des globules du sang est d'environ 14 0/0 du poids du sang chez l'homme et 12 0/0 chez la femme. Dans l'anémie [α, a, privatif ; αἷμα (héma), sang] le poids des globules peut s'abaisser à 10 et jusqu'à 5 0/0 du poids du sang.

incolore imprégnée d'une matière colorante azotée appelée *hémoglobine*.

Si on laisse reposer le sang à l'abri des organismes qui pourraient amener la putréfaction, l'hémoglobine se sépare de la substance des globules et cristallise ; l'hémoglobine est donc une substance azotée cristallisable qui colore les globules en rouge. Cette substance joue un rôle capital dans la nutrition en fixant l'oxygène de l'air.

2° *Globules blancs*. — Les globules blancs (*gb*, fig. 98) sont aussi formés de matières albuminoïdes, mais ne renferment pas d'hémoglobine. Les globules blancs ont la curieuse propriété de changer de forme (fig. 99); si on les examine au microscope, on les voit émettre des prolongements avec l'aide desquels ils rampent et se déplacent, puis faire disparaître ces prolongements pour en produire d'autres.

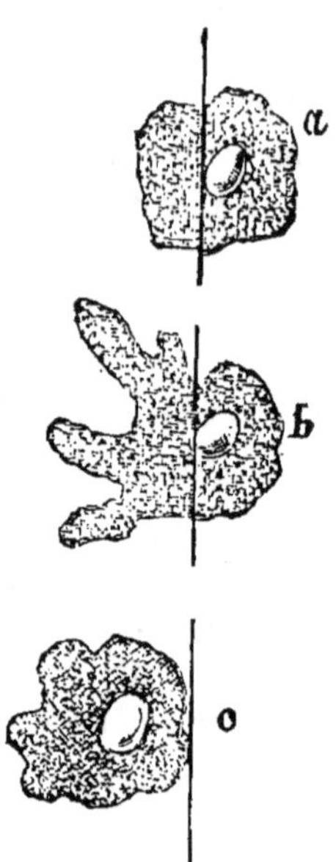

Fig. 99. — *a, b, c*, formes successives d'un même globule blanc qui se déplace.

Ils se comportent comme de petits animaux microscopiques appelés amibes; d'où l'on dit que les globules blancs ont des mouvements *amiboïdes*.

3° *Plasma*. — Le plasma est un liquide jaunâtre formé surtout d'eau et renfermant en dissolution un grand nombre de substances.

63. Coagulation du sang. — Lorsque le sang extrait des vaisseaux est abandonné à lui-même, il se sépare en deux parties (fig. 100); en haut est un liquide clair jaunâtre *s*, en bas une masse rouge de consistance gélatineuse *c*;

c'est à cette transformation qu'on donne le nom de *coagulation du sang*.

Le sang qui, après sa sortie de l'organisme, a été battu pendant un certain temps avec un petit faisceau de baguettes (fig. 101) ne se coagule plus et les baguettes restent alors chargées d'une substance élastique et blanchâtre qu'on appelle la *fibrine*. Cette fibrine était dissoute dans le plasma du sang.

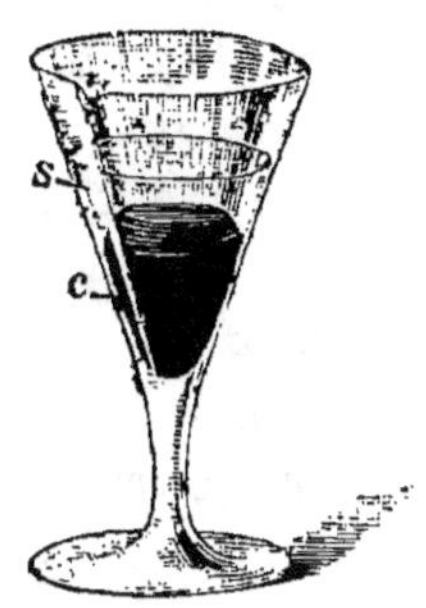

Fig. 100. — Le sang abandonné dans un verre se divise en deux parties : le caillot solide qui reste au fond, le sérum liquide qui est à la surface.

La partie solide ou *caillot c* (fig. 100) est formée par les globules agglutinés au milieu de la fibrine. La fibrine était dissoute dans le plasma et s'est précipitée lorsque le sang est sorti des vaisseaux. La couche liquide *s* qui est au-dessus du caillot est formée par le plasma dépouillé de la fibrine; on a donné le nom de

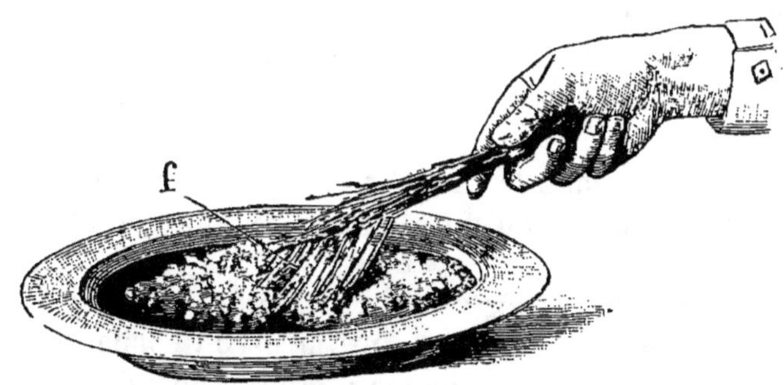

Fig. 101. — Pour empêcher le sang de se coaguler on le fouette avec des baguettes. — *f*, filaments de fibrine.

sérum à ce liquide. On peut donc dire pour résumer ce qui précède :

Sang	Plasma contenant la fibrine dissoute + globules.	Sang coagulé.	Caillot = globules + fibrine. Sérum = plasma − fibrine.

64. Modification générale du sang dans l'appareil circulatoire. — En parcourant l'appareil circulatoire, le sang subit de nombreuses modifications.

Les unes sont relatives aux gaz contenus dans le sang : dans les capillaires du corps, le sang cède en effet de l'oxygène à l'organisme et se charge d'acide carbonique, tandis que dans les capillaires des poumons le sang dégage de l'acide carbonique et absorbe de l'oxygène.

D'autres modifications se rapportent aux substances liquides ou solides en dissolution dans le plasma.

Dans les capillaires du corps, le sang s'appauvrit continuellement en cédant à l'organisme les substances nutritives qui lui sont nécessaires ; il faut donc que le sang se reconstitue en recevant les produits de la digestion absorbés dans l'intestin.

De plus, le sucre (glucose), qui joue un rôle important dans la nutrition des cellules, reste en même proportion dans le sang grâce à une fonction spéciale du foie.

En outre, dans les capillaires, le sang recueille les matières devenues inutiles à l'organisme, et dont il faut qu'il se débarrasse (§§ 87 à 93).

Nous allons étudier successivement :

1° Les variations dans la composition des gaz renfermés dans le sang ;

2° L'arrivée dans le sang des matières digérées ;

3° La régularisation du glucose contenu dans le sang ;

65. Gaz du sang ; sang rouge et sang noir. — Avant de passer dans les capillaires du corps, le sang est d'un rouge vif ; nous lui avons donné le nom de sang rouge.

Lorsque le sang rouge a traversé les capillaires du corps, sa couleur a changé, il est devenu sang noir. On peut constater, en faisant le vide avec une pompe à mercure au-dessus du sang, que le sang rouge renferme plus d'oxygène et moins d'acide carbonique que le sang noir.

100 centimètres cubes de sang rouge renferment 20 centimètres cubes d'oxygène et 48 centimètres cubes d'acide car-

bonique, tandis que 100 centimètres cubes de sang noir renferment 12 centimètres cubes d'oxygène et 55 centimètres cubes d'acide carbonique.

C'est à cette différence de proportion des gaz qu'est due la différence de couleur du sang rouge et du sang noir ; si l'on ajoute de l'oxygène au sang noir, par exemple, en l'agitant à l'air, on le voit aussitôt rougir. Dans le sang rouge, l'oxygène est combiné à l'hémoglobine des globules et forme l'*oxyhémoglobine*, substance d'un rouge vif.

Or, nous avons vu que le sang noir redevient rouge pendant son passage dans les capillaires des poumons ; c'est donc là que le sang reprend l'oxygène qu'il a cédé à l'organisme et abandonne l'acide carbonique recueilli dans les capillaires du corps ; cet échange se fait entre le sang et l'air renfermé dans les poumons, à travers les minces parois des capillaires pulmonaires.

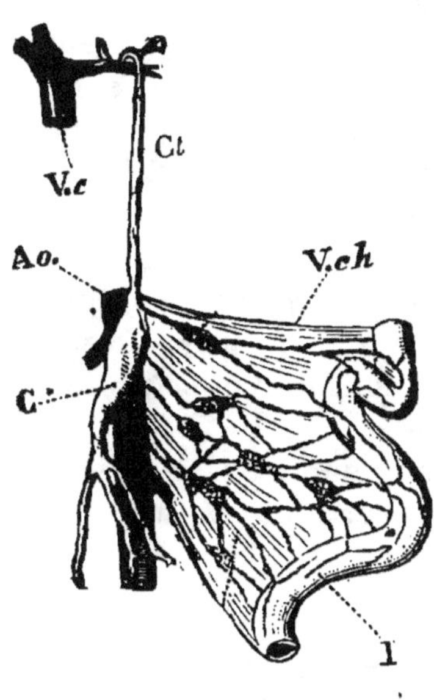

Fig. 102. — I, intestin ; V.*ch*, vaisseaux chylifères qui absorbent les matières digérées dans l'intestin ; ils se réunissent dans le canal thoracique C*t*, qui vient rejoindre la veine cave supérieure V.*c* par l'intermédiaire de la veine sous-clavière gauche.

66. Comment les matières digérées arrivent dans le sang ; vaisseaux chylifères et veine porte. — Les matières digérées et absorbées par les papilles intestinales (fig. 71 et 72) arrivent dans le sang par deux voies différentes : 1° par les vaisseaux chylifères ; 2° par la veine porte.

1° *Par les vaisseaux chylifères.* — Dans les papilles intestinales se trouvent les plus fines ramifications de vaisseaux appelés *vaisseaux chylifères* (*ch, ch, ch,* fig. 72 et V*ch,* fig. 102), qui sont en abondance dans le péritoine.

Les matières digérées, en filtrant à travers les parois de la papille, arrivent dans les chylifères et forment ce liquide blanchâtre appelé *chyle*, que l'on remarque dans les chylifères après la digestion. Les chylifères se réunissent ensuite entre eux et vont déverser leur contenu dans un canal appelé *canal thoracique* C, C *t* (1) qui vient déboucher dans la veine sous-clavière gauche ; le chyle se trouve ainsi mêlé au sang.

2° *Par la veine porte.* — Les papilles intestinales renferment, outre les derniers rameaux des chylifères, les dernières ramifications (*v*, fig. 72) d'une veine spéciale appelée *veine porte*. Ces minces ramifications absorbent, comme les chylifères, une partie des matières digérées, puis se réunissent les unes aux autres et ne forment plus qu'une grosse veine, la *veine porte* (*vp*, fig. 103 et V*po*, fig. 85) qui se rend dans le foie. La veine porte se divise à l'intérieur du foie et forme un réseau de capillaires qui entoure les lobules du foie (*vp*, *cv*, en blanc sur la fig. 104).

La veine porte est donc comme le tronc d'un arbre creux dont les racines naissent dans les papilles intestinales et dont les rameaux se répartissent à l'intérieur du foie (fig. 85 et 103).

Dans ces capillaires du foie, le sang subit certaines modifications, puis passe dans la veine hépatique (*vh*, fig. 103) qui le ramène au cœur.

67. Régularisation de la proportion de glucose du sang; fonction glycogénique du foie. — Si l'on dose la quantité de glucose qui se trouve dans le sang de la veine porte, on voit que cette quantité est variable, plus considérable lorsque les aliments digérés sont des sucres ou des féculents qui se transforment en glucose, moins considérable lorsque ces aliments sont des albuminoïdes

---

(1) La partie inférieure du canal thoracique où débouchent les chylifères est un peu élargie; on lui donne le nom de *citerne de Pecquet* (C., fig. 102).

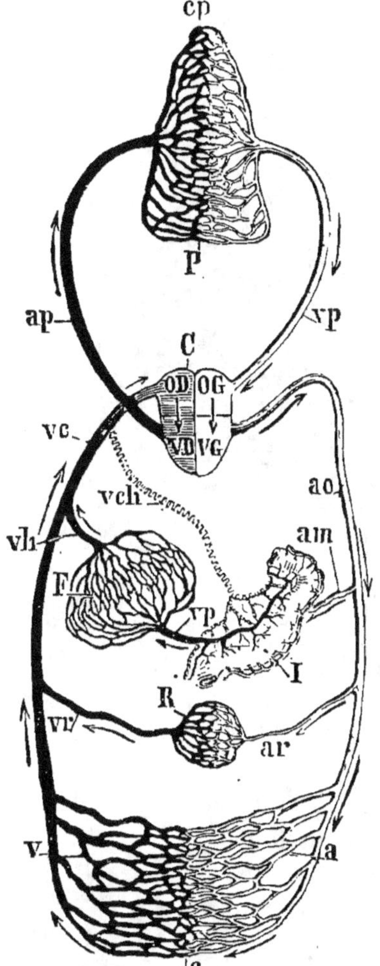

Fig. 103. — Figure théorique de l'appareil circulatoire. — OD, oreillette droite; VD, ventricule droit; OG, oreillette gauche; VG, ventricule gauche; *ao*, artère aorte; *a*, artères générales du corps; *c*, capillaires; *v*, veines générales du corps; *vc*, veines caves; *ap*, artère pulmonaire; *cp*, capillaires pulmonaires; *vp*, veines pulmonaires; *am*, artère mésentérique supérieure; *vp*, veine porte; *rh*, veine hépatique; *vch*, vaisseaux chylifères; *ar*, artère rénale; *vr*, veine rénale. — C, cœur; P, poumons; I, intestin; F, foie; R, rein. — (Les vaisseaux en blanc contiennent du sang rouge, ceux en noir contiennent du sang noir.)

qui ne donnent que des peptones. Il est facile de faire ces mesures en extrayant le sang de la veine porte d'un chien.

Si l'on dose au contraire le sucre du sang de la veine hépatique à sa sortie du foie, on trouve une proportion de sucre sensiblement constante et à peu près indépendante de l'alimentation.

Le foie a donc pour principale fonction de rendre constante la proportion de sucre du sang.

Cette fonction est remplie par ces petits amas de cellules que nous avons appelés lobules du foie (fig. 104). Les cellules qui, comme nous l'avons vu, sécrètent la bile ont donc encore un autre rôle; elles absorbent le glucose apporté par la veine porte et le transforment en une matière insoluble appelée *glycogène* qui a la même composition que l'a-

midon. Le glycogène se dépose dans les cellules sous
forme de fins granules (*g*, fig. 105) ; le glucose absorbé par

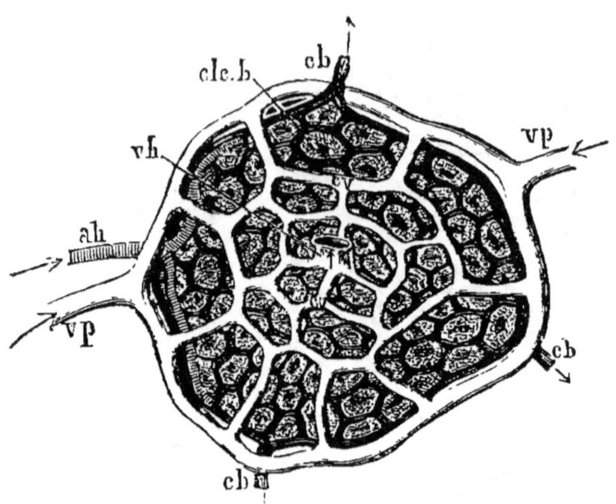

Fig. 104. — Figure théorique d'un lobule du foie. — *cb*, canal biliaire ;
cle.b, canalicule biliaire ; *vp*, branche de la veine porte ; *cv*, capillaires de
la veine porte ; *vh*, branches de la veine hépatique ; *ah*, artère hépatique. (Les flèches indiquent le sens que suivent les liquides dans les
vaisseaux).

la veine porte est ainsi mis en réserve dans le foie à l'état
de glycogène.

Mais à mesure que l'organisme a besoin de glucose,
le glycogène du foie est transformé
en glucose par une diastase spéciale, et le glucose, qui est soluble,
est emporté par la veine hépatique.
Cette production de glucose dépend seulement des besoins de l'organisme ; c'est ce qui explique pourquoi
la proportion de sucre renfermée dans
la veine hépatique est sensiblement
constante.

Fig. 105. *g*, grains de glycogène dans les cellu-
les du foie.

On a donné le nom de *fonction gly-*
cogénique (1) à cette fonction du foie qui consiste à régu-

____

(1) De γλυκὺς (*glycos*), sucre et γένεσις (*génésis*), formation.

lariser la proportion de sucre dans le sang par la production
et la mise en réserve du glycogène (1).

68. Système lymphatique. — Nous avons vu que
les vaisseaux chylifères se trouvent en abondance dans le
péritoine (§ 67) et aboutissent au canal thoracique; on
trouve en outre dans toutes les parties du corps des vaisseaux analogues aux chylifères :
ce sont les *vaisseaux lymphatiques* renfermant un liquide blanchâtre appelé *lymphe.*

Les vaisseaux lymphatiques
prennent leur origine dans les

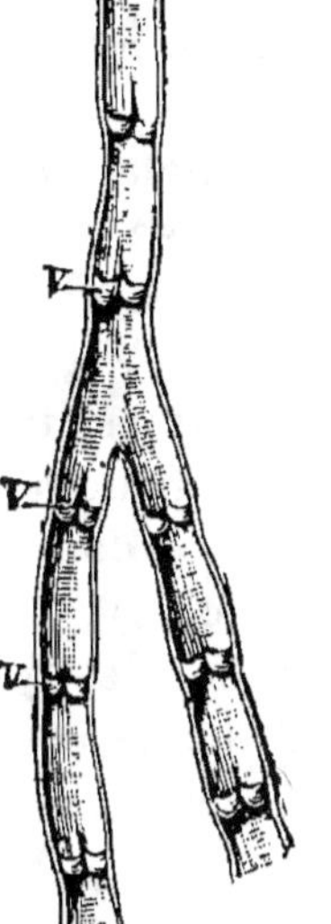

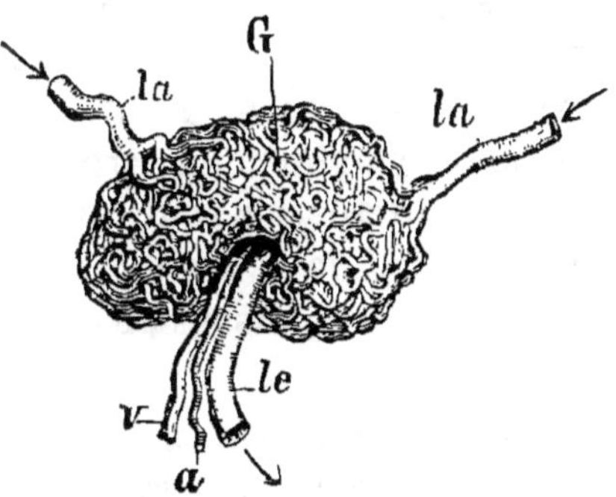

Fig. 106. — Lymphatique ouvert pour montrer les valvules V.

Fig. 107. — Ganglion lymphatique G. —
la, la, lymphatiques afférents ; *le,* lymphatique efférent ; *v,* veine ; *a,* artère.

tissus par un réseau de capillaires qui n'a pas de re-
lations avec le réseau des capillaires des artères et des
veines; puis ces vaisseaux se réunissent entre eux, se
bifurquent, forment dans chaque organe un réseau irrégulier; les vaisseaux venus des différentes parties du corps
aboutissent au canal thoracique, qui débouche dans la veine
sous-clavière gauche.

---

(1) Lorsque, par suite d'une anomalie dans le fonctionnement de l'organisme, la proportion de glucose dans le sang dépasse 2 0/0, le sucre
passe dans les reins et est éliminé; c'est la maladie dangereuse connue
sous le nom de *diabète.*

Sur le parcours des vaisseaux lymphatiques, on voit parfois de petits renflements appelés *ganglions lymphatiques* (G, fig. 107); ces ganglions se trouvent dans toutes les parties du corps; ceux qui sont sous les aisselles ou sous la mâchoire inférieure sont particulièrement faciles à percevoir.

La lymphe est formée par un liquide jaunâtre, appelé plasma, dans lequel sont de nombreux globules blancs semblables aux globules blancs du sang; il n'y a pas de globules rouges.

La lymphe ne circule pas comme le sang dans un appareil fermé, elle va des organes à la veine sous-clavière gauche en suivant les vaisseaux lymphatiques et le canal thoracique. Un courant en sens inverse ne peut s'établir dans les lymphatiques, à cause des valvules qui se trouvent contre les parois. Ces valvules (*v*, fig. 106), analogues aux valvules des veines (§ 57), ferment la cavité du vaisseau lorsque la lymphe tend à revenir sur ses pas (1).

Les chylifères ne sont qu'un cas particulier des lymphatiques; outre la lymphe, ils renferment, après les repas, une partie des matières absorbées dans l'intestin.

69. Historique de la circulation. — Les anciens avaient des idées fausses sur la circulation du sang. Aristote et Hippocrate voyant que dans les cadavres les veines seules renfermaient du sang, croyaient que les artères conduisaient de l'air.

Au II° siècle, Galien reconnut que les artères renferment du sang; mais il pensait que la circulation se faisait par un mouvement de va-et-vient dans les mêmes vaisseaux; il croyait que le sang se formait dans le foie, qui le distribuait par les veines; de plus il n'avait pas vu comment les veines communiquent avec les artères et il n'avait pas reconnu la circulation à travers les poumons.

Michel Servet indiqua pour la première fois la circulation pulmonaire, en 1553, l'année même où il fut brûlé vif à Genève par

---

(1) Beaucoup d'enfants et un certain nombre de personnes ont, comme l'on dit, un *tempérament lymphatique*, cela veut dire que les ganglions lymphatiques sont relativement d'un très grand volume.

l'ordre de Calvin. En 1559, Colombo, professeur à Padoue et dont Servet était l'élève, démontra la circulation pulmonaire.

En 1576, Fabrice d'Acquapendente, professeur à la même université découvrit les valvules des veines et montra qu'elles empêchaient le sang renfermé dans les veines de s'éloigner du cœur.

Son élève, l'anatomiste anglais Harvey, donna, en 1624, la théorie complète de la circulation. Il démontra de la manière suivante dans quel sens le sang circule dans les veines et les artères. En liant l'artère d'un animal, le sang s'accumule entre le cœur et l'artère; en liant la veine, le sang s'accumule dans la veine au delà du cœur. C'est lui qui fit voir que si l'on coupe une artère, le sang en jaillit par des saccades qui correspondent aux battements du cœur, tandis que si l'on ouvre une veine, le sang s'en écoule lentement et d'une manière continue.

En 1661, Malpighi compléta la démonstration, en montrant le réseau des capillaires dans lesquels il a pu suivre les globules du sang au microscope et en faisant voir que les capillaires établissent la communication directe entre les artères et les veines.

Parmi les découvertes plus récentes se rapportant à la circulation, il faut citer surtout celle de la fonction glycogénique du foie due à Claude Bernard.

RÉSUMÉ

Appareil circulatoire. — L'appareil de la circulation du sang comprend les parties principales suivantes :

Le *cœur*, organe central de la circulation;

Les *artères*, canaux à parois résistantes et élastiques qui conduisent le sang partant du cœur. Les parois des artères sont formées de trois couches concentriques : 1° à l'intérieur, une couche formée surtout de fibres *élastiques;* 2° au milieu, une couche *musculaire;* 3° à l'extérieur, une couche formée de tissu *conjonctif;*

Les *veines*, canaux à parois molles et flasques qui ramènent le sang au cœur. Les parois des veines sont formées de trois couches comme dans les artères, mais la couche élastique et la couche musculaire sont bien moins développées. Les artères et les veines se ramifient dans toutes les parties du corps. (Voyez fig. 108.)

Cœur. — Le *cœur*, organe charnu, situé en avant dans la partie supérieure de la poitrine, est formé de quatre poches : deux *ventricules* à parois épaisses et deux *oreillettes* à parois minces. Les parois des oreillettes et des ventricules sont formées par des muscles. L'oreillette gauche communique avec le ventricule gauche ; l'oreillette droite communique avec le ventricule droit ; mais il n'y a aucune communication directe entre le cœur gauche (oreillette et ventricule gauches) et le cœur droit (oreillette et ventricule droit).

Circulation générale et circulation pulmonaire. — On peut distinguer deux parties dans l'ensemble de la circulation :

1° Par la *circulation générale*, le sang rouge est conduit du ventricule gauche du cœur dans les diverses parties du corps, où il devient d'une couleur rouge très foncée, presque noire. Le sang noir est ensuite ramené à l'oreillette droite du cœur, d'où il passe dans le ventricule droit.

2° Par la *circulation pulmonaire*, le sang noir, ramené vers le cœur, est conduit du ventricule droit jusqu'aux *poumons*, où il redevient rouge au contact de l'air. Le sang, redevenu rouge, retourne à l'oreillette gauche du cœur, d'où il passe dans le ventricule gauche ; de là, il est conduit dans la circulation générale, et ainsi de suite.

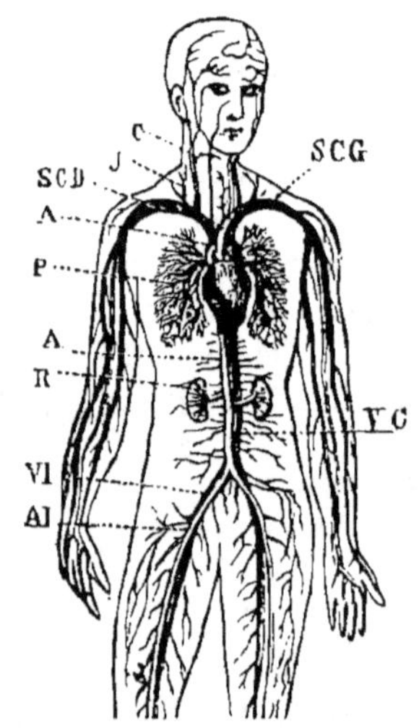

Fig. 108. — Ensemble des artères et des veines. — P, poumons. Les veines iliaques VI, la veine cave inférieure VC, les veines jugulaires J et les veines sous-clavières droite et gauche SCD, SCG, conduisent le sang noir au cœur ; l'artère aorte A, A, envoie le sang rouge dans tout le corps ; C, artère carotide ; AI, artère iliaque ; R, reins.

Résumé de la marche du sang dans la circulation. — Pour résumer la marche du sang dans la circulation, suivons le sang depuis le ventricule gauche jusqu'à ce qu'il revienne à ce même ventricule gauche (fig. 97). Le ventricule gauche V.G, en se contractant, ferme la communication avec l'oreillette gauche O.G. Le sang rouge qu'il contient est donc lancé dans l'aorte *a* et par suite dans les artères générales du corps. De là, il passe dans les capillaires *c*, *c*, où il se transforme en sang noir et est ramené par les veines du corps *v* à l'oreillette droite O. D. L'oreillette droite, en se contractant, fait passer le sang noir dans le ventricule droit V.D; ce ventricule se contracte à son tour en fermant la communication avec l'oreillette droite, et projette le sang noir dans les artères pulmonaires *ap*; de là, le sang noir arrive aux capillaires des poumons, *cp*, où il se transforme en sang rouge au contact de l'air. Le sang ainsi redevenu rouge dans les poumons, est repris par les veines pulmonaires *vp*, qui le ramènent dans l'oreillette gauche du cœur. L'oreillette gauche se contracte et fait passer le sang rouge dans le ventricule gauche. Nous sommes ainsi revenus à notre point de départ.

Le *cardiographe* est un instrument qui, appliqué contre la poitrine dans la région du cœur, permet d'enregistrer les mouvements du cœur.

Le pouls est dû aux mouvements saccadés du sang dans les artères. Le *sphygmographe* sert à enregistrer les mouvements du pouls.

Composition du sang; ses modifications dans la circulation. — Le sang se compose essentiellement du *plasma*, liquide jaunâtre renfermant les *globules rouges* colorés par *l'hémoglobine*, et les globules blancs, qui sont bien moins nombreux.

En parcourant l'appareil circulatoire, le sang subit des modifications très importantes :

1° *Variation dans la composition des gaz renfermés dans le sang.* — Le sang rouge renferme plus de gaz oxygène que le sang noir. Cet oxygène est combiné à l'hémoglobine des globules et y forme de *l'oxyhémoglobine* qui les colore en rouge vif. D'autre part, le sang noir renferme plus d'acide carbonique que le sang rouge.

C'est dans les poumons que le sang noir se transforme en sang rouge en rejetant de l'acide carbonique et en absorbant l'oxygène de l'air qui se fixe sur l'hémoglobine.

2° *Arrivée dans le sang des matières digérées.* — Les matières digérées, absorbées par l'intestin, arrivent de deux manières dans l'appareil circulatoire pour se mêler au sang:

1° Par les vaisseaux chylifères, qui les conduisent dans la veine sous-clavière gauche et par suite dans la veine cave;

2° Par la veine porte, qui les conduit à travers le foie jusque dans la veine hépatique et, par suite, dans la veine cave.

3° *Régularisation de la proportion de glucose dans le sang.* — Le sang qui traverse le foie, où il est amené par la veine porte en même temps qu'une partie des aliments absorbés, y laisse, s'il

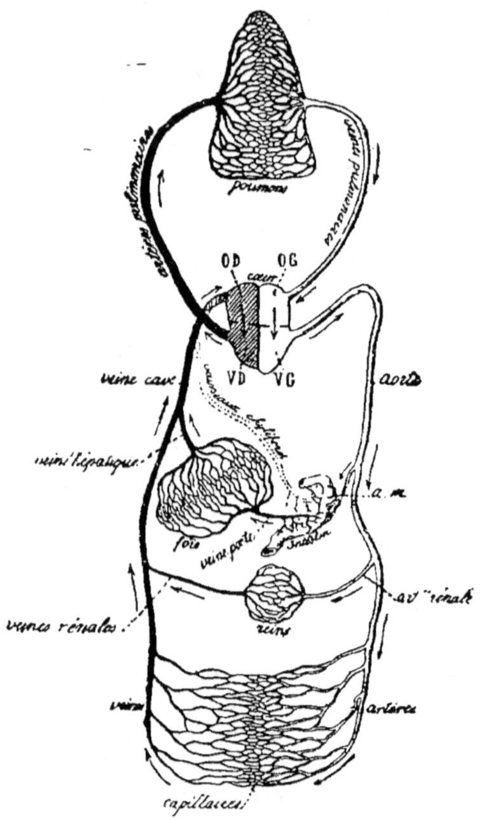

Fig. 109. — Figure théorique montrant la marche du sang dans l'appareil circulatoire, la circulation dérivée à travers le foie et la circulation dérivée à travers les reins : *a.m*, artère mésentérique.

en contient trop, du glucose qui s'y transforme en amidon animal ou *glycogène*, ou y prend au contraire du glucose formé aux dépens du glycogène s'il n'en contient pas assez. Le foie joue donc ainsi le rôle de régulateur de la proportion de glucose du sang, de telle sorte que le sang, sortant du foie par la veine hépatique, contient toujours la même quantité de glucose. C'est cette fonction importante qu'on nomme *fonction glycogénique du foie.*

En somme :

$$\text{Le sang}\begin{cases}\text{reçoit}\begin{cases}\text{de l'oxygène par les poumons.}\\ \text{des substances assimilables par les vais-}\\ \quad\text{seaux chylifères et la veine porte.}\end{cases}\\ \text{rejette}\begin{cases}\text{de l'acide carbonique par les poumons.}\\ \text{des substances inassimilables par le foie, les}\\ \quad\text{reins et les glandes sudoripares (Voyez §§ 87}\\ \quad\text{à 93).}\end{cases}\end{cases}$$

En outre, le foie règle la quantité de glucose qui se trouve dans le sang.

Circulation lymphatique. — On trouve, dans toutes les parties du corps, des vaisseaux qui renferment un liquide blanchâtre appelé *lymphe.* Ce liquide est formé de plasma contenant des globules blancs analogues à ceux du sang.

La lymphe va des différentes parties du corps au canal thoracique, qui recueille aussi le contenu des vaisseaux chylifères et va se déverser dans la veine sous-clavière gauche et de là dans la veine cave. Les valvules en nid de pigeon situées dans les vaisseaux chylifères empêchent le sang de revenir du canal thoracique vers les organes.

V

RESPIRATION

70. Appareil respiratoire et respiration. — Nous avons vu que dans les poumons, au contact de l'air, le sang noir se transforme en sang rouge, c'est-à-dire se charge d'oxygène et dégage de l'acide carbonique. On a donné le nom de *respiration* à cet échange gazeux qui se produit ainsi entre le sang et l'air. Dans l'étude de la respiration nous aurons donc à examiner :

1° L'appareil dans lequel s'effectue la respiration ;

2° Les échanges gazeux qui se font entre l'air et le sang, c'est-à-dire la respiration proprement dite ;

3° Le mécanisme par lequel l'air peut se renouveler sans cesse dans les poumons, au contact du sang.

71. Situation des poumons. — Les poumons sont situés dans la partie supérieure de la poitrine de part et d'autre du cœur (fig. 110), au-dessus d'une sorte de plancher formé par une lame musculaire appelée *diaphragme*. Les parois du corps et le diaphragme limitent donc une cavité complètement close que les poumons remplissent et qu'on nomme cage thoracique.

Les poumons sont entourés de tous côtés par une membrane séreuse analogue au péritoine (fig. 74) et au péricarde (fig. 77); c'est une sorte de sac appelé *plèvre* (1), formé de

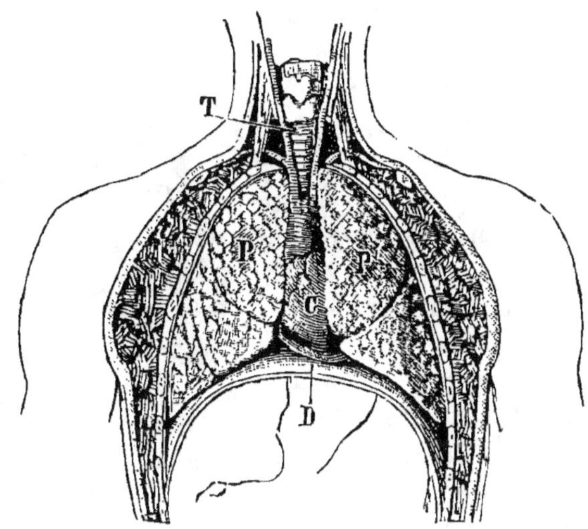

Fig. 110. — PP, Poumons, entre lesquels on aperçoit le cœur C;
T, trachée-artère; D, diaphragme.

deux feuillets dont l'un est adhérent aux poumons et l'autre
est adhérent aux parois de la cage thoracique (2).

72. Trachée-artère; bronches; poumons. — Pour
arriver aux poumons, l'air entre, soit par la bouche, soit par
le nez, passe dans l'arrière-bouche et, de là, pénètre dans
la trachée-artère (T, fig. 110 et 111). La trachée-artère est,
nous le savons, un canal qui s'ouvre dans l'arrière-bouche
par un orifice (glotte) fermé pendant la déglutition par une
membrane appelée épiglotte (Voyez *e*, fig. 58 et 59). Quand
l'air est aspiré, au contraire, l'épiglotte se relève pour laisser entrer l'air venant de la bouche ou des fosses nasales.

---

(1) De πλευρά (*plevra*), côté.

(2) L'espace compris entre les deux feuillets de la plèvre peut accidentellement se remplir d'un liquide abondant, comme le péritoine dans
la péritonite (§ 40); c'est la maladie appelée *pleurésie* qu'on soigne quelquefois en perçant la poitrine pour faire écouler le liquide au dehors.

La partie supérieure de la trachée-artère est un peu élargie et forme le *larynx* L, organe de la voix et que nous étudierons plus tard en détail (§ 164). La trachée-artère reste toujours ouverte pour le passage de l'air, grâce à des anneaux cartilagineux renfermés dans sa paroi. Ces anneaux sont incomplets vers leur partie postérieure, en sorte que la trachée-artère est un peu aplatie de ce côté.

La surface interne de la trachée-artère est recouverte d'une très grande quantité de cils excessivement petits, qui sont en mouvement continuel : ce sont des *cils vibratiles* (fig. 113). Le rôle de ces cils est facile à com-

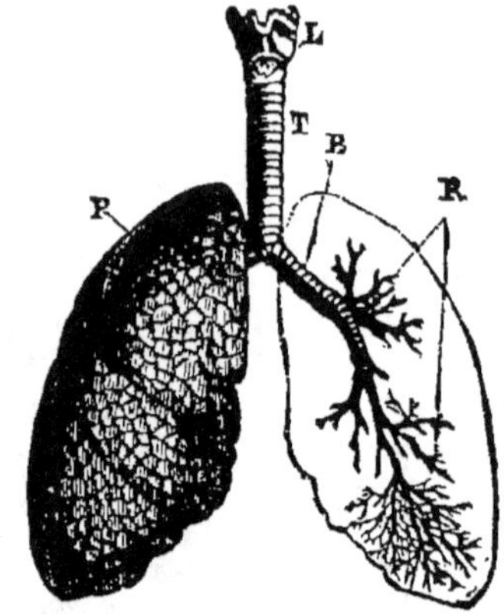

Fig. 111. — L'air passe par le larynx L et par la trachée T, en allant aux poumons P. Le poumon droit est ouvert montrant une partie des ramifications R des bronches B.

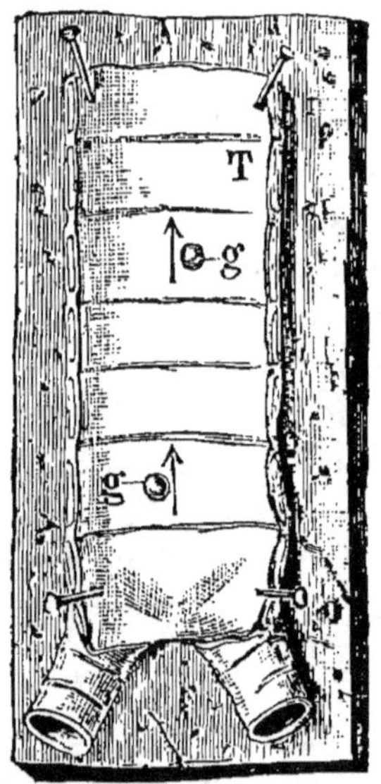

Fig. 112. — Un grain de plomb *g* se déplace vers le haut, sur un morceau de trachée-artère encore vivant T, grâce aux mouvements des cils vibratiles.

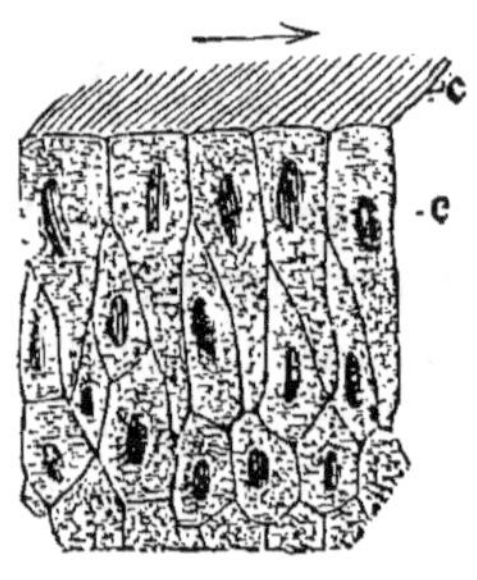

Fig. 113. — La trachée-artère et les bronches sont tapissées à l'intérieur de cellules *c* munies de cils vibratiles *e*.

6.

prendre : lorsqu'un corps étranger pénètre dans la trachée-artère et tombe sur les parois, il est peu à peu poussé vers l'arrière-bouche par les cils vibratiles. Les cils vibratiles facilitent ainsi l'expulsion de petits corps que la toux ne pourrait faire sortir.

Il est facile de mettre en évidence ce rôle des cils vibratiles ; on ouvre la trachée-artère d'une grenouille fraîchement tuée, on étale cette trachée ouverte sur un morceau de liège et l'on met un petit grain de plomb sur la surface externe de la trachée (fig. 112) ; on voit alors le grain de plomb avancer petit à petit sous l'action des mouvements des cils.

73. Bronches. — La trachée-artère se divise en deux canaux égaux qu'on appelle les *grosses bronches* B (fig. 111) ; les grosses bronches ont la même structure que la trachée-artère, mais les anneaux cartilagineux qu'elles renferment sont complets.

Chaque grosse bronche se rend dans un poumon et se bifurque un grand nombre de fois en donnant des rameaux R de plus en plus petits. L'ensemble des bronches reliées par une petite quantité de tissu conjonctif constitue les *poumons*. Dans les ramifications plus petites, les bronches ne présentent plus d'anneaux cartilagineux et finissent même par perdre leurs cils vibratiles (1).

74. Vésicules pulmonaires. — Chacune des dernières ramifications des bronches se termine par un petit renflement appelé *lobule* (fig. 114). L'intérieur du lobule lui-même se subdivise en un certain nombre de petites cavités incomplètes appelées *vésicules pulmonaires* (Ve, fig. 114).

Chaque vésicule pulmonaire reçoit une ramification (*ap*,

---

(1) Les inflammations des grosses bronches constituent les rhumes de poitrine ; les *bronchites* sont causées par l'inflammation des premières ramifications des bronches.

fig. 115) de l'artère pulmonaire; cette petite artère forme à
la surface de la vésicule un réseau de capillaires *c* à parois
très minces, à travers lesquelles peut s'effectuer l'échange

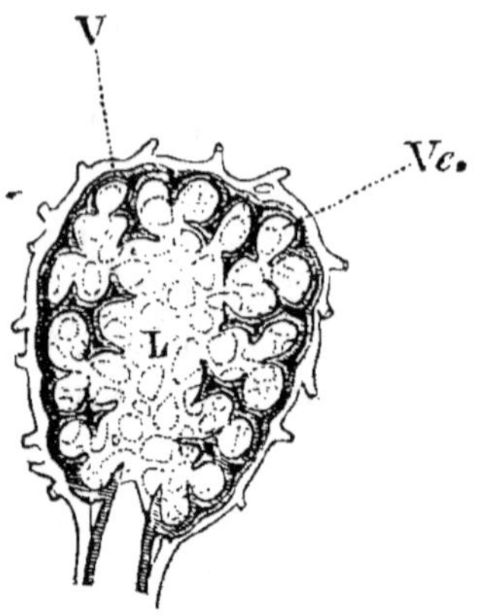

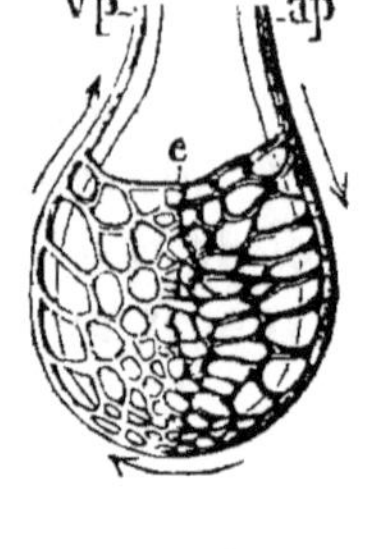

Fig. 114. — Lobule ou extrémité d'une
ramification des bronches; L, cavité du lobule; Vc, une des vésicules pulmonaires; V, réseau forme
par les capillaires.

Fig. 115. — Figure théorique représentant la circulation du sang dans une
vésicule pulmonaire; *ap*, branche
de l'artère pulmonaire; *vp*, branche
de la veine pulmonaire; *c*, capillaires.

gazeux de la respiration. Lorsque le sang a ainsi dégagé dans les capillaires l'excès d'acide carbonique qu'il
renfermait et absorbé l'oxygène qui lui était nécessaire, il
passe dans une petite veine *vp*. Les veines correspondant
à chaque vésicule se réunissent ensuite les unes aux autres
et constituent finalement les veines pulmonaires, qui ramènent le sang rouge au cœur (1).

75. Échange gazeux. — Nous avons vu les change-
ments que subit le sang pendant son passage dans les capillaires pulmonaires; voyons maintenant quelles sont les
modifications qu'éprouve la composition de l'air dans les
poumons. Il est facile de démontrer, sans faire de mesures

---

(1) Les inflammations des vésicules pulmonaires constituent la maladie
appelée *pneumonie* ou *fluxion de poitrine*.

précises, que l'air qui sort des poumons renferme plus d'acide carbonique et moins d'oxygène que l'air qui y entre.

Pour cela, dans une cloche bien fermée (fig. 116), mettons un oiseau et laissons-le respirer pendant un certain temps. Si nous avons eu la précaution de mettre sous la cloche un verre renfermant de l'eau de chaux limpide, nous verrons cette eau se troubler rapidement. Or, pour que l'air trouble l'eau de chaux aussi vite, il faut qu'il contienne une proportion d'acide carbonique plus forte que celle qui existe dans l'atmosphère (1). L'oiseau, en respirant, a donc dégagé de l'acide carbonique.

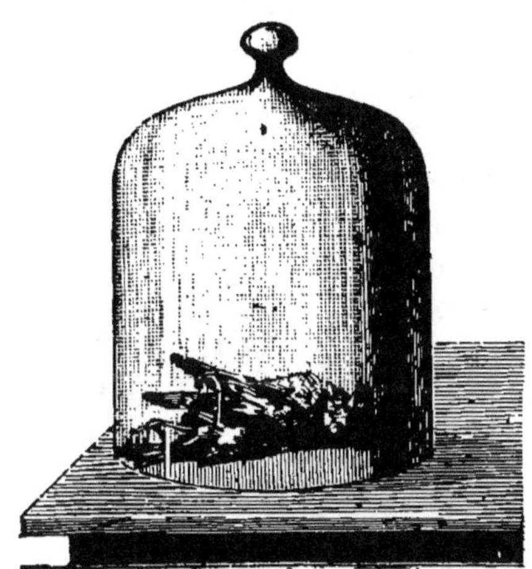

Fig. 116. — Sous une cloche dont l'air n'est pas renouvelé, un oiseau ne peut plus respirer et meurt.

Si nous prolongeons l'expérience encore quelque temps, nous verrons bientôt l'oiseau donner des signes d'inquiétude, respirer difficilement et puis enfin mourir. Si nous introduisons une allumette allumée sous la cloche, nous la voyons s'éteindre ; il n'y a donc presque plus d'oxygène ; l'oiseau l'a absorbé en respirant.

On peut démontrer d'une façon encore plus simple le dégagement d'acide carbonique pendant la respiration. Il suffit de souffler avec un tube dans un verre contenant de l'eau de chaux (fig. 117); on voit immédiatement l'eau de chaux se troubler ; donc l'air qui sort des poumons renferme de l'acide carbonique.

Faisons maintenant l'analyse exacte de l'air qui sort des poumons. Nous savons que 100 litres d'air normal entré

---

(1) La proportion d'acide carbonique qui se trouve normalement dans l'air ne trouble l'eau de chaux qu'à la longue.

dans les poumons renferment 79 litres d'azote, 21 litres d'oxygène, des traces d'acide carbonique et une quantité variable de vapeur d'eau. Après avoir passé par les poumons, cette masse d'air contiendra toujours 79 litres d'azote, il n'y a donc ni dégagement ni absorption d'azote ; mais au lieu de 21 litres d'oxygène, nous n'en trouverons plus que 15 lit. 33 environ ; il y a donc eu absorption de 5 lit. 67 d'oxygène. Cette quantité d'oxygène absorbée a été remplacée par 4 lit. 20 d'acide carbonique dégagé par la respiration.

L'air ne se charge pas seulement d'acide carbonique en passant dans les poumons : il reçoit encore une assez grande quantité de vapeur d'eau. Il nous sera facile de mettre en évidence ce dégagement de vapeur d'eau en faisant arriver notre haleine sur une glace froide : nous verrons aussitôt des gouttelettes d'eau se former. Il se produit donc à la sur-

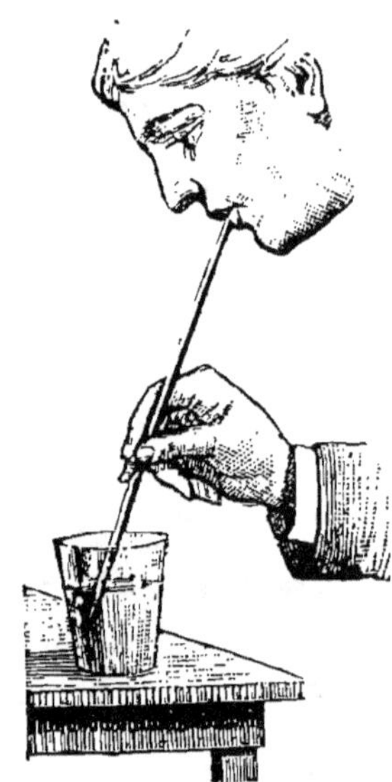

Fig. 117. — Lorsqu'on souffle dans de l'eau de chaux, l'acide carbonique qui sort des poumons trouble cette eau de chaux.

face des poumons une transpiration très forte, c'est ce qu'on appelle la *transpiration pulmonaire ;* cette transpiration est d'autant plus forte que la température est plus élevée.

En somme, *la respiration consiste en une absorption d'oxygène et un dégagement d'acide carbonique.* Indépendamment de cet échange gazeux, il se produit à la surface des poumons une abondante évaporation d'eau.

76. Aspiration et expiration. — L'air entre dans les poumons et en sort par suite de mouvements qui ne nécessitent pas pour se produire l'intervention de la volonté. Les mouvements d'inspiration qui font entrer l'air alternent régulièrement avec les mouvements d'expiration qui le font sortir. On peut, il est vrai et dans une certaine mesure, ralentir ou accélérer à volonté ces mouvements ; mais dans une respiration normale il y a environ 15 inspirations par minute. A chaque inspiration, l'air extérieur pénètre jusque dans les vésicules pulmonaires ; à chaque expiration une partie au moins de l'air des vésicules est rejetée à l'extérieur. Recherchons par quel mécanisme l'air peut ainsi entrer et sortir facilement.

77. Mécanisme de l'entrée de l'air dans les poumons.

— Une expérience très simple nous aidera à comprendre le mécanisme de l'entrée de l'air dans les poumons.

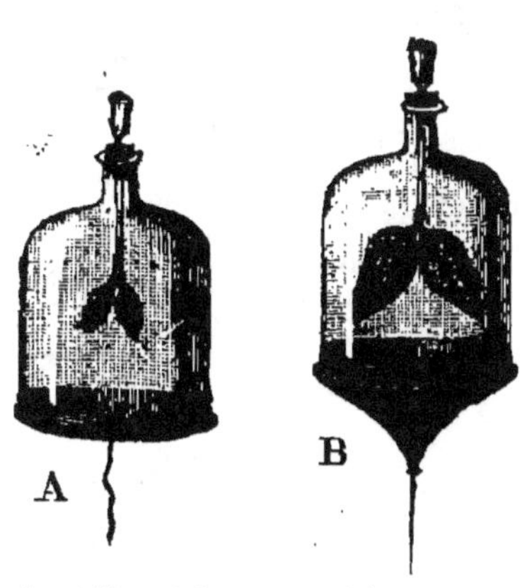

Fig. 118 et 119. — Expériences pour montrer comment l'air entre dans les poumons.

Prenons une cloche en verre fermée en bas par un disque en caoutchouc et percée en haut d'un trou fermé par un bouchon et traversé par un tube en verre (fig. 118). Au bout de ce tube, dans la cloche, nous fixons la trachée-artère et les poumons d'une grenouille (1), de façon à ce que l'intérieur des poumons communique avec l'atmosphère par le tube. Ceci posé, tirons en bas le disque en caoutchouc (B, fig. 119) : le volume de la cloche sera ainsi augmenté ; il y aura donc un appel d'air. D'un autre côté, le tube de verre étant la seule ouverture de la cloche, l'air entrera par ce tube et viendra gonfler les poumons.

Si nous laissons maintenant revenir le disque de caoutchouc à sa première position (A, fig. 118), le volume de la

---

(1) Au lieu de poumons, on peut se servir d'une simple vessie en caoutchouc.

cloche diminuera de nouveau, l'air qui est entré sera chassé, et les poumons se dégonfleront. En somme, l'air entre dans les poumons quand la cavité de la cloche augmente, et il en sort quand la cavité de la cloche diminue.

Comparons maintenant ce que nous venons de voir à ce qui se passe dans la respiration. La cavité de la poitrine, que nous pouvons comparer à la cloche de verre, est fermée en bas par le *diaphragme*, lame musculaire (*d*, fig. 120) qui joue le même rôle que le disque en caoutchouc.

Chaque fois que nous aspirons l'air, le diaphragme, qui au repos (fig. 120) est convexe à sa face supérieure, s'abaisse en se contractant (fig. 121), et la cavité de la poitrine augmente de volume. L'air entre donc dans les poumons par la trachée-artère *ta*, comme il entrait tout à l'heure par le tube de verre. Lorsque le dia-

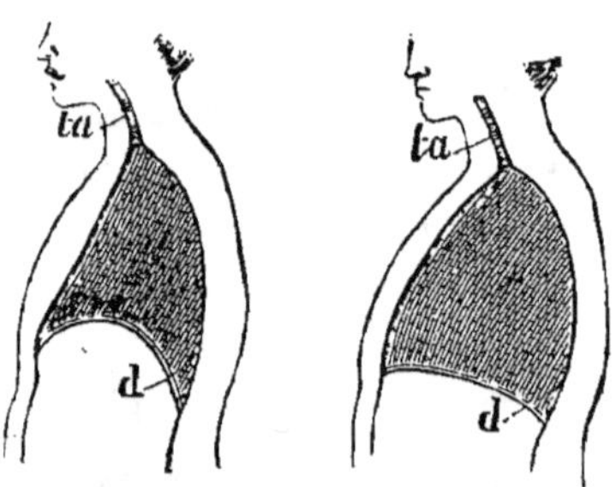

Fig. 120 et 121. — Figures théoriques représentant le fonctionnement du diaphragme *d* ; *ta*, trachée-artère. Dans la figure 120 le diaphragme est relevé pour l'expiration ; dans la figure 121, il est abaissé pour l'aspiration.

phragme n'est plus contracté, il se relève, la cavité de la poitrine diminue et l'air est chassé des poumons par la trachée.

Mais tandis que, dans l'expérience que nous avons faite, le volume de la cloche ne pouvait augmenter que par les mouvements du disque en caoutchouc, dans la respiration le volume de la poitrine peut augmenter non seulement par les mouvements du diaphragme, mais encore par les mouvements des côtes, qui peuvent se relever ou s'abaisser.

Les côtes (*c*, fig. 122 et 123) sont, en effet, insérées sur la colonne vertébrale VV', mais elles sont dans une certaine mesure mobiles autour de leur point d'insertion. Pendant l'expiration, les côtes sont légèrement inclinées de haut en bas (à droite, fig. 123) de façon que leur point d'insertion soit le point le plus relevé. Pendant l'inspiration, les côtes se relèvent (à gauche, fig. 122), leur inclinaison par rapport à la colonne vertébrale diminue, et le volume de la poitrine est ainsi augmenté. Cette augmentation de volume vient s'ajouter à celle qui provient de l'abaissement du diaphragme.

L'air entre donc dans les poumons par suite de l'aug-

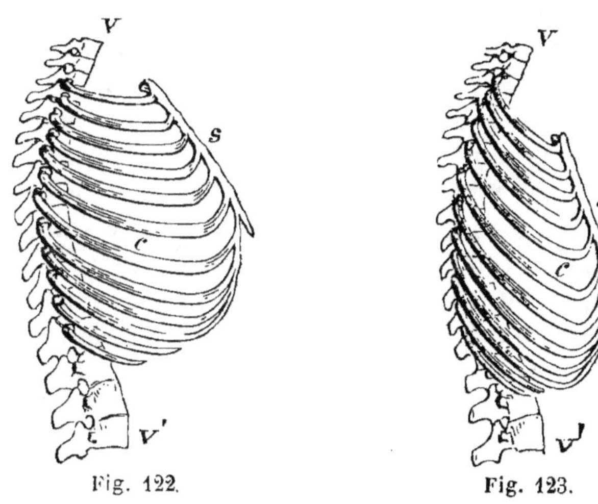

Fig. 122. Fig. 123.

Figures théoriques montrant le fonctionnement des côtes pendant la respiration. — V, V', colonne vertébrale ; c, côtes ; S, sternum.

mentation de volume de la poitrine, et cette augmentation de volume a deux causes distinctes :

1º Les mouvements du diaphragme,

2º Les mouvements des côtes.

Le diaphragme comprime en s'abaissant la partie de l'appareil digestif située au-dessous de lui et provoque une augmentation de volume de la poitrine en hauteur. Les mouvements des côtes se traduisent extérieurement par un relèvement de la poitrine, et produisent une augmentation du volume de la poitrine d'avant en arrière (1).

---

(1) C'est à ces deux manifestations des mouvements respiratoires qu'on donne le nom de respiration abdominale et de respiration pectorale.

L'augmentation de volume de la poitrine par ces deux causes a pour effet l'entrée dans les poumons de l'air qui y est poussé par la pression atmosphérique ; ainsi se produit l'inspiration.

Les mouvements inverses (relèvement du diaphragme et abaissement des côtes) produisent l'expiration.

78. Respiration des tissus. — C'est dans les poumons que l'oxygène est absorbé par le sang et l'acide carbonique rendu à l'atmosphère ; mais c'est dans l'organisme tout entier que cet oxygène est utilisé et que cet acide carbonique est produit.

Nous savons en effet que l'oxygène fixé sur l'hémoglobine des globules rouges est transporté avec le sang dans toutes les parties du corps. Dans les capillaires, au contact de chaque tissu, l'oxygène se sépare de l'hémoglobine et se combine aux éléments des tissus vivants en voie de transformation continuelle. D'un autre côté, de ces transformations mêmes de la matière vivante, résulte une certaine quantité d'acide carbonique qui se dissout dans le sang et se dégage ensuite dans les poumons.

C'est donc à l'intérieur des tissus, dans chaque cellule, que se fait, à proprement parler, l'absorption d'oxygène et le dégagement d'acide carbonique, c'est-à-dire la respiration. On a donné le nom de *respiration cellulaire* à cet échange gazeux qui se produit ainsi dans toutes les cellules des tissus.

79. Respiration cutanée. — Puisque la respiration s'effectue dans toutes les parties du corps, on conçoit que les tissus voisins de la surface empruntent directement à l'atmosphère l'oxygène dont ils ont besoin et dégagent aussi dans l'atmosphère l'acide carbonique qu'ils ont produit. Il en résulte, à la surface de la peau, un échange de gaz tout à fait semblable à celui qui s'effectue dans les poumons. C'est la *respiration cutanée.*

Très faible chez l'homme, la respiration cutanée acquiert

une grande importance chez certains animaux; toutefois, si l'on rend impossible pendant un certain temps la respiration cutanée de l'homme en couvrant la surface du corps d'un manteau imperméable, en caoutchouc par exemple, il peut en résulter certains troubles.

80. Asphyxie. — La respiration est une fonction indispensable à la vie; lorsqu'elle cesse d'avoir lieu pendant un temps suffisamment long, la mort survient: on dit qu'il y a *asphyxie*. L'asphyxie peut avoir plusieurs causes:

1° Le *manque d'oxygène*; lorsque les tissus ne reçoivent plus, par l'intermédiaire du sang, l'oxygène qui leur est nécessaire, ils ne tardent pas à mourir;

2° Un *excès d'acide carbonique*; en effet, lorsque l'acide carbonique atteint dans l'atmosphère une certaine pression, l'acide carbonique du sang ne peut se dégager, et les tissus sont tués par l'excès de l'acide carbonique qu'ils ne peuvent plus céder au sang complètement saturé;

3° La *présence dans l'atmosphère de certains gaz toxiques*; ainsi l'oxyde de carbone, même en quantité très faible, peut amener la mort. Ce gaz forme en effet avec l'hémoglobine une combinaison qui empêche la fixation de l'oxygène dans les poumons. L'hémoglobine devient rouge en se combinant avec l'oxyde de carbone, mais cette combinaison ne se détruit pas dans les tissus, et le sang des veines du corps est rouge comme celui des artères. Les tissus meurent alors parce qu'ils ne reçoivent plus l'oxygène qui leur est nécessaire. On dit qu'il y a empoisonnement par l'oxyde de carbone. Or, l'oxyde de carbone est un des produits de la combustion du charbon; d'où le danger des poêles dont le tirage n'est pas suffisant.

81. Influence de la pression. — *Mal des montagnes.* — Lorsqu'on s'élève au delà de 3.000 ou 3.500 mètres d'altitude, on éprouve une fatigue particulière, des bourdonnements d'oreille, des saignements de nez; on a le *mal des montagnes*.

Ces effets ne sont pas causés par la diminution de la pression atmosphérique, mais par l'insuffisance d'oxygène. On peut, en effet, supprimer le mal des montagnes en aspirant de l'oxygène.

Cloches à plongeur. — Dans les cloches à plongeur dont on se sert pour installer les ouvriers employés à construire des digues ou les piles de ponts dans les rivières profondes, c'est la variation de la pression qui peut agir. L'air des cloches à plongeur est comprimé; si on le décomprime trop vite, les gaz dissous dans le sang se dégagent dans les capillaires et les nombreuses bulles de gaz logées en files dans ces tubes très étroits peuvent entraver la circulation.

82. Chaleur animale; constance de la température du corps.

— Il est facile de vérifier que la température du corps de l'homme est ordinairement supérieure à celle du milieu qui l'entoure. On a donné le nom de *chaleur animale* à la chaleur qui a sa source dans l'organisme même.

Si l'on fait des mesures précises sur la température du corps, on voit que cette température est à peu près constante et égale à environ $37°,2$. Dans les parties voisines de la surface du corps, cette température s'abaisse généralement à cause du refroidissement dû au milieu extérieur, ordinairement plus froid.

Les variations de température du milieu extérieur sont sans action sur la température du corps. Dans les régions torrides comme dans les pays glacés, la température du corps de l'homme est toujours comprise entre $37°$ et $38°$. On peut donc dire que *la température de l'homme est invariable.*

83. Causes de la constance de la température.

— Mais le corps perd constamment de la chaleur par sa surface; il faut donc qu'il y ait, dans l'organisme, production incessante de chaleur.

De plus, la déperdition de chaleur par la surface varie avec la température extérieure; elle peut même devenir nulle si la température extérieure est supérieure à 37°. Il faut donc que la production de chaleur à l'intérieur de l'organisme change suivant les circonstances extérieures. Nous allons rechercher quelles sont les sources de la chaleur animale et de quelle manière ces sources peuvent varier.

Examinons d'abord comment la température du corps est maintenue à 37° lorsque la température extérieure est plus basse. Nous avons vu que dans chaque cellule vivante il y a formation d'acide carbonique ; mais, en se formant, l'acide carbonique dégage de la chaleur ; c'est là une source de chaleur considérable. De plus, chaque tissu est le siège d'autres réactions (en particulier d'oxydations), qui dégagent aussi de la chaleur. La chaleur animale est donc produite par les réactions qui ont lieu dans les tissus vivants, et notamment par la formation de l'acide carbonique.

Ainsi, la quantité de chaleur produite dépend de la quantité d'acide carbonique formée, et l'on peut constater que plus la température extérieure est basse, plus la quantité d'acide carbonique produite est considérable. Dans les pays froids, l'intensité de la respiration peut empêcher la température du corps de s'abaisser au-dessous de 37°. C'est à cause de cela que dans les pays froids l'homme mange beaucoup plus que dans les pays chauds, et fournit ainsi des matériaux plus abondants aux réactions qui produisent de la chaleur.

Mais, lorsque la température extérieure s'élève au-dessus de 37°, pourquoi la température du corps ne s'élève-t-elle pas aussi ? C'est que, lorsque la température extérieure s'élève, la *transpiration*, c'est-à-dire la production de vapeur d'eau à la surface du corps et dans les poumons, devient plus intense. L'évaporation qui se produit ainsi est une cause de déperdition de chaleur qui compense l'élévation de la température extérieure. On sait en effet que l'eau en s'évaporant absorbe de la chaleur.

Ainsi donc, lorsque la température extérieure s'abaisse,

la respiration devient plus intense ; la quantité d'acide
carbonique dégagée étant plus grande, la quantité de chaleur produite est plus grande aussi, et la température du
corps est ainsi maintenue à 37°. Lorsque la température
extérieure s'élève, la transpiration augmente à la surface
du corps, absorbe plus de chaleur et empêche la température du corps de s'élever au-dessus de 37°.

84. Aiguilles thermo-électriques. — Pour étudier comment varie la température dans les diverses parties du corps, on

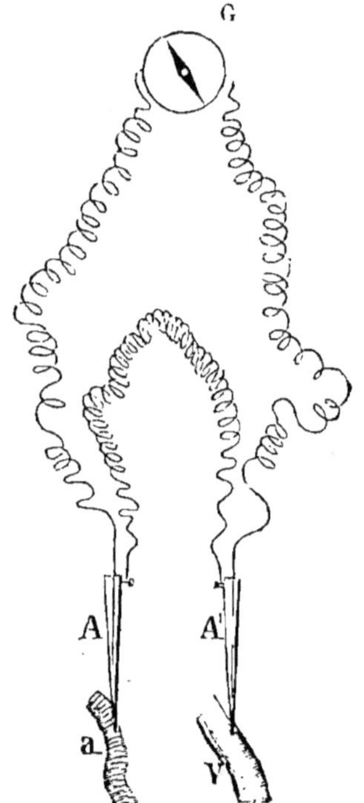

Fig. 124. — A et A', aiguilles thermo-
électriques plongées, l'une dans
une veine V, l'autre dans une artère a ; G, galvanomètre.

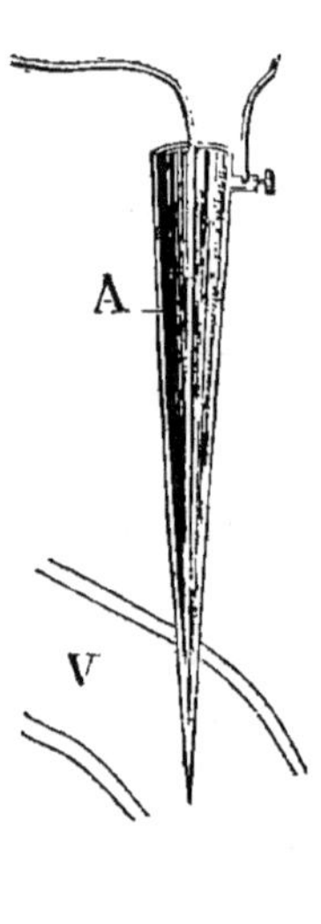

Fig. 125. — Aiguille thermo-électrique A dans une veine V.

emploie des instruments appelés aiguilles thermo-électriques.
L'aiguille thermo-électrique (fig. 125) se compose essentiellement
de deux fils de métaux différents (fer et maillechort) soudés et

entourés d'une matière isolante, telle que la gomme élastique. Si l'on veut trouver la différence de température entre une veine voisine de la surface et une artère profonde, on enfonce une aiguille thermo-électrique dans chacun de ces vaisseaux ; puis, les deux aiguilles A et A' (fig. 124) sont réunies entre elles, d'une part directement par un fil conducteur, d'autre part par un autre fil conducteur qui passe par un galvanomètre G.

Le sens de la déviation de l'aiguille du galvanomètre indique quelle est l'aiguille qui est dans l'endroit le plus chaud (1) et l'angle de déviation de l'aiguille peut faire connaître la différence de température. Dans le cas actuel, on trouve que les veines voisines de la surface du corps sont moins chaudes que les artères profondes. On trouverait de la même manière que le sang du ventricule droit qui vient d'être exposé au contact de la surface des poumons est moins chaud que le sang du ventricule gauche.

85. Variations de la chaleur dégagée.

— Lorsqu'un muscle effectue un mouvement, lorsqu'une glande entre en activité en secrétant abondamment une substance, et même lorsqu'un nerf reçoit une impression, on peut constater que le muscle, la glande ou le nerf, dégagent plus de chaleur qu'à l'état d'inaction.

Dans tous ces cas, la chaleur produite par les tissus ne se dégage pas tout entière ; une partie de cette chaleur est utilisée dans l'organisme, soit pour produire des substances dont la formation se fait avec absorption de chaleur (le glycogène du foie, par exemple), soit pour produire du travail mécanique, comme celui produit par le mouvement d'un muscle.

86. Historique de la respiration.

— Les anciens et les anatomistes du seizième siècle croyaient que la respiration avait pour rôle d'empêcher le sang de s'échauffer.

Boyle, en 1670, montra qu'on ne pouvait respirer l'air qui avait

---

(1) Le courant électrique qui se produit va de la soudure la plus chaude à la soudure la plus froide en passant par le galvanomètre.

déjà passé par les poumons, et peu d'années après, le médecin anglais Van Mayow (1674), fit voir que l'air contient un principe qui transforme le sang noir en sang rouge.

Black, en 1757, constate que l'air rejeté par les poumons renferme le gaz découvert plus d'un siècle avant, gaz qui est l'acide carbonique.

C'est au célèbre chimiste français Lavoisier (1743-1794) qu'on doit la confirmation positive des faits constatés d'une manière assez vague par Mayow et Black. Lavoisier démontra nettement que le phénomène respiratoire consiste en une absorption d'oxygène et une émission d'acide carbonique. Il compara la respiration à une combustion et considéra le carbone du sang comme brûlé par l'oxygène dans les poumons. Lavoisier crut même que c'était uniquement dans ces organes que se produisait la combustion.

Le géomètre français Lagrange (1736-1815) fit voir par le calcul que les poumons devraient alors avoir une température bien supérieure à celle du reste du corps. Spallanzani, et plus tard William Edwards, physiologiste français (1776-1842), montrèrent que l'oxydation et l'émission d'acide carbonique ne se produisaient pas dans les poumons seulement ; c'est ainsi que W. Edwards, enlevant l'air des poumons d'une grenouille, puis plaçant l'animal dans un gaz inerte comme l'azote, montra qu'il y avait encore dégagement d'acide carbonique. D'ailleurs, il suffit d'enlever une partie vivante quelconque d'un animal, si petite qu'elle soit, et de la placer dans de l'air confiné, pour y constater l'absorption d'oxygène et l'émission d'acide carbonique.

Parmi les travaux les plus récents sur la respiration, il faut citer ceux de Paul Bert, et en particulier l'étude qu'a faite ce physiologiste sur l'influence de la pression.

RÉSUMÉ.

Respiration. — La *respiration* est l'échange de gaz qui se produit entre le sang et l'atmosphère. L'effet le plus important de cet échange gazeux est la transformation du sang noir qui perd de l'acide carbonique en sang rouge qui fixe de l'oxygène. Le phénomène essentiel de la respiration consiste en une absorption d'oxygène accompagnée d'un dégagement d'acide carbonique.

Appareil respiratoire. — L'appareil respiratoire se compose essentiellement des parties suivantes :

1° La *trachée-artère*, tube dont la partie supérieure (*larynx*) communique avec l'arrière-bouche, par conséquent avec le nez et la bouche, et par lequel les gaz peuvent être introduits ou rejetés. La trachée-artère se divise, à la base, en deux ramifications principales qui sont les grosses bronches.

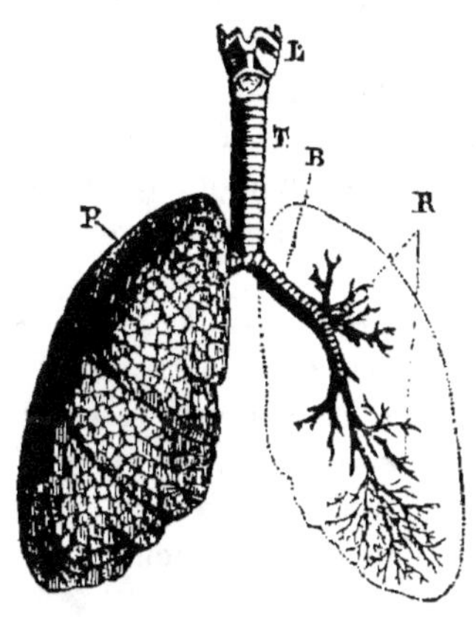

Fig. 126. — Appareil respiratoire de l'homme (on a enlevé la plus grande partie de l'un des poumons pour montrer les ramifications des bronches). — L, larynx ; T, trachée-artère ; B, grosse bronche ; R, ramification des bronches ; P, l'un des poumons intact.

2° Les *poumons* forment comme deux sacs situés à droite et à gauche de la poitrine. Chaque poumon est constitué par l'ensemble des bronches, divisions de plus en plus petites de la grosse bronche correspondante. Les dernières ramifications des bronches se terminent par de petits renflements (*vésicules pulmonaires*), à la surface desquels viennent se ramifier les capillaires des poumons. Ces capillaires relient les artères pulmonaires amenant le sang noir aux veines pulmonaires qui ramènent au cœur le sang devenu rouge dans les poumons par son contact avec l'air.

Mécanisme de l'appareil respiratoire. — Les mouvements alternatifs d'inspiration (entrée de l'air) et d'expiration (sortie des gaz), ont pour cause :

1° *Les mouvements du diaphragme*, lame musculaire qui sépare la poitrine de l'abdomen. Le diaphragme en s'abaissant comprime l'abdomen, et provoque une augmentation de volume de la poitrine dans le sens de la hauteur ;

2° *Les mouvements des côtes*, qui en se relevant augmentent le volume de la poitrine dans le sens de la largeur, d'avant en arrière.

L'augmentation du volume de la poitrine par ces deux causes

a pour effet l'entrée dans les poumons de l'air qui y est poussé par la pression atmosphérique; ainsi se produit l'inspiration. Les mouvements inverses (relèvement du diaphragme et abaissement des côtes) produisent l'expiration.

Phénomènes chimiques de la respiration. — On peut distinguer deux phénomènes principaux dans la respiration:

1° *L'échange de gaz avec fixation d'oxygène sur l'hémoglobine*, qui a pour résultat la transformation du sang noir en sang rouge. Ce phénomène a lieu dans les vésicules pulmonaires dont la paroi très mince est parcourue par les capillaires pulmonaires.

2° La *respiration des tissus*, qui a pour résultat la transformation du sang rouge en sang noir. C'est la respiration proprement dite. L'oxygène est absorbé par toutes les cellules qui dégagent, au contraire, de l'acide carbonique dans le sang. C'est donc à l'intérieur des tissus, dans chaque cellule, que se fait à proprement parler l'absorption d'oxygène et le dégagement d'acide carbonique.

Les tissus qui avoisinent la peau prennent directement à l'air extérieur l'oxygène qui leur est nécessaire et rejettent l'acide carbonique. C'est ce qu'on nomme la *respiration cutanée*.

Il faut ajouter que l'eau est rejetée à l'état de vapeur par les poumons (transpiration pulmonaire).

Asphyxie. — Lorsque la respiration cesse, la mort ne tarde pas à survenir. On dit qu'il y a *asphyxie*.

L'asphyxie peut se produire: 1° par *manque d'oxygène*; 2° par *excès d'acide carbonique* qui empêche l'acide carbonique des tissus de se dégager dans le sang; 3° par *inspiration d'un gaz toxique*; tel est l'empoisonnement par le gaz oxyde de carbone qui empêche l'oxygène de se fixer sur l'hémoglobine.

Chaleur animale; la température de l'homme est constante. — Quelle que soit la température extérieure, la température du corps de l'homme reste toujours la même; elle est comprise entre 37° et 38°.

Quand la température extérieure est inférieure à 37°, et c'est le cas ordinaire, le corps produit de la chaleur dans tous ses tissus en formant de l'acide carbonique, ou encore d'autres combinaisons qui dégagent aussi de la chaleur en se produisant. Aussi, plus la température extérieure est basse, plus la quantité d'acide carbonique produite est grande et, par suite, plus la respiration est intense.

Quand la température extérieure est supérieure à 37°, ce qui se produit au soleil, en été, dans les régions chaudes, la production de vapeur d'eau (*transpiration*), soit dans les poumons, soit à la surface du corps, devient plus intense, et comme l'eau en passant à l'état de vapeur absorbe de la chaleur, la température du corps se refroidit. Plus la température extérieure s'élève plus il y a d'eau évaporée par transpiration.

VI

ÉLIMINATION

87. Élimination des substances inutiles. — Les cellules de tous les tissus du corps reçoivent, par l'intermédiaire du sang, des aliments et entre autres de l'oxygène. Nous venons de voir que, par la respiration, elles rejettent dans le sang l'acide carbonique. Mais elles y déversent aussi d'autres substances inutiles qui viennent se réunir dans certaines glandes spéciales et qui sont ensuite rejetées au dehors. L'ensemble de ces fonctions a reçu le nom d'*élimination*.

L'élimination peut se faire de trois manières principales :

1º Par les *reins*, organes situés dans la région lombaire (fig. 127), où le sang se débarrasse surtout d'une substance azotée non assimilable, appelée *urée*.

2º Par le *foie*, grosse glande dont nous avons déjà parlé (fig. 132); le foie, entre autres fonctions, extrait du sang qui le traverse diverses substances inutiles ou même nuisibles à l'organisme, dont l'ensemble constitue la *bile* qui se déverse, comme nous savons, dans l'intestin, c'est-à-dire en dehors des tissus.

3º Par les *glandes sudoripares*, situées dans la peau (*gsd*, fig. 134) et qui fonctionnent en petit comme les reins, pour produire la *sueur*, qui renferme aussi de l'urée.

88. Reins ; élimination des substances inutiles par les reins.

88. Reins ; élimination des substances inutiles par les reins. — Le sang se débarrasse de la plus grande partie des subs'ances inu!iles recueillies dans les capillaires du corps en traversant deux glandes spéciales appelées *reins*, situées dans la région lombaire du corps

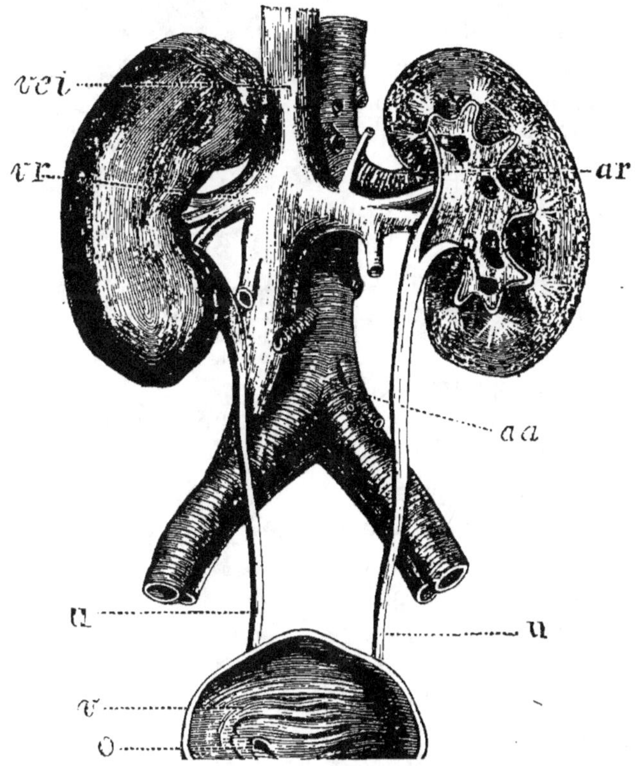

Fig. 127. — Reins (l'un des deux est supposé coupé en long). — *vci*, branche de la veine cave inférieure ; *vr*, veine rénale ; *ar*, artère rénale ; *aa*, artère aorte ; *u*, uretère débouchant en *o* dans la vessie *v*.

(fig. 127). Le sang chargé des matières inutiles arrive dans chaque rein par l'artère rénale *ar* (fig. 127) issue de l'aorte, puis sort, débarrassé de ces matières, par la veine rénale *vr* qui se rend dans la veine cave inférieure (*vci*, fig. 127). Les reins séparent donc simplement du sang les matières inutiles qui s'y trouvent, mais ne les produisent pas.

Un rein est une grosse glande de couleur rouge lie de vin qui a à peu près la forme d'un haricot (fig. 127 et 128); c'est par la partie déprimée appelée *hile* que pénètre l'artère rénale ; cette artère se divise en un grand nombre de branches qui se rapprochent de la périphérie du rein. La partie externe du rein, appelée aussi *couche corticale* (*c. c*, fig. 128), présente un aspect granuleux dû à un grand nombre de petits corps arrondis appelés *glomérules de Malpighi* (*gl*, fig. 129).

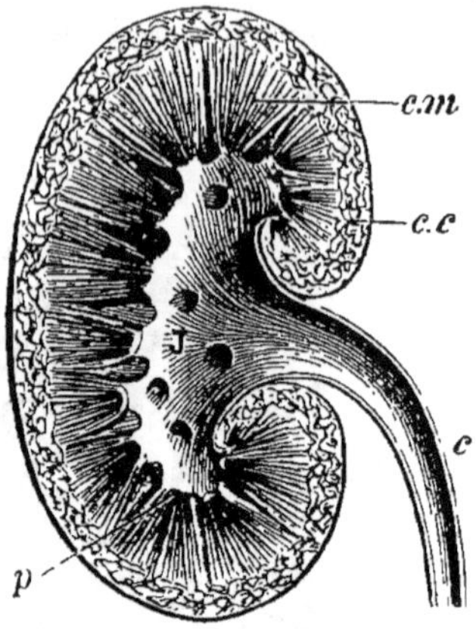

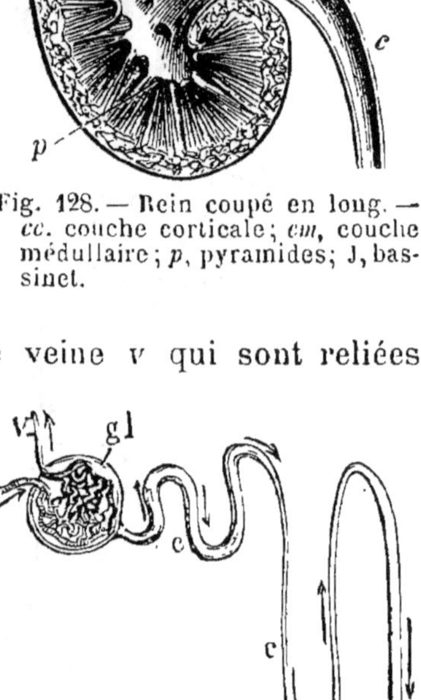

Fig. 128. — Rein coupé en long. — *cc.* couche corticale; *cm*, couche médullaire; *p*, pyramides; J, bassinet.

Dans chaque glomérule (fig. 129) arrive une artère *a* et une veine *v* qui sont reliées par un système de capillaires. En traversant ces capillaires, le sang se débarrasse d'une partie de l'eau qu'il contient ainsi que de certaines substances, telles que l'urée et l'acide urique. Ces matières éliminées sont recueillies par un petit tube (tube urinifère) (*c*, fig. 129). Ce tube d'abord sinueux dans la couche corticale (*c. c*, fig. 128) devient rectiligne dans la partie interne du rein appelée *couche médullaire* (*cm*, fig. 128). Dans la région médullaire, les tubes urinifères se réunissent les uns aux autres et forment des paquets qu'on a appelés pyramides à cause

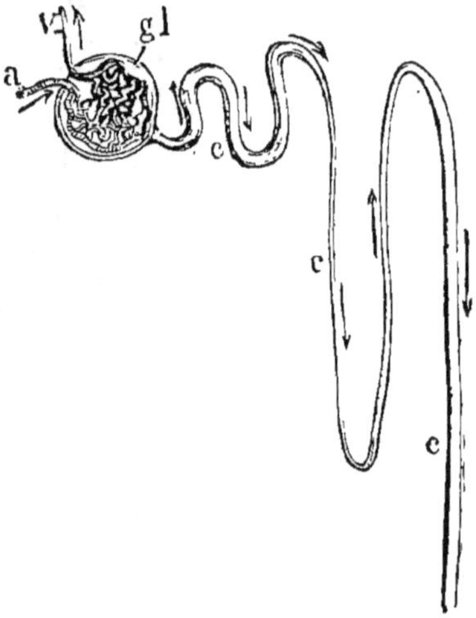

Fig. 129. — Détails de la structure du rein. — *gl*, glomérule de Malpighi ; *a*, artère ; *r*, veine ; *c*, tube urinifère.

de leur forme. Le sommet de chaque pyramide *p* (fig. 128) est tourné vers le hile du rein et se termine dans un réservoir J, appelé *bassinet*, où s'accumule le liquide amené par les tubes urinifères et qui est ensuite rejeté.

89. Urée; acide urique. — Le liquide éliminé par les reins renferme $\frac{9}{10}$ d'eau et le reste est surtout formé par de l'*urée*, de l'*acide urique* et des *sels minéraux*.

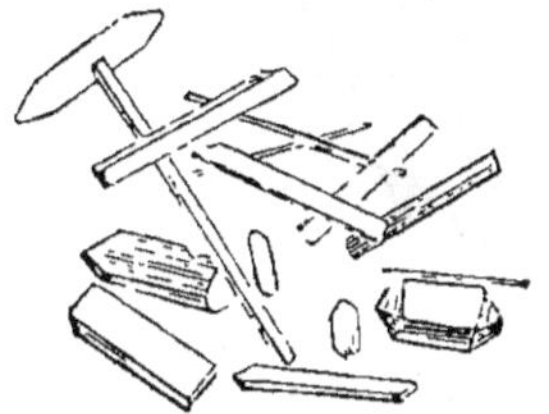
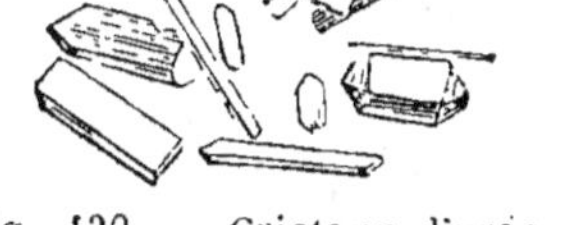
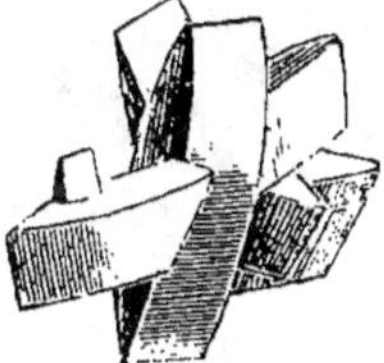
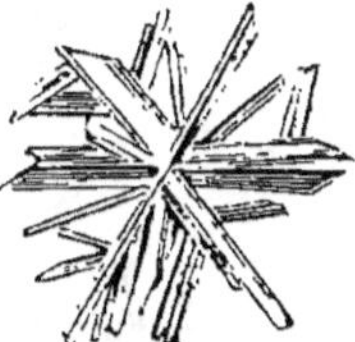

Fig. 130. — Cristaux d'urée.   Fig. 131. — Cristaux d'acide urique.

La plus abondante de ces substances est l'*urée* (fig. 130), corps azoté cristallisable (1).

L'*acide urique* (fig. 131), autre substance azotée (2), est en petite quantité (1 pour 30 d'urée). Lorsque l'on consomme en trop grande abondance des aliments azotés, l'acide urique augmente et il peut se déposer dans les articulations en aiguilles cristallisées ; c'est la maladie de la « goutte ».

90. Élimination par le foie. — Le foie extrait aussi du sang un certain nombre de substances inassimilables par l'organisme, dont l'ensemble constitue la bile.

La bile est un liquide jaune qui renferme des sels organiques de soude particuliers (3), une substance non azotée

---

(1) La formule de l'urée est $C^2H^4Az^2O^2$.
(2) La formule de l'acide urique est $C^{10}H^4Az^4O^6$.
(3) Cholate de soude et choléate de soude.

et inassimilable, la *cholestérine* (fig. 133) et des matières colorantes assez abondantes.

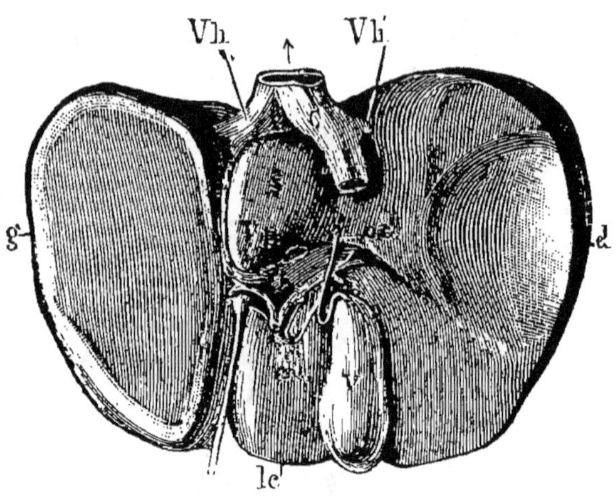

Fig. 132. — Foie vu par derrière : *g*, lobe gauche ; *d*, lobe droit ; *s*, lobe de Spiegel ; *lc*, lobe carré ; V*h*, V*h'*, veine hépatique ; *ch*, canal hépatique ; *cc*, canal cholédoque ; V, vésicule biliaire ; C, veine cave ; V*p*, veine porte.

Nous avons vu (§ 34) que la bile est extraite du sang qui circule à travers le foie par les cellules de cet organe et qu'elle se réunit peu à peu entre les cellules dans les canaux biliaires qui se réunissent dans le canal hépatique lequel, réuni au canal cystique venant de la vésicule biliaire, forme le canal cholédoque qui va se déverser dans l'intestin grêle au même endroit que le canal pancréatique.

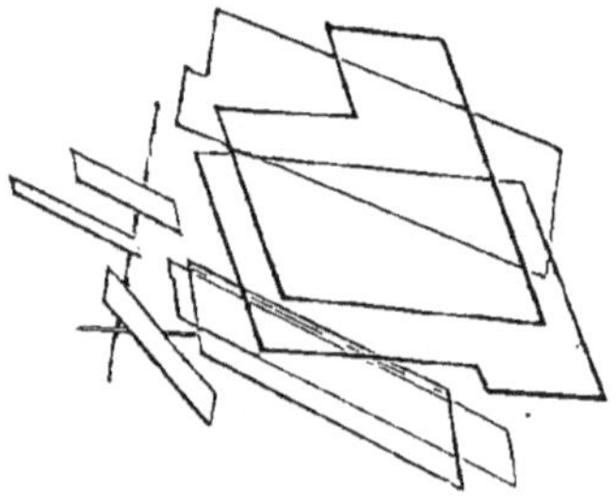

Fig. 133. — Cristaux de cholestérine.

91. Élimination par les glandes sudoripares. — Une

partie des matières inutiles renfermées dans le sang est encore éliminée par la sueur. La sueur est produite par de petites glandes appelées *glandes sudoripares* qui sont situées dans la peau (*g. sd.*, fig. 134). Chacune de ces glandes

est formée par un tube qui s'ouvre en dehors, traverse la
partie extérieure de la peau (épiderme) et va s'enrouler en

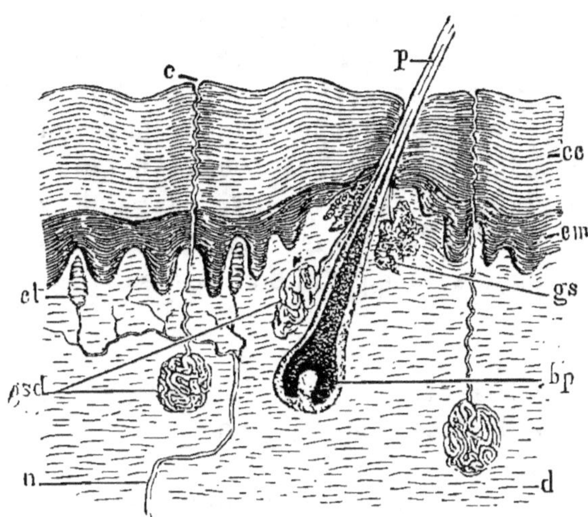

Fig. 134. — Coupe de la peau montrant des glandes sudoripares *gsd*.

un petit peloton dans la partie profonde (derme). La sueur
est un liquide qui renferme une petite proportion d'urée.

92. Assimilation et désassimilation. — La partie
des aliments absorbée par la digestion et qui passe dans le
sang renferme surtout les substances *assimilables*, c'est-à-
dire les substances qui peuvent nourrir directement les
cellules et s'y transformer en protoplasma; telles sont les
glucoses et les graisses parmi les substances organiques
non azotées, les peptones parmi les substances azotées,
l'eau et divers sels parmi les substances minérales; l'oxygène parmi les gaz dissous.

Glucose, graisses, peptones, eau, sels et oxygène, entraî-
nés partout par le sang, se combinant par des réactions chimiques que l'on ne connaît pas et qui sont sans doute très
compliquées, nourrissent toutes les cellules vivantes et leur
permettent de s'accroître et de se multiplier. Tel est le phénomène de l'*assimilation*.

Mais, pendant que se produisent ces phénomènes de fabrication de la substance protoplasmique, une partie des substances de la cellule est rejetée comme inutile. Comme nous venons de le voir, ces substances inutiles ou même nuisibles à la nutrition de la cellule, sont surtout la cholestérine parmi les substances non azotées, l'urée, l'acide urique, les acides de la bile parmi les substances azotées. Tel est le phénomène de la *désassimilation* qui est complété par l'élimination, c'est-à-dire par le triage opéré dans le sang par les reins, le foie ou les glandes sudoripares qui rejettent en dehors de l'organisme les substances désassimilées.

93. Réserves. — Il ne faudrait pas croire que l'assimilation et la désassimilation dans les cellules se produisent directement au moment où l'on absorbe des aliments. La nutrition des cellules de l'organisme se fait, en effet, d'une manière continuelle, que l'on absorbe ou non des aliments.

C'est qu'en effet la partie nutritive des aliments absorbés va d'abord s'emmagasiner dans certains tissus pour constituer des réserves ; c'est ensuite dans ces réserves que les cellules puisent peu à peu leur nourriture, au fur et à mesure de leur besoin. C'est ainsi que la graisse s'accumule dans certains tissus, que le glycogène s'accumule dans le foie, etc.

Grâce à ce mécanisme des réserves, tandis que l'alimentation est discontinue, la nutrition des cellules du **corps** demeure continue.

RÉSUMÉ

Élimination des substances inutiles. — Les substances inutiles sont séparées du sang et rejetées au dehors.

1° *Par les reins.* — Les reins sont deux grosses glandes situées dans la région lombaire et qui sont traversées par un courant sanguin dérivé de la circulation générale. Les reins enlèvent au sang et rejettent au dehors une grande quantité de substances inutiles telles que l'urée et l'acide urique.

2° *Par le foie.* — Le foie n'a pas seulement pour rôle de régulariser la proportion de glucose du sang (fonction glycogénique), il sécrète en outre la *bile*, liquide jaunâtre renfermant des substances inutiles (cholestérine, etc.) prises dans le sang, et rejeté au dehors par l'intestin.

3° *Par les glandes sudoripares.* — Une partie des substances inutiles analogues à celles qu'éliminent les reins est aussi rejetée par la sueur, liquide produit par de petites glandes de la peau (glandes sudoripares).

Assimilation, désassimilation, réserves. — Les substances que le sang puise dans l'intestin (glucoses, peptones, etc.) sont en général *assimilables*, c'est-à-dire peuvent concourir directement à la nutrition des cellules. Par *l'assimilation*, les cellules prennent au sang les matières qui leur sont nécessaires ; par la *désassimilation*, elles lui rendent les matières qui leur sont inutiles.

Avant d'être consommées par les cellules, les substances assimilables puisées dans l'intestin sont ordinairement mises en réserve dans des organes spéciaux (tissu graisseux, cellules à glycogène, etc.)

VII

SQUELETTE

94. Os et cartilages. — Le corps de l'homme renferme des parties dures qui servent à soutenir les autres organes. C'est l'ensemble de ces parties dures, formant en quelque sorte la charpente du corps de l'homme, que nous appellerons *squelette.*

Toutes les parties du squelette n'ont pas la même consistance. Le squelette de l'oreille, par exemple, est formé par une substance molle et flexible bien différente de la matière dure et cassante qui constitue le squelette du bras ou de la jambe : le squelette de l'oreille est formé par un *cartilage*, tandis que le squelette du bras est formé par un *os*. Le squelette est donc composé d'os et de cartilages.

A chaque partie du corps correspond une partie du squelette. La tête, le tronc, les membres renferment des os que nous allons étudier successivement.

95. Squelette de la tête. — Vers le haut de la tête, nous voyons que les os forment une large boîte à peu près arrondie qui renferme et protège le cerveau, c'est le *crâne* (voyez Cr, fig. 142) : en avant, nous voyons d'autres os qui constituent le nez, les mâchoires, etc., ce sont les *os de la face* (voyez F, fig. 142).

1° *Crâne.* — Le crâne est formé de plusieurs os intimement

réunis les uns aux autres. Sur les bords de ces os, nous voyons de fines dentelures qui s'engrènent exactement sur celles de l'os voisin. C'est à cette disposition que le crâne doit sa solidité; de cette façon, il est en effet impossible que les différents os se déplacent les uns par rapport aux autres.

Les plus importants des os du crâne sont :

Les deux *os pariétaux* (P fig. 136 et *p*, fig. 135) qui for-

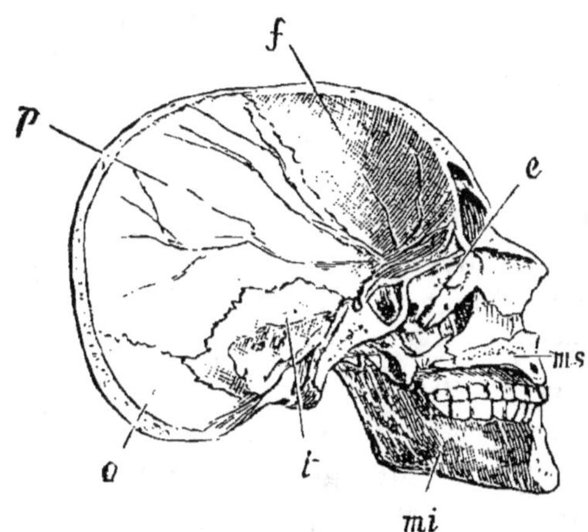

Fig. 135. — Squelette de la tête, coupé par le mili u. — *f*, os frontal ; *p*, os pariétal ; *o*, os occipital ; *t*, os temporal ; *e*, ethmoïde ; *ms*, maxillaire supérieur ; *mi*, maxillaire inférieur.

ment la partie supérieure du crâne et se raccordent suivant la ligne médiane de la tête ;

Les deux *os temporaux* (T, fig. 136 et *t*, fig. 135) qui forment les tempes de chaque côté de la tête. Chacun des os temporaux est percé en face de l'oreille d'un petit canal appelé *trou auditif*. C'est par le trou auditif que le nerf auditif (p. 211) se rend dans l'oreille. La partie interne de l'oreille est elle-même logée dans une partie de l'os temporal qu'à cause de sa dureté on appelle le *rocher*. Enfin, à la partie inférieure de chaque os temporal on voit une cavité appelée *cavité glénoïde* dans laquelle vient s'articuler la mâchoire inférieure.

L'*os frontal* (F, fig. 136 et *f*, fig. 135), en avant, vers le

ront; il est creusé, dans la partie qui correspond à la
ase du front, de deux ca-
ités appelées *sinus fron-
aux* communiquant avec les
osses nasales. Dans un rhume
le cerveau, la muqueuse qui
apisse les sinus frontaux est
rritée comme la muqueuse des
osses nasales elles-mêmes et
écrète un mucus épais ;

L'*os occipital* (O, fig. 136 et
), fig. 135) en arrière vers la
uque ; cet os est percé d'un
rou qui laisse passer la moelle
pinière et s'articule par sa
artie inférieure avec la co-
onne vertébrale ;

L'*ethmoïde* (1) (E, fig. 136 et
, fig. 135) et le *sphénoïde* (2)

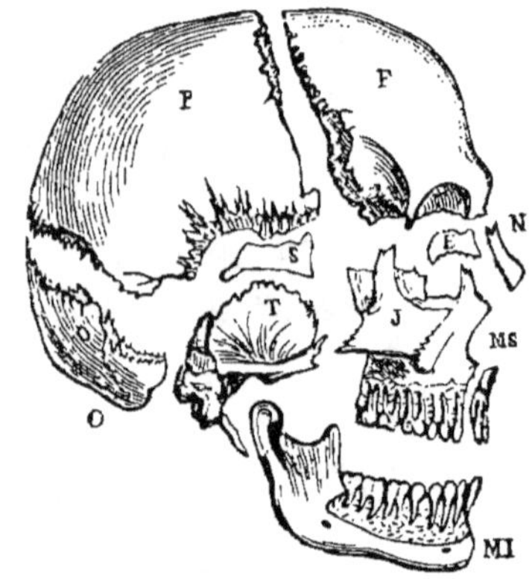

Fig. 136. — Os de la tête séparés
les uns des autres. — O, occipital ; P, un des deux pariétaux ; F, frontal ; E, ethmoïde ;
S, sphénoïde ; T, un des deux
temporaux ; N, un des deux os
du nez ; J, un des deux os malaires ; MS, maxillaire supérieur ; MI, maxillaire inférieur.

S, fig. 136), cachés à l'intérieur de la tête, séparent le crâne
le la face ; l'ethmoïde présente deux lames percées de petits
rous par où le nerf olfactif (§ 79) se rend dans les fosses
lasales. Ce sont les *lames criblées de l'ethmoïde.*

2° *Face.* — Les principaux os de la face sont :

Les deux *os du nez* (N. fig. 136), se réunissant suivant la
igne médiane du nez dont ils constituent la partie supé-
ieure.

Les deux *os malaires* J, se raccordant aux os temporaux
ar un prolongement qui forme l'*arcade zygomatique.*

Les deux *maxillaires supérieurs* (MS, fig. 136 et *ms*,
ig. 135), qui, réunis, forment la mâchoire supérieure.

Le *maxillaire inférieur* (MI, fig. 136 et *mi*, fig. 135), qui
orme la mâchoire inférieure ; ce dernier os de la tête est
e seul qui soit mobile ; tous les autres os de la tête sont

---

(1) De ἠθμός (*ethmos*) crible, os criblé de cavités.
(2) De σφήν (*sphèn*), coin, os en forme de coin.

invariablement liés entre eux, et c'est seulement leur ensemble qui peut tourner autour du cou. Le maxillaire inférieur présente à peu près la forme d'un fer à cheval ; ses deux extrémités appelées *condyles* vont s'articuler dans les cavités glénoïdes des os temporaux.

La partie supérieure de la trachée-artère qui, comme nous le verrons, forme le larynx, est soutenue par un petit os en forme de V, isolé du reste du squelette et qu'on nomme l'*os hyoïde*.

96. — Squelette du tronc ; vertèbres. — En dessous de l'os occipital, vient s'articuler une série d'os empilés les uns sur les autres (voyez V*c*, V*I*, fig. 142). Chacun de ces os est une vertèbre ; nous appellerons leur ensemble *colonne vertébrale*. Examinons séparément une des vertèbres : en avant se trouve une partie pleine en forme de disque arrondi (C. fig. 137), c'est le *corps de la vertèbre* ; par derrière, du côté du dos, la vertèbre est creusée d'un trou et forme une sorte d'anneau *n* qui porte trois prolongements appelés *apophyses* ; en arrière, se trouve l'*apophyse épineuse al* et sur les côtés les deux *apophyses transverses at*. Cet anneau *n*, qui se trouve ainsi à la partie dorsale de chaque vertèbre porte le nom d'*arc neural*.

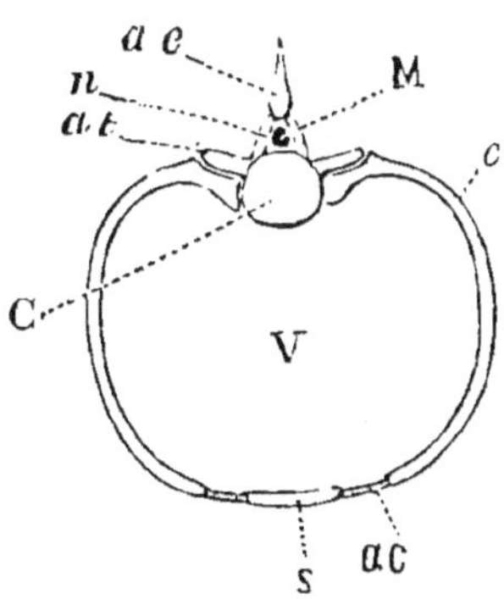

Fig. 137. — Figure théorique d'une vertèbre dorsale portant des côtes. — C, corps de la vertèbre ; *n*, arc neural ; *ae*, apophyse épineuse ; *at*, apophyse transverse ; M, moelle épinière ; *c*, côte ; S, sternum ; *ac*, cartilage ; V, cavité abdominale.

Les vertèbres s'empilent les unes sur les autres de sorte que le corps de l'une repose sur le corps de celle de dessous ; les arcs neuraux sont ainsi superposés et forment un canal qui s'étend tout le long de la colonne vertébrale. Nous verrons plus loin que ce canal, appelé *canal neural*, renferme la moelle épinière M.

1° *Vertèbres cervicales.* — La région de la colonne
vertébrale qui correspond au cou est formée de sept vertèbres ; on les appelle vertèbres du cou ou *vertèbres cervicales* (voyez 7, fig. 141). Les deux premières vertèbres
cervicales ont une forme spéciale ; la première, appelée
atlas (fig. 138), présente deux petits prolongements *ao*, *a'o'*

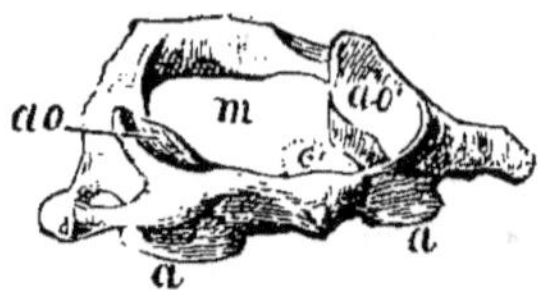 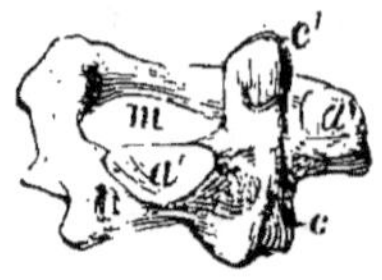 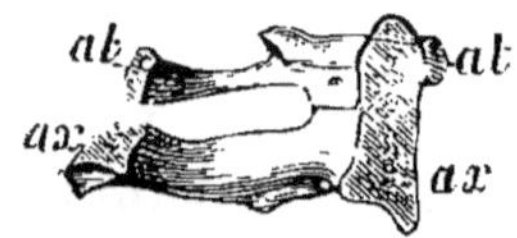

Fig. 138. — Atlas. — *m*, canal neural ; *c'*, place du corps de l'atlas qui est soudé avec l'axis ; *ao*, *a'o'*, surfaces d'articulation de l'atlas et de l'os occipital ; *a*, *a*, surfaces d'articulation avec l'axis.	Fig. 139. — Axis. — *m*, canal neural ; *c*, corps de l'axis ; *c'*, corps de l'atlas soudé avec le précédent ; *a'*, *a*, surfaces d'articulation avec l'atlas.	Fig. 140. — Ensemble de l'axis *ax*, *ax* et de l'atlas *at*, *at*, coupé suivant le plan de symétrie du corps. (Les deux lignes pointillées indiquent le contour de la partie de l'atlas qui est par derrière.

(condyles) qui s'articulent avec l'os occipital. Le corps de
l'atlas (*c'*, fig. 139) s'est séparé du reste de la vertèbre pour
se souder au corps de la seconde vertèbre (*c*, fig. 139)
appelée *axis ;* de cette façon il se forme une sorte de pivot
autour duquel tourne la tête (fig. 140).

2° *Vertèbres dorsales.* — Au-dessous du cou sont d'autres vertèbres disposées tout le long du dos ; ce sont les
vertèbres dorsales, au nombre de douze (12, fig. 141) ; elles ont à peu près la même forme que les vertèbres du
cou, mais en diffèrent en ce que sur chacune d'elles viennent se fixer les deux arcs osseux (C, fig. 141 ; *c*, fig. 137)
que tout le monde connaît sous le nom de *côtes*.

Par devant, les côtes se relient à un os plat appelé *sternum* situé au milieu de la poitrine (S, fig. 137 ; ST, fig. 141) ;
mais le sternum n'occupe que la partie supérieure de la
poitrine, et les côtes inférieures ne peuvent s'y rattacher
directement. Nous voyons en effet que sept paires de côtes
seulement sur douze se rattachent directement au sternum ;

les trois paires qui sont au-dessous (FC, fig. 141 et 143) se rattachent aux côtes supérieures par un cartilage qui se trouve à leur extrémité et ne s'appuient ainsi qu'indirectement sur le sternum ; enfin, les deux dernières paires sont tout à fait libres du côté de la poitrine (voyez F'C', fig. 143).

Il y a donc douze paires de côtes ; les sept premières, qui s'insèrent sur le sternum, sont les *côtes proprement dites* ; les autres sont les *fausses côtes*, dont trois se rattachent indirectement au sternum et deux sont libres par une de leurs extrémités.

L'ensemble des côtes, des vertèbres dorsales et du sternum forme, nous le voyons, une sorte de cage largement ouverte par le bas. On l'appelle *cage thoracique*, du nom de *thorax* qu'on a donné à l'ensemble de la cage et de son contenu. La cage thoracique sert à protéger le cœur, les poumons et une partie des organes digestifs.

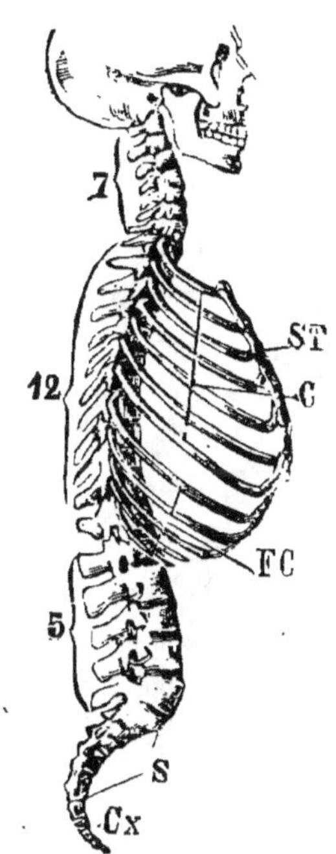

Fig. 141. — Colonne vertébrale. — 7, vertèbres cervicales ; 12, vertèbres dorsales ; C, côtes ; ST, sternum ; FC, fausses côtes ; 5, vertèbres lombaires ; S, sacrum ; Cx, coccyx.

3° *Vertèbres lombaires.* — La colonne vertébrale se continue au-dessous des côtes dans la région qu'on appelle les *lombes* ; de là, le nom de *vertèbres lombaires* (5, fig. 141, et V*l*, fig. 142) que nous donnerons aux vertèbres situées au-dessous des vertèbres dorsales. Les vertèbres lombaires ressemblent aux vertèbres dorsales, mais elles ne portent pas de côtes ; elles sont au nombre de cinq.

4° *Sacrum et coccyx.* — En dessous des vertèbres lombaires, dans la région des hanches, la colonne vertébrale

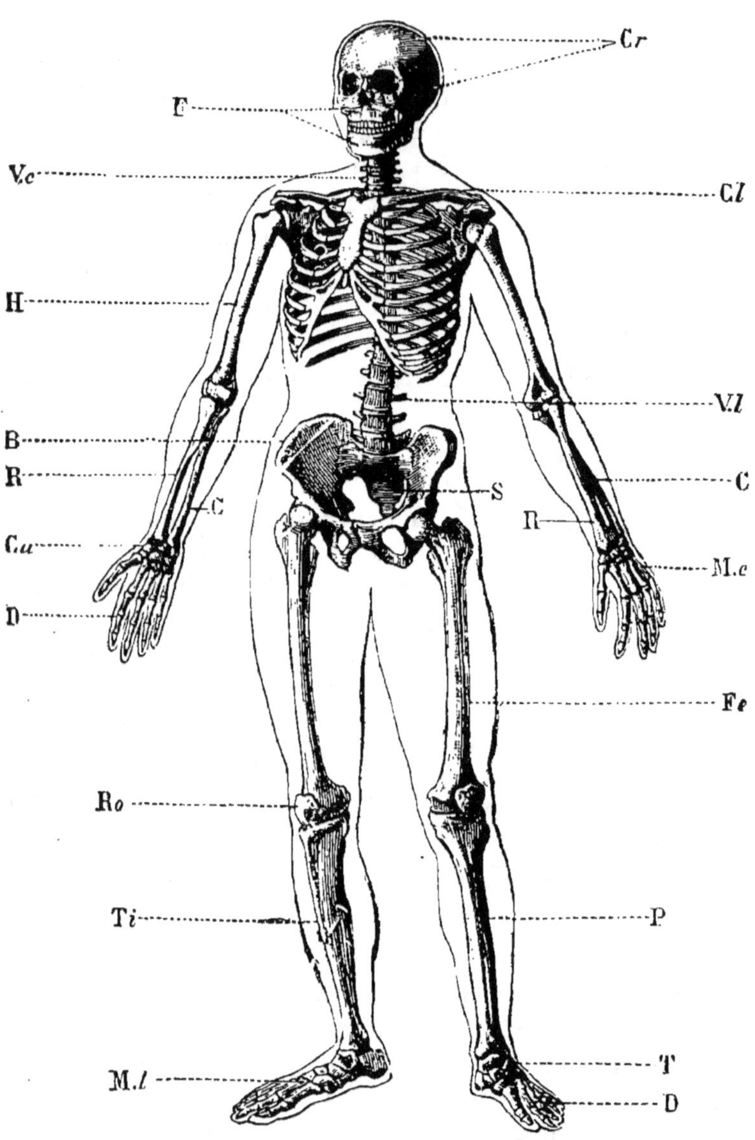

Fig. 142. — Ensemble des os de l'homme. — Cr, os du crâne; F, os de la face; Vc, vertèbres cervicales; Cl, clavicules; Vl, vertèbres lombaires; H, humérus; C, cubitus; Ca, os du carpe; Mc, os du métacarpe; D, phalanges; B, os du bassin; S, sacrum; Fe, fémur; Ro, rotule; Ti, tibia; P, péroné; T, tarse; Ml, métatarse; D, phalanges.

se prolonge par un os appelé *sacrum* (S, fig, 141 et 146), formé par la soudure de cinq vertèbres que nous appellerons *vertèbres sacrées* ; enfin, au-dessous du sacrum, la colonne vertébrale se termine par le *coccyx* (Cx, fig. 141), formé de quatre vertèbres rudimentaires appelées *vertèbres coccygiennes*.

En somme, nous avons trouvé dans le squelette du tronc :

La colonne vertébrale formée de :

7 vertèbres cervicales ;

12 vertèbres dorsales portant douze paires de côtes dont sept paires de côtes proprement dites et cinq paires de fausses côtes.

5 vertèbres lombaires ;

Le sacrum, formé par la soudure de cinq vertèbres ;

Le coccyx, qu'on peut considérer comme résultat de la soudure de quatre vertèbres coccygiennes.

97. — Squelette des membres supérieurs. — 1° *Omoplate et clavicule*. — Chacun des membres supérieurs est relié au tronc par deux os qui forment la *ceinture scapulaire*.

L'un de ces os, large et plat, est appliqué sur les côtes du côté du dos : c'est l'*omoplate* (O, fig. 143). L'omoplate présente du côté de l'épaule une cavité glénoïde dans laquelle vient s'articuler l'os du bras (humérus) ; près de cette articulation, l'omoplate porte un prolongement appelé *acromion*, qui constitue le bord de l'épaule.

L'autre os de la ceinture scapulaire (C*l*, fig. 142 et 143), allongé et cylindrique, s'attache d'un côté sur le sternum et de l'autre côté sur l'omoplate du côté de l'épaule : c'est la *clavicule*. L'omoplate et la clavicule rendent plus solide l'attache du membre supérieur.

2° *Humérus*. — Vers le point de jonction de l'omoplate et de la clavicule, nous voyons s'insérer l'os du bras (H, fig. 142 et 143) appelé *humérus*. Le bras peut se mouvoir dans

toutes les directions au-dessus de l'épaule ; cela tient à la
manière dont il est articulé. Nous voyons en effet que l'humérus se termine par une sorte de tête arrondie, mobile
dans une cavité de l'omoplate où elle s'insère. Il peut arriver, dans certains accidents, que cette articulation se dé-

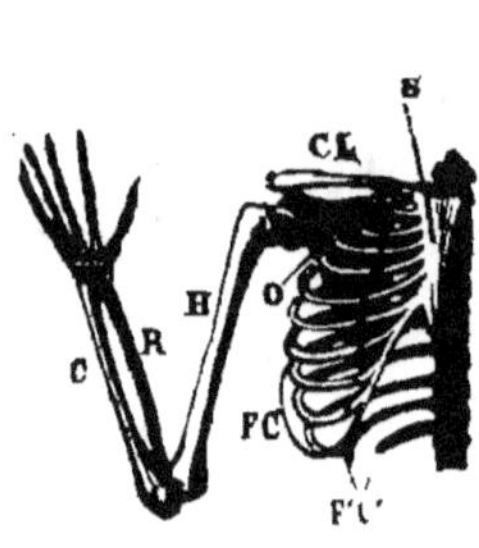

Fig. 143. — Os de l'épaule et du
membre supérieur.—CL, clavicule ;
O, omoplate ; H, humérus ou os du
bras ; R et C, os de l'avant-bras ;
R, radius ; C, cubitus ; S, sternum ;
FC, F'C', fausses côtes.

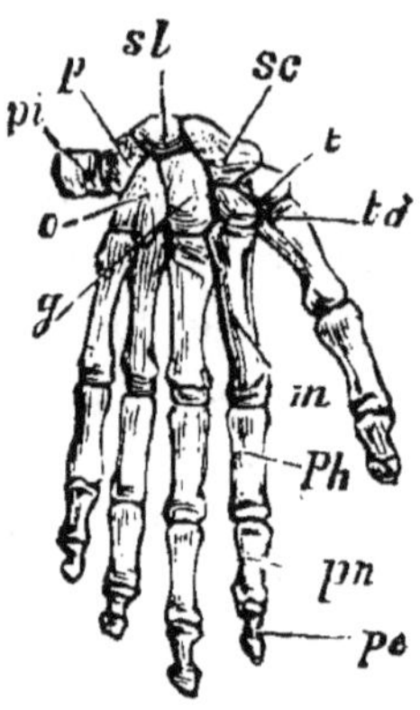

Fig. 144. — Squelette de la main. —
Os du carpe : *pi*, pisiforme ; *p*, pyramidal ; *sl*, semi-lunaire ; *sc*, scaphoïde ; *t*, trapèze ; *td*, trapézoïde ;
g, grand os ; *o*, os crochu ; *m*, os
du métacarpe ; *Ph*, phalange ; *pn*,
phalangine ; *pe*, phalangette.

truise et que l'extrémité de l'humérus sorte de la cavité de
l'omoplate ; c'est ce qu'on appelle en langage ordinaire se
démettre le bras. On doit alors ramener l'humérus à sa
place normale.

3° *Cubitus et radius.* — A la suite du bras vient l'avant-
bras, qui contient deux os. L'un, le *cubitus* (C, fig. 142 et 143),
forme le coude par son extrémité qui vient s'articuler sur
l'humérus. Cette articulation est telle que lorsque l'humérus est immobile, le cubitus ne peut se mouvoir que dans
un seul plan ; on peut s'en convaincre en se prenant le
bras au-dessus du coude avec la main droite et en remuant
l'avant-bras gauche. Si le bras ne tourne pas, les mouvements de l'avant-bras ne peuvent se faire que dans un

seul plan. L'avant-bras ne peut donc se mouvoir que dans un plan, mais il peut tourner sur lui-même. C'est ainsi que nous pouvons faire tourner notre main sans remuer le bras et en tournant seulement l'avant-bras. Cela tient au mode d'articulation du second os de l'avant-bras, le *radius* (R, fig. 142 et 143), dont l'extrémité voisine du coude a la forme d'un disque qui peut tourner autour du cubitus sans que ce dernier os se meuve.

4° *Carpe et métacarpe.* — Le poignet et la main sont formés par plusieurs os reliés les uns aux autres, et auxquels font suite les os des doigts. Les os du poignet sont les os du *carpe* (1) (Ca, fig. 142 et *pi*, *p*, *sl*, *sc*, *t*, *td*, *g*, *o*, fig, 144) ; ils sont au nombre de huit, relativement petits et étroitement reliés entre eux.

Les os de la main sont les os du *métacarpe* (*Mc*, fig. 142 et *m*, fig. 144), au nombre de cinq et assez allongés. Enfin, chaque doigt renferme une série de trois os faisant suite aux os de la main ; ces os sont les *phalanges* Ph, *phalangines pn* et *phalangettes pe* (fig. 144, voyez D, fig. 142) ; le pouce seul est formé seulement de deux os.

97 *bis.* **Squelette des membres inférieurs.** — 1° *Bassin.* — Les membres inférieurs se rattachent au tronc par de gros os (*ceinture scapulaire*) qui, réunis au sacrum, forment ce qu'on appelle le *bassin* (fig. 146). Le bassin peut être considéré comme formé par le sacrum réuni à trois paires d'os intimement soudés entre eux : à la partie supérieure, les deux os *iléons* (*il*) qui forment les hanches ; à la partie inférieure, les deux *ischions* (*is*) ; enfin par devant les os du *pubis* (*p*) qui se réunissent pour fermer le bassin en avant ; chaque ensemble de trois os est appelé *os iliaque* (*il*, *p*, *is*).

---

(1) De χαρπὸς (*carpos*) poignet.

2° *Fémur*. — Dans une cavité de chaque os iliaque vient s'articuler l'os de la cuisse (F*e*, fig. 142, et F, fig. 145) appelé *fémur*. Cette articulation est comparable à celle de l'humérus sur l'omoplate ; aussi la cuisse peut-elle tourner facilement autour du bassin. L'extrémité du fémur qui vient s'articuler avec l'os iliaque est arrondie, c'est ce

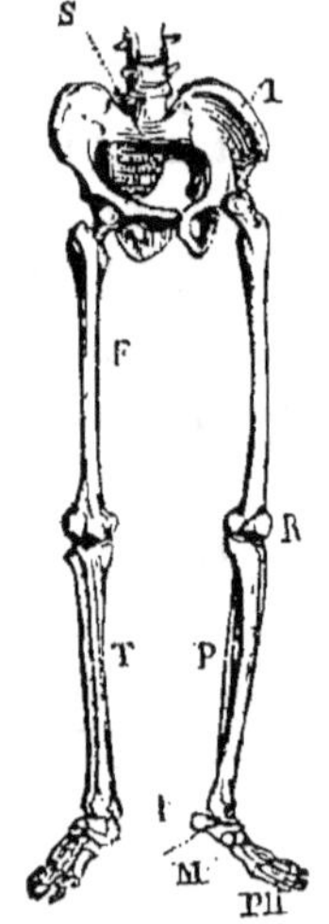

Fig. 145. — Os du bassin et des membres inférieurs. — S, sacrum; I, os iliaques; F, fémur; T, P, os de la jambe; T, tibia; P, péroné; *t*, M. PH, os du pied; R, rotule.

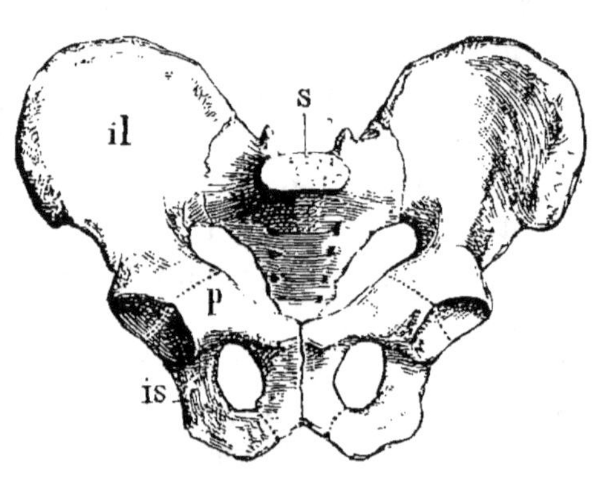

Fig. 146. — Os du bassin. — *il*, *p*, *is*, os iliaque ; *il*, iléon ; *p*, pubis ; *is*, ischion; *s*, sacrum.

qu'on appelle la *tête du fémur*. En dessous de la tête, le fémur se rétrécit pour former le *col du fémur*. Le col étant la partie du fémur la moins résistante est celle qui se casse le plus souvent ; les fractures du col du fémur sont très dangereuses.

3° *Tibia et péroné*. — De même que la cuisse renferme un os correspondant à l'os du bras, la jambe (1) en ren-

____

(1) Le nom de *jambe* est appliqué, en zoologie, seulement à la partie du membre inférieur comprise entre le genou et le pied.

8.

ferme deux correspondant aux deux os de l'avant-bras. Le *tibia* (T, fig. 145, et T*i*, fig. 142) est comparable au cubitus et peut se mouvoir dans une seule direction autour de son articulation avec le fémur. Le *péroné* (P, fig. 142 et 145) correspond au radius, mais ne peut pas tourner autour du tibia comme le radius tourne autour du cubitus. Pour tourner le pied, on est obligé de tourner en même temps la jambe et la cuisse.

Près de l'articulation du fémur avec le tibia, nous remarquons un petit os arrondi dont le correspondant n'existe pas dans le bras; c'est la *rotule* (Ro, fig. 142, et R, fig. 145) qui forme le genou.

4° *Tarse et métatarse.* — Le squelette du pied présente à peu près la même composition que celui de la main.

Le *tarse* (1) (*t*, fig. 145, et T, fig. 142 et *c*, *a*, *s*, *cn*, *cb* (fig. 147) correspond au carpe et comprend sept os dont l'un, le *calcanéum* (*c*, fig. 147), forme le talon; à côté du calcanéum se trouve l'*astragale* *a* qui s'articule avec le tibia; les cinq os du *métatarse* (M*t*, fig. 142, et M, fig. 145 et *m*, fig. 147) correspondant aux os du métacarpe; et enfin les os des doigts: phalanges *p*, phalangines *pn* et phalangettes *pe*.

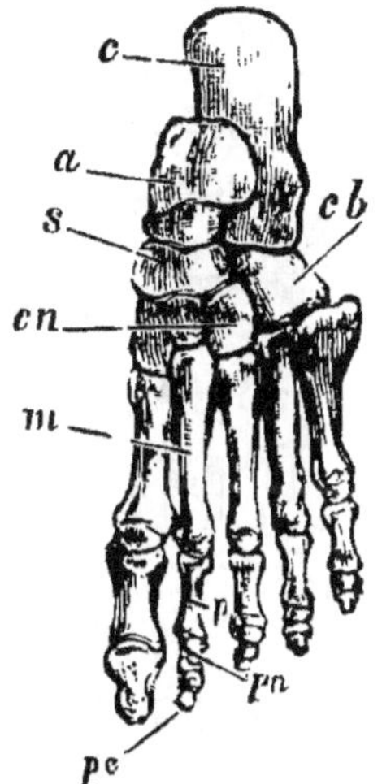

Fig. 147. — Squelette du pied. — Os du tarse : *c*, calcanéum ; *a*, astragale; *cb*, cuboïde; *s*, scaphoïde; *cn*, les 3 cunéiformes; *m*, métatarse; *p*, phalange ; *pn*, phalangine ; *pe*, phalangette.

98. Articulations. — On a donné le nom d'*articulations* aux diverses manières dont les os se rejoignent. Quelquefois deux os se réunissent de façon à être complètement immobiles l'un par rapport à l'autre; tel est le cas des os du crâne. On dit alors que l'*arti-*

___

(1) De ταρσὸς, série d'objets.

culation est immobile. D'autres fois, au contraire, les deux os peuvent, dans une mesure plus ou moins étendue, se mouvoir l'un par rapport à l'autre ; on dit que *l'articulation est mobile*.

Parmi les articulations immobiles, citons celles des os du crâne
qui sont invariablement réunis
entre eux. On appelle aussi *sutures*
ces articulations complètement immobiles. Dans quelques cas assez
rares, deux os réunis par une
articulation immobile peuvent cependant se déplacer l'un par rapport à l'autre, mais très faiblement
c'est ce qu'on peut observer dans
l'articulation des deux os du pubis ;
ces deux os sont, en effet, réunis
sur la ligne médiane du corps par
une sorte de tissu cartilagineux

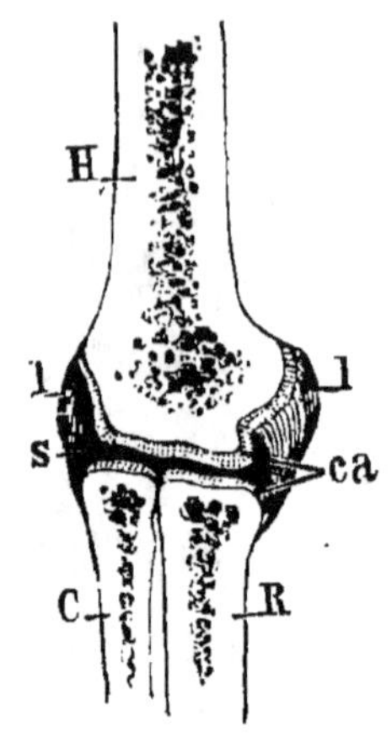

Fig. 148. — Coupe théorique
dans l'articulation de l'humérus H, avec le cubitus C
et le radius R ; *l*, ligament ;
ca, cartilage ; S, synovie.

qui peut se déformer légèrement. On appelle *symphyses* ces articulations qui ne sont pas tout à fait immobiles.

Les articulations mobiles sont de beaucoup les plus nom-
breuses ; la réunion des os se fait alors d'une façon plus complexe (fig. 148). La surface de contact des deux os est recouverte d'une couche de cartilage *ca* destinée à diminuer le frottement ; de plus, ce frottement est encore adouci par une sorte de sac (*membrane synoviale*) qui se trouve entre les deux os et renferme un liquide gras appelé *synovie* S. D'autre part, pour que l'articulation soit rendue plus solide, des *ligaments l* très forts réunissent les deux os et les empêchent de se séparer.

99. Constitution et composition chimique des os. — Si l'on coupe en long un os tel que l'humérus (fig. 149), on voit qu'il est entouré d'une fine membrane qui l'isole des tissus voisins; cette membrane est le *périoste p;* nous verrons le rôle important que joue le périoste dans l'accroissement des os. L'inflammation du périoste occasionne une maladie très douloureuse connue sous le nom de *périostite.*

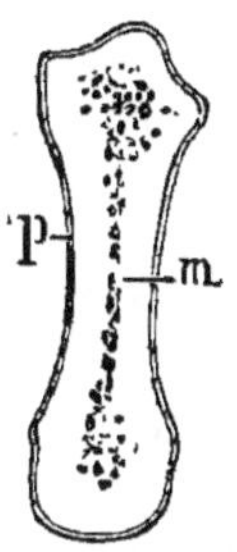

Fig. 149. - Coupe théorique dans un os. — *p*, périoste; *m*, moelle.

De plus, à l'intérieur de l'os, se trouve une cavité remplie d'un tissu demi-fluide, c'est la *moelle m.* La substance osseuse ne forme donc en général qu'un étui fermé compris entre la moelle et le périoste. La moelle est surtout abondante dans les os allongés comme l'humérus ou le fémur. Dans les os aplatis comme l'omoplate ou courts comme les vertébres, la moelle, très peu abondante, est renfermée dans de très petites cavités séparées par des cloisons osseuses et qui forment ce qu'on appelle le *tissus spongieux.*

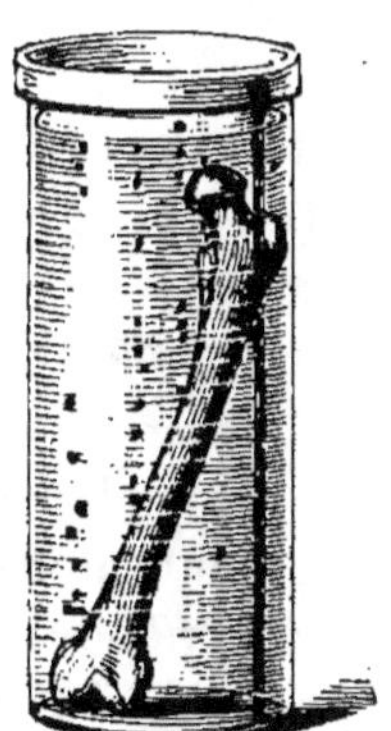

Fig. 150. — Le carbonate de chaux des os se décompose dans l'acide chlorhydrique, et l'acide carbonique se dégage.

La substance osseuse elle-même renferme en abondance des matières minérales ; phosphate et carbonate de chaux. Si l'on traite un os par l'acide chlorhydrique (fig. 150), les sels de chaux sont dissous, et il reste une matière analogue au cartilage et présentant encore la forme de l'os primitif ; cette matière est une substance azotée appelée *osséine.* L'os est donc formé d'osséine incrustée de sels de chaux. Il est d'ailleurs aussi facile d'isoler la partie minérale de l'os que la partie organique ; il suffit de calciner un os, l'osséine est détruite et les sels de chaux restent, conservant encore à l'os sa forme et son aspect ordinaire.

100. Développement et croissance des os. —
Chez un jeune enfant, le squelette tout entier est formé de
cartilages ; puis la matière cartilagineuse est peu à peu
remplacée par la matière osseuse, et c'est seulement lorsque la croissance de l'enfant est terminée que le squelette
a acquis sa composition définitive.

Cette transformation d'un os ne se fait pas en même
temps dans toutes les parties ; en certains points déterminés appelés *points d'ossification*, la matière osseuse
commence à apparaître et s'étend peu à peu dans toutes
les directions jusqu'à ce que l'ossification soit complète.
Pendant l'ossification, la substance du cartilage ne se
transforme pas en substance osseuse, comme on l'a cru
longtemps ; la substance osseuse prend naissance indépendamment du cartilage et en se développant refoule le cartilage qui se résorbe à mesure.

Chez un enfant en voie de croissance, les os sont donc
au moins partiellement formés de tissu cartilagineux, ce
qui facilite leur accroissement.

Chez un homme adulte, les os ne changent plus de
forme, mais la substance qui les constitue se renouvelle
constamment. De nouvelles couches se forment à l'extérieur
au contact du périoste, tandis que les parties centrales se
résorbent.

Il est facile de montrer ce renouvellement des os. Si
l'on nourrit pendant un certain temps des moutons avec de
la garance, la couche externe des os formée pendant cette
période est colorée en rouge. Si l'on supprime la garance,
de nouvelles couches blanches se forment à la surface des
os et la couche rouge s'enfonce vers le centre. On peut
ainsi provoquer la formation d'autant de couches blanches
ou rouges qu'on voudra.

On peut démontrer d'une façon encore plus frappante
que les os se renouvellent par l'extérieur, en introduisant
sous le périoste (*p*, fig. 151, à gauche) un fil *f* d'un métal
inattaquable, tel que le platine ; ce fil sera bientôt recouvert par une couche d'os de plus en plus épaisse (fig. 152,

au milieu) et finalement sera rejeté dans la moelle (*m*, fig. 153, à droite). D'ailleurs, si le périoste venait à manquer, les os ne pourraient se reformer ; c'est donc aux dépens du périoste que la substance des os se renouvelle constamment.

L'observation directe du périoste permet d'ailleurs de suivre la façon dont les os se renouvellent. A la partie interne du périoste, au contact de l'os, on voit une couche

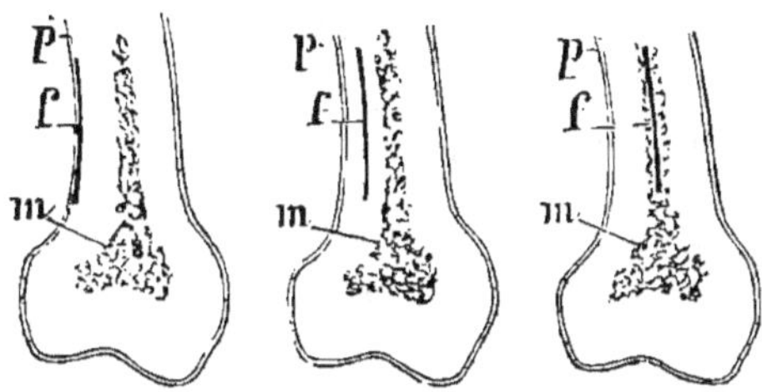

Fig. 151, 152, 153. — Un fil de platine *f* introduit sous le périoste *p* (fig. 151) est peu à peu recouvert par l'os (fig. 152) et finit par arriver dans la moelle *m* (fig. 153.)

de cellules qui se divisent très activement ; puis certaines de ces cellules prennent une forme étoilée et s'entourent d'une substance dure qu'elles produisent elles-mêmes ; ces cellules se soudent ensuite entre elles par leur substance dure et constituent l'os.

Cette propriété du périoste de renouveler l'os a été utilisée en chirurgie d'une façon très intéressante. Dans certaines opérations on enlève complètement un os en respectant le périoste. Au bout d'un certain temps l'os est complètement reformé, grâce au périoste qui a continué à produire de la matière osseuse. On est même arrivé à reformer complètement une portion d'os disparu et où manque même le périoste. Pour cela on applique à la place où l'os manque un morceau de périoste pris ailleurs ; ce périoste ainsi transplanté continue à vivre, se soude au périoste qui l'entoure, remplace ainsi le périoste perdu et régénère la portion d'os qui manque. On a donné à cette opération le nom de *greffe osseuse*.

101. Structure des os. — Si l'on examine au microscope la structure d'un os (fig. 154), on y reconnaît la présence d'un grand nombre de petits canaux appelés *canaux de Havers* C, autour desquels la substance de l'os est disposée en couches concentriques. Ces canaux se ramifient dans toutes les directions et renferment des artères, des veines, des nerfs qui assurent la nutrition de l'os.

L'os est en effet un tissu vivant : on y reconnaît des cellules formées d'un noyau *c* et de protoplasma *n* (fig. 155) ; ces cellules, appelées *ostéoblastes* (*o*, fig. 154), sont logées

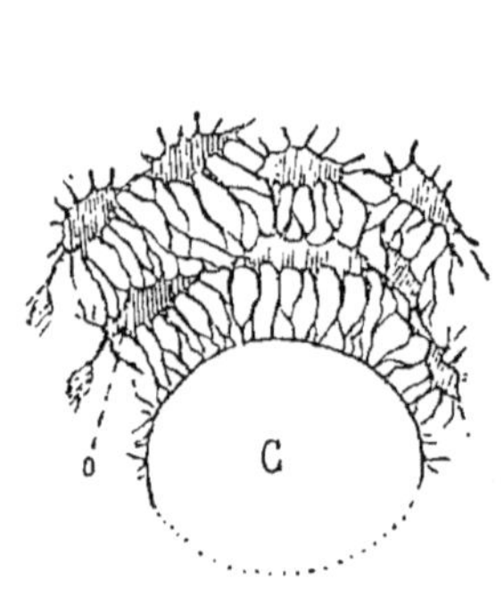

Fig. 154. — Coupe faite dans un os. — C, canal de Havers ; *o*, ostéoblastes.

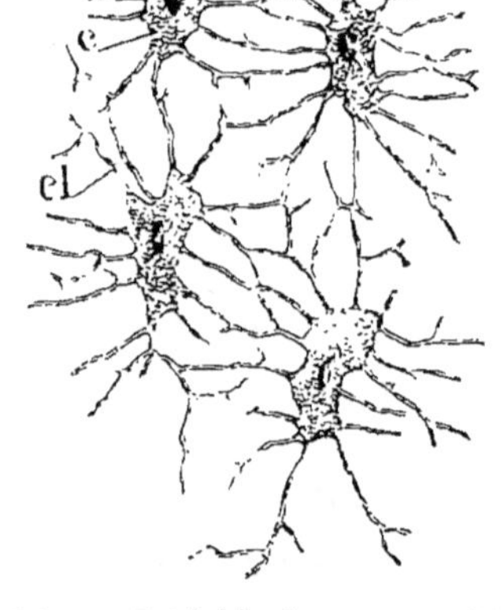

Fig. 155. — Ostéoblastes. — *n*, noyau ; *c*, protoplasma ; *cl*, canaux faisant communiquer les ostéoblastes.

dans de petites cavités qui communiquent entre elles par de petits canaux très minces (*cl*, fig. 155) et sont disposées par cercles concentriques autour des *canaux de Havers* (fig. 154). Les ostéoblastes qui peuvent ainsi communiquer entre eux sont comme plongés dans une substance homogène formée d'osséine incrustée de sels de chaux.

Le cartilage est aussi un tissu vivant formé de cellules qui sont situées au milieu d'une matière azotée homogène analogue à l'osséine.

RÉSUMÉ

Squelette de l'homme. — Le squelette est l'ensemble des parties dures, os et cartilages, qui servent à soutenir les autres organes. On peut résumer de la manière suivante l'énumération des principales parties du squelette de l'homme.

1° Squelette de la tête.

Os du crâne :
- occipital.
- 2 pariétaux.
- frontal.
- 2 temporaux.
- ethmoïde et sphénoïde.

Os de la face :
- 2 os malaires.
- 2 os du nez.
- 2 maxillaires supérieurs (réunis).
- Maxillaire inférieur.

2° Squelette du tronc.

7 vertèbres cervicales :
- 1re (atlas).
- 2e (axis).
- 5 autres.

12 vertèbres dorsales :
- 7 portant les vraies côtes directement rattachées au sternum.
- 5 portant les fausses côtes :
  - 3 indirectement rattachées au sternum.
  - 2 fausses côtes libres.

(Cage thoracique.)

- 5 vertèbres lombaires.
- Sacrum (formé de 5 vertèbres soudées entre elles).
- Coccyx (formé de 4 vertèbres soudées entre elles).

3° Squelette des membres supérieurs.

Ceinture scapulaire :
- 2 omoplates.
- 2 clavicules.

Chacun des deux membres supérieurs proprement dits :
- humérus (bras).
- cubitus et radius (avant-bras).
- carpe (8 os du poignet).
- métacarpe (5 os de la paume de la main).
- phalanges, phalangines, phalangettes (os des doigts).

4° Squelette des membres inférieurs.	Ceinture pelvienne..	2 os iliaques composés chacun de :	iléon, ischion, pubis (réunis).	la ceinture pelvienne jointe aux os du sacrum forme le *bassin.*
	Chacun des deux membres inférieurs proprement dits....	fémur (cuisse) et rotule (genou). tibia et péroné (jambe). tarse, 5 os dont le calcanéum (os du talon). métatarse (5 os du pied). phalanges, phalangines, phalangettes.	(os des doigts).	

Articulations. — Une *articulation*, c'est-à-dire la manière dont les os se réunissent, peut être mobile ou immobile. Dans le cas où l'articulation est mobile, le frottement est amorti par une sorte de sac contenant un liquide (synovie). Les os d'une même articulation sont réunis par des ligaments qui les empêchent de se séparer les uns des autres.

Os, constitution, développement et structure. — Les os sont constitués de la manière suivante :

Os.....
- *Périoste*, membrane extérieure par où se renouvellent les substances qui forment l'os.
- *Substance osseuse proprement dite*, composée de carbonate de chaux, phosphate de chaux et osséine.
- *Moelle*, tissu mou intérieur par où se résorbent les substances qui forment les os.

La substance osseuse est un tissu vivant formé de cellules (qu'on nomme *ostéoblastes*) reliées entre elles par de fins canaux à travers la substance osseuse.

VIII

SYSTÈME NERVEUX

102. Sensibilité. — Nous avons étudié jusqu'ici les principaux organes qui servent à entretenir la vie, sans nous occuper de la façon dont l'homme peut entrer en relation avec les objets qui l'entourent. Nous savons cependant que presque chaque partie du corps peut servir à nous rendre compte de ce qui nous environne : nos yeux nous font connaître la couleur et la forme des objets; nos oreilles nous font percevoir les sons, nos doigts nous permettent d'apprécier la forme, la dureté, la température de ce que nous touchons.

Cette faculté que nous avons de percevoir les impressions a reçu le nom de *sensibilité;* et l'ensemble des organes de la sensibilité constitue le *système nerveux.*

Avant d'étudier en détail chaque partie du système nerveux, nous donnerons succinctement une idée générale de la forme et du fonctionnement de l'ensemble.

103. Nerfs. — Toutes les parties du corps sont plus ou moins sensibles. Lorsque nous piquons avec une épingle une partie quelconque de notre bras, nous ressentons immédiatement une impression de douleur. Mais à quoi devons-nous de ressentir cette impression? Si l'on pouvait disséquer la partie de notre bras qui a été piquée, on y verrait de petits filets blancs (*n*, fig. 156) appelés *nerfs*, qui se ramifient à l'intérieur des chairs. Dans les autres parties du corps, les nerfs existent aussi et sont d'autant plus nombreux que la région qu'on étudie est plus sensible. De plus, lorsqu'un nerf a été coupé, toute la partie du corps où ce nerf se ramifie devient insensible. Les nerfs sont donc les organes de la sensibilité.

Dans toutes les parties du corps qui peuvent nous transmettre des impressions, nous trouvons des nerfs (voy. fig. 166); aux yeux aboutissent des nerfs sans lesquels nous ne pourrions voir; dans les oreilles sont d'autres nerfs sans lesquels nous ne pourrions entendre.

Mais si l'on coupait tous les nerfs qui se rendent dans un bras, non seulement ce bras serait insensible, mais encore il ne pourrait remuer, il serait paralysé. Les nerfs ne sont donc pas seulement les organes de la sensibilité; ce sont aussi les organes du mouvement. En un mot, les nerfs peuvent être *sensitifs* et *moteurs*.

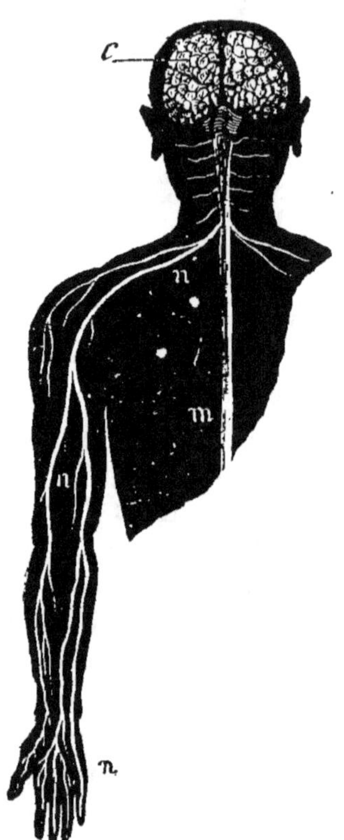

Fig. 156. — Les sensations éprouvées par la main sont transmises par les nerfs *n* à la moelle épinière *m* et au cerveau *c*.

104. Moelle épinière et encéphale. — Suivons l'un des nerfs dont nous venons de parler, un de ceux du bras par exemple, nous voyons qu'il se réunit à d'autres nerfs semblables à lui. Il se forme ainsi un nerf plus gros qui remonte tout le long du bras et se dirige vers la colonne vertébrale. Là, nous voyons ce nerf passer par l'intervalle de deux vertèbres et se réunir à un gros cordon nerveux que nous appelerons *moelle épinière* (*m*, fig. 157). La moelle épinière est renfermée dans le canal formé par la superposition des vertèbres et reçoit les nerfs venant des différentes parties du corps.

A la partie supérieure de la colonne vertébrale, la moelle épinière pénètre, par le trou de l'os occipital, dans la cavité du crâne, devient plus épaisse et prend le nom de *bulbe* ou *moelle allongée* (*b*, fig. 157). Puis, le bulbe lui-même forme un premier renflement appelé *cervelet* (*c*, fig 157) et un second renflement plus considérable qui remplit presque toute la boîte crânienne et qu'on nomme le *cerveau* (*h*, fig. 157). On donne à l'ensemble du cerveau, du cervelet et du bulbe qui se trouvent à l'intérieur du crâne le nom d'*encéphale* (1).

Un certain nombre de nerfs se rattachent au bulbe, d'autres se réunissent directement au cerveau. On peut donc dire que tous les nerfs se rattachent au cerveau, soit directement, soit par l'intermédiaire de la moelle épinière. Les nerfs qui, par suite d'un accident ou d'une opération, ne communiquent plus avec le cerveau, ne transmettent aucune impression, ne provoquent aucun mouvement volontaire. Le *cerveau est donc l'organe qui*.

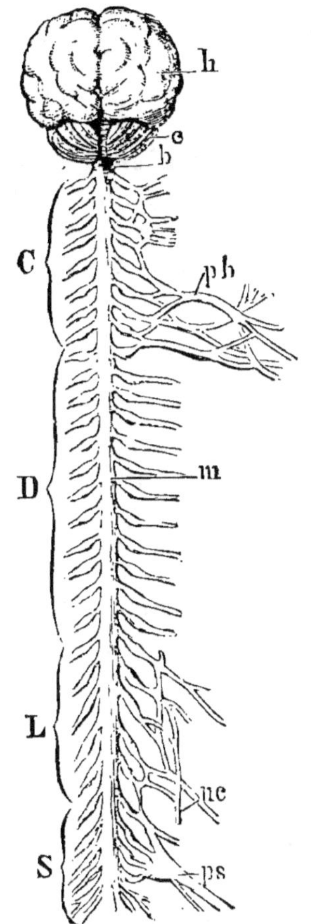

Fig. 157. — Système nerveux central. — *h*, cerveau ; *c*, cervelet ; *b*, bulbe ; C, nerfs de la région cervicale ; D, de la région dorsale ; L, de la région lombaire ; S, de la région sacrée ; *pb*, plexus brachial ; *nc*, nerf crural ; *ps*, plexus sacré.

____

(1) De ἐν (*en*) dans (κεφαλή (*céphalé*) tête.

1° Nous fait percevoir les impressions que les nerfs lui transmettent des différentes parties du corps;

2° Transmet aux nerfs la volonté que nous avons d'exécuter tel ou tel mouvement.

105. Système nerveux céphalo-rachidien. — On donne à l'ensemble de l'encéphale, de la moelle épinière et des nerfs qui s'y rattachent, le nom de *système nerveux céphalo-rachidien* (1). Nous allons étudier successivement la structure et les fonctions des différentes parties de ce système nerveux, savoir :

1° La moelle épinière;

2° L'encéphale formé par le cerveau, le cervelet et le bulbe;

3° Les nerfs qui se rattachent à la moelle épinière ou à l'encéphale.

106. Moelle épinière. — La moelle épinière, nous l'avons vu, s'étend dans le canal formé par la partie postérieure des vertèbres; c'est un cordon à peu près cylindrique (fig. 157) mais présentant deux renflements, l'un dans la région où naissent les nerfs des bras, l'autre dans la région où naissent les nerfs des jambes. A sa partie inférieure, la moelle épinière se termine en pointe; à sa partie supérieure, elle pénètre dans le crâne par le trou occipital et se continue par l'encéphale.

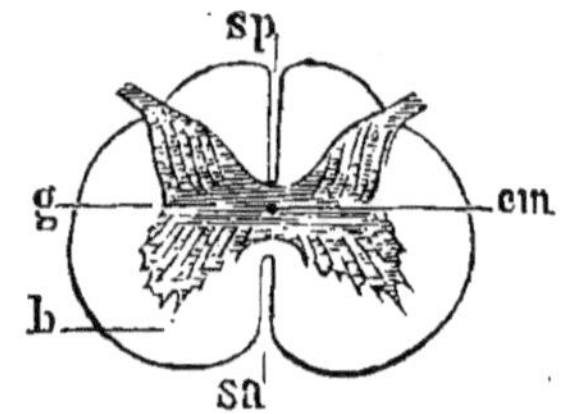

Fig. 158. — Coupe transversale dans la moelle épinière; *g*, substance grise; *b*, substance blanche; *cm*, canal médullaire, *sp*, sillon postérieur; *sa*, sillon antérieur.

Tout le long de la face postérieure de la moelle épinière,

----

(1) Le système céphalo-rachidien est ainsi nommé parce que les parties principales qui le constituent (encéphale et moelle) sont renfermées dans la tête et la colonne vertébrale, appelée aussi rachis.

nous voyons un repli profond ; c'est le *sillon postérieur* (*sp*, fig. 158) ; sur la face antérieure de la moelle est un repli analogue qui est le *sillon antérieur* (*sa*, fig. 158).

Si l'on coupe la moelle en travers (fig. 158), on aperçoit au centre un petit canal appelé *canal médullaire c m*, qui s'étend tout le long de la moelle ; dans la moelle même nous pouvons distinguer deux régions : 1° au centre, une partie *g* colorée en gris et qui a à peu près la forme d'une croix ; 2° à la périphérie, une partie blanche *b*. La moelle épinière est donc formée à la fois de substance blanche et de substance grise.

La moelle épinière est entourée de trois membranes concentriques qu'on appelle les *méninges*, et qui sont, en allant de l'intérieur à l'extérieur :

1° La *pie-mère,* qui est étroitement appliquée contre la moelle et renferme beaucoup de vaisseaux sanguins;

2° L'*arachnoïde*, qui est séparée de la pie-mère par un liquide appelé liquide céphalo-rachidien ;

3° La *dure-mère*, membrane plus résistante que les précédentes et qui est appliquée contre les vertèbres.

107. Encéphale. — L'encéphale ayant une structure complexe, nous allons l'examiner successivement par-dessus, par-dessous, et dans une coupe longitudinale.

1° *Encéphale vu par-dessus.* — La moelle épinière pénètre dans le crâne par le trou de l'os occipital, s'élargit et prend le nom de *bulbe* (*b* fig. 157). Au-dessus du bulbe, nous voyons le *cervelet* (*c*, fig. 157), puis le *cerveau* dont la partie supérieure est formée par deux masses appelées *hémisphères* (*h*, fig. 157) et situées l'une à droite et l'autre à gauche.

Le cervelet est divisé en trois lobes par deux sillons longitudinaux ; il y a un lobe médian ou vermis, un lobe droit et un lobe gauche ; sur chaque lobe du cervelet, on voit un grand nombre de replis transversaux (fig. 159).

Les hémisphères présentent à leur surface de nombreux

replis sinueux qu'on nomme les *circonvolutions du cerveau*. Si l'on écarte l'un de l'autre les deux hémisphères, on voit qu'ils sont réunis à leur base par une large lame blanche qui porte le nom de *corps calleux* (fig. 159).

Soulevons les hémisphères par l'extrémité qui est au contact du cervelet, nous verrons en-dessous (fig. 159) les parties suivantes qui sont comme le prolongement du bulbe et du cervelet.

1° Les *tubercules quadrijumeaux* *tq*, formés par quatre petites masses nerveuses arrondies à leur partie supérieure.

2° Les *couches optiques co*, au nombre de deux et plus grosses que les tubercules quadrijumeaux.

3° Les *corps striés cs*, également au nombre de deux.

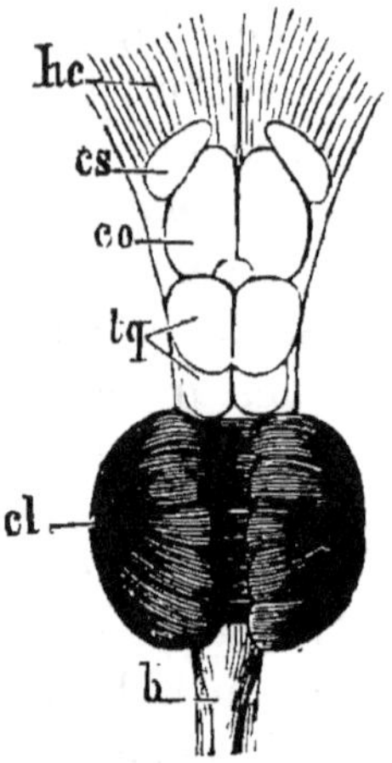

Les hémisphères s'attachent dans le voisinage des corps striés et en se rabattant recouvrent les parties que nous venons d'énumérer.

Fig. 159. — Cerveau dont on a enlevé les hémisphères. — *hc*, base des hémisphères ; *cs*, corps striés ; *co*, couches optiques ; *tq*, tubercules quadrijumeaux ; *cl*, cervelet ; *b*, bulbe.

Entre les tubercules quadrijumeaux et les corps striés on voit sur la figure 159 un petit renflement qui est la *glande pinéale*.

2° *Encéphale vu par-dessous*. — Examinons la face inférieure de l'encéphale ; nous voyons (fig. 160) :

1° La face inférieure du *bulbe b* ;

2° La *protubérance annulaire pa* (ou *pont de Varole*), sorte de bande transversale située au-dessous du cervelet ;

3° Les *pédoncules du cerveau pc* dont l'ensemble forme une masse allongée et divisée en deux parties par un sillon longitudinal.

En avant des pédoncules du cerveau, on voit deux nerfs

qui se terminent chacun par un renflement ; ce sont les

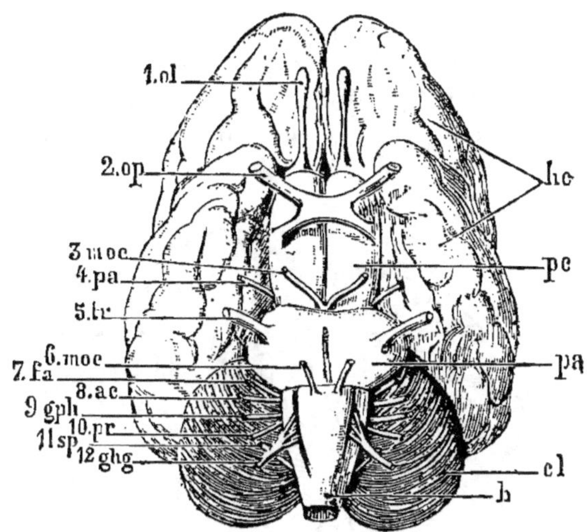

Fig. 160. — Encéphale vu par-dessous. — *he*, hémisphères ; *pc*, pédoncules du cerveau ; *pa*, protubérance annulaire ; *cl*, cervelet ; *b*, bulbe ; *1.ol*, nerfs olfactifs ; *2.op*, nerfs optiques ; *3.mo.c*, nerfs moteurs oculaires communs ; *4.pa*, nerfs pathétiques ; *5.tr*, nerfs trijumeaux ; *6.moe*, nerfs moteurs oculaires externes ; *7.fa*, nerfs faciaux ; *8.ac*, nerfs acoustiques ; *9.gph*, nerfs glosso-pharyngiens ; *10.pr*, nerfs pneumogastriques ; *11.sp*, nerfs spinaux ; *12.ghy*, nerfs grands hypoglosses.

nerfs olfactifs qui se renflent en formant les *lobes olfactifs* 1. *ol.*

3° *Coupe longitudinale de l'encéphale.* — Pour mieux nous rendre compte de la structure de l'encéphale, coupons-le en long de façon à le diviser en deux parties égales (fig. 161).

Au delà du cervelet nous voyons quatre petites masses arrondies, deux à droite et deux à gauche, portées par les

---

(1) Nous voyons (fig. 161) que chacun des deux lobes latéraux du cervelet est relié au bulbe par un cordon appelé *pédoncule inférieur du cervelet pi* et rattaché aux pédoncules du cerveau par un autre cordon appelé *pédoncule supérieur du cervelet ps ;* à droite et à gauche, le cervelet est réuni au pont de Varole par les pédoncules moyens *pm.*

pédoncules du cerveau : ce sont les *tubercules quadrijumeaux* (*tq*, fig. 159 et fig. 161) ; au milieu de la seconde
paire de tubercules quadrijumeaux, on voit un petit corps
arrondi qui est la *glande pinéale* (*gp*, fig. 161) (1).

En nous éloignant toujours du cervelet, nous voyons
encore deux masses arrondies, l'une à droite et l'autre à

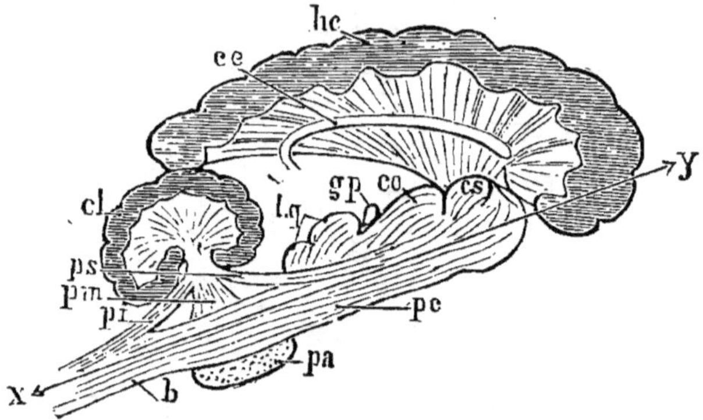

Fig. 161. — Encéphale coupe en long. — *hc*, hémisphères ; *ce*, corps calleux ; *cs*, corps striés ; *co*, couches optiques ; *gp*, glande pinéale ; *tq*, tubercules quadrijumeaux ; *pc*, pédoncules du cerveau ; *cl*, cervelet ; *pa*,
protubérance annulaire ; *ps*, *pm*, *pi*, pédoncules supérieurs, moyens et
inférieures du cervelet ; *b*, bulbe.

gauche : ce sont les *couches optiques* (*co*, fig. 159 et fig.
161) ; puis deux autres masses qui sont les *corps striés*
(*cs*, fig. 159 et fig. 161) ; enfin, au delà des corps striés,
nous voyons l'insertion des hémisphères qui se rabattent
sur les parties que nous venons de décrire.

4° *Résumé*. — En somme, on peut se faire une idée de
la constitution de l'encéphale en supposant que le bulbe qui
se continue par les pédoncules du cerveau porte successivement :

1° Le cervelet *cl* ;

____

(1) Descartes plaçait le siège de l'âme dans la glande pinéale.

2° Les 4 tubercules quadrijumeaux *tq;*

3° Les 2 couches optiques *co;*

4° Les 2 corps striés *cs;*

5° Les deux hémisphères, qui recouvent les parties précédentes.

Ajoutons que la partie superficielle de l'encéphale est formée d'une substance grise que nous avons déjà vue à l'intérieur de la moelle; tandis que la partie centrale est formée d'une substance blanche semblable à la substance blanche des nerfs et de la partie superficielle de la moelle.

Les trois méninges (pie-mère, arachnoïde et dure-mère) qui entourent la moelle épinière, se prolongent dans la cavité du crâne et enveloppent l'encéphale.

Dans certains cas, le liquide céphalo-rachidien est très abondant. L'encéphale est alors comprimé et le crâne est dilaté par la pression de ce liquide. On appelle hydrocéphales (1) les individus atteints de cette infirmité ; leur tête atteint des dimensions énormes, mais l'encéphale étant très réduit, leurs facultés intellectuelles sont peu développées.

Les méninges sont quelquefois le siège d'une irritation spéciale très douloureuse qui occasionne la maladie connue sous le nom de *méningite*. Ces maladies frappent surtout les jeunes enfants et sont souvent mortelles.

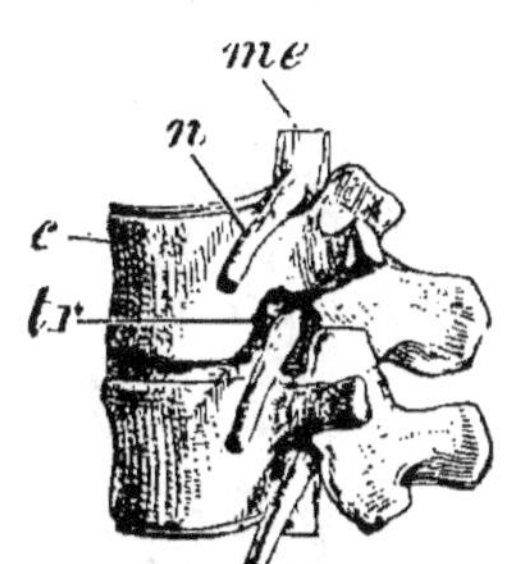

Fig. 162. — Deux vertèbres superposées montrant les nerfs *n* qui prennent naissance sur la moelle *me* et sortent du canal neural par les trous de conjugaison *tr.*—*c*, corps d'une vertèbre.

108. Nerfs de la moelle. —

La moelle épinière donne naissance à un grand nombre de nerfs qui transmettent la sensibilité et les mouvements aux différentes parties du tronc et des membres. Chaque paire de nerfs naît au niveau

---

(1) De *hydor*, eau et *céphalé*, tête; la tête des hydrocéphales paraît pleine d'eau.

de l'intervalle de deux vertèbres consécutives ; ces nerfs sortent ensuite du canal neural grâce à une disposition spéciale des vertèbres : les anneaux des vertèbres dont la superposition forme le canal neural ne sont pas en contact

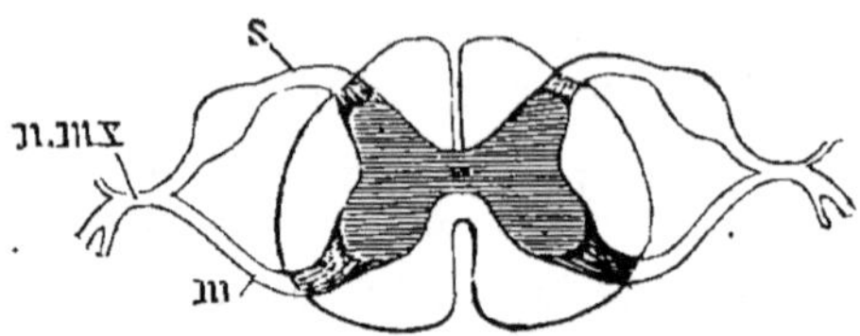

Fig. 163. — Coupe transversale dans la moelle épinière ; *s*, racine postérieure sensitive et *m*, racine antérieure motrice du nerf mixte *m.mx.*

les uns avec les autres sur tout leur pourtour, ils laissent à droite et à gauche de la moelle, vis-à-vis la naissance du nerf, un petit trou appelé *trou de conjugaison* (*tr*, fig. 162) par où chaque nerf peut sortir.

En examinant avec soin la naissance de ces nerfs, on voit que chacun d'eux s'insère sur la moelle par deux filets distincts, l'un en avant, l'autre en arrière ; ce sont les deux *racines des nerfs*, la *racine postérieure* (*s*, fig. 163 et *ps*, fig. 164) et la *racine antérieure* (*m*, fig. 163 et *am*, fig. 164) ; les deux racines se réunissent avant que le nerf ne sorte du canal neural et jouissent, comme nous allons le voir, de propriétés très différentes.

Si l'on coupait en effet les nerfs qui se rendent dans un bras après

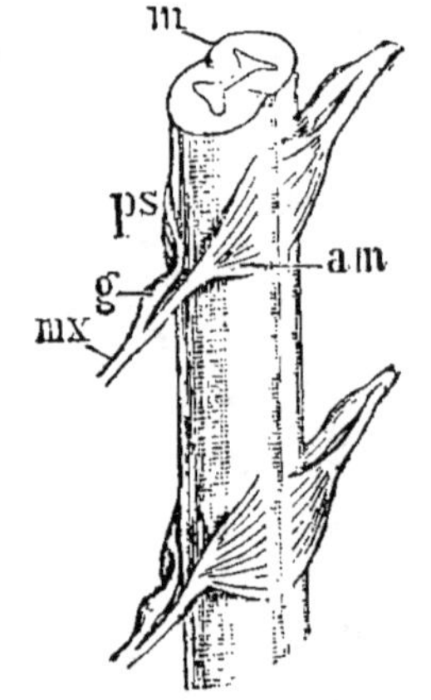

Fig. 164. — Naissance des nerfs mixtes *m.x* sur la moelle *m*. — *ps*, racine postérieure sensitive ; *am*, racine antérieure motrice ; *g*, ganglion.

la réunion des deux racines en *n.mx* (fig. 163), le bras serait à la fois insensible et paralysé ; les nerfs du bras sont donc à la fois sensitifs et moteurs. Si l'on coupait seu-

lement la racine postérieure *s* de ces nerf, le bras serait
insensible tout en restant doué de mouvement ; si on coupait la racine antérieure *m*, le bras serait paralysé tout
en restant sensible.

La racine postérieure est donc formée par un nerf sensitif et la racine antérieure par un nerf moteur ; le nerf
n. mx (fig. 163) est ce que nous appelerons un *nerf mixte*.

109. Nerfs de l'encéphale. — Les nerfs qui naissent
de l'encéphale sont au nombre de douze paires ; les quatre

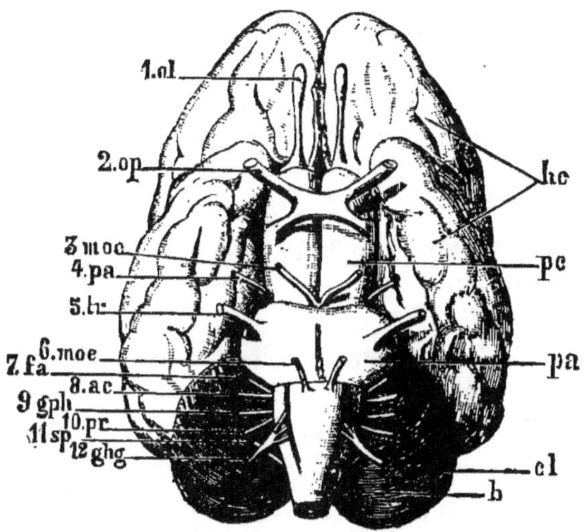

Fig. 165. — Encéphale vu par-dessous et montrant la naissance des nerfs.
— *1.ol,* nerfs olfactifs ; *2.op,* nerfs optiques ; *3.moc,* nerfs moteurs oculaires communs ; *4.pa,* nerfs pathétiques : *5.tr,* nerfs trijumeaux ; *6.moc,*
nerfs moteurs oculaires externes : *7.fa.* nerfs faciaux ; *8.ac,* nerfs acoustiques ; *9.gph,* nerfs glosso-pharyngiens ; *10.pr,* nerfs pneumo-gastriques ;
11.sp, nerfs spinaux ; *12 ghg,* nerfs grands hypoglosses ; *hc,* hémisphères ; *pc,* pédoncules du cerveau ; *pa,* protubérance annulaire ; *cl,* cervelet ;
b, bulbe.

premières paires s'insèrent sur les pédoncules du cerveau
la cinquième sur la protubérance annulaire, et les sept
autres sur le bulbe.

1° Les *nerfs olfactifs* (1, *ol*, fig. 165) naissent sur les
pédoncules du cerveau, en avant des corps striés. Ces nerfs

vont se ramifier dans la muqueuse des fosses nasales et nous transmettent la sensation des odeurs.

2° Les *nerfs optiques* (2 *op*) s'insèrent à peu près entre les tubercules quadrijumeaux et les couches optiques (1). Ce sont deux gros nerfs qui se rendent dans les yeux et nous transmettent les impressions lumineuses. Les nerfs optiques présentent près de leur naissance une particularité remarquable : les fibres qui les composent s'entrecroisent de façon à ce que la moitié des fibres de l'un des nerfs passe dans l'autre ; c'est ce qu'on appelle le *chiasma* des nerfs optiques,

3° Les *nerfs moteurs oculaires communs* (3. *moc*) se rendent sur les muscles des yeux et les font mouvoir à la fois ;

4° Les *nerfs pathétiques* (4. *pa*) ont un rôle analogue à celui des précédents. Ce sont donc aussi des nerfs moteurs.

5° Les *nerfs trijumeaux* (5. *tr*) sont à la fois moteurs et sensitifs ; ils prennent naissance sur la protubérance annulaire et se ramifient surtout dans les fosses nasales et les mâchoires ;

6° Les *nerfs moteurs oculaires externes* (6. *moe*) sont des nerfs moteurs du globe de l'œil ;

7° Les *nerfs faciaux* (7. *fa*) se ramifient surtout dans les muscles de la face dont ils règlent les mouvements ;

8° Les *nerfs acoustiques* (8. *ac*) se rendent dans la partie profonde de l'oreille et nous permettent de percevoir les sons ;

9° Les *nerfs glosso-pharyngiens* (9. *gph*) innervent le pharynx et la langue, ces nerfs nous permettent d'apprécier le goût des objets, mais ce n'est pas là leur seule fonction ; ils nous transmettent aussi l'impression résultant du contact des corps étrangers ;

---

(1) Les fibres qui forment les nerfs optiques naissent sur les tubercules quadrijumeaux et non sur les couches optiques ; malgré le nom impropre qui leur a été donné, les couches optiques ne jouent donc aucun rôle dans la vision.

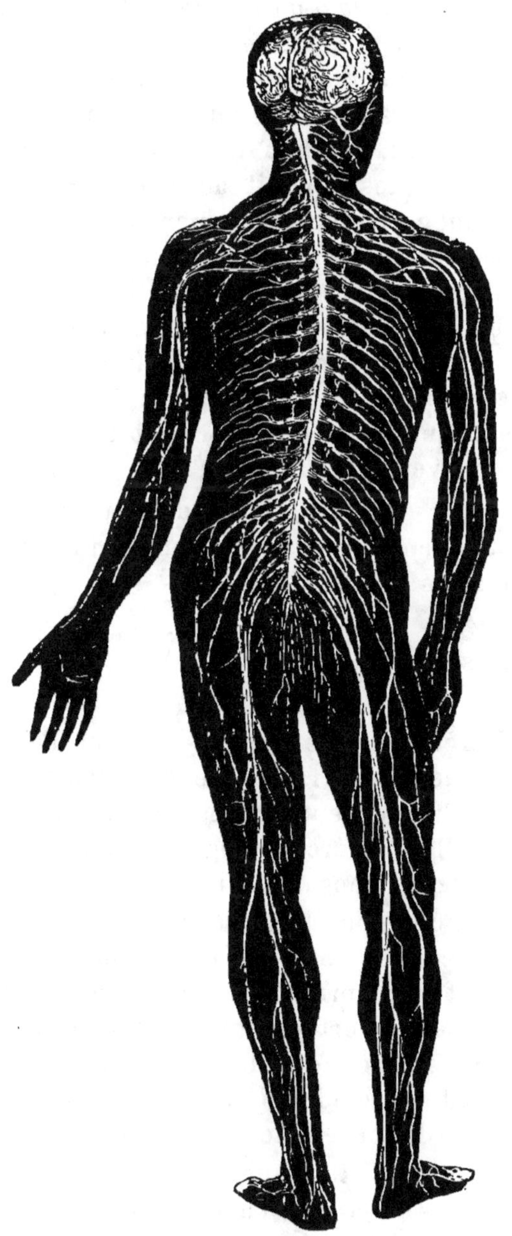

Fig. 166. — Système nerveux.

10° Les *nerfs pneumo-gastriques* (10. *pr*) sont des nerfs à la fois moteurs et sensitifs qui innervent le cœur, les poumons et l'estomac; mais c'est surtout par leur action sur les mouvements du cœur que ces muscles sont importants. Cette action, au lieu de provoquer ou d'accélérer les mouvements, les ralentit au contraire; si l'on coupe le nerf pneumogastrique d'un chien par exemple, et qu'on supprime par conséquent l'action de ce nerf sur le cœur, on voit les mouvements de contraction du cœur devenir plus rapides et moins réguliers; si au contraire on excite ce nerf de façon à augmenter son action, les mouvements du cœur se ralentissent. L'une des fonctions des nerfs pneumo-gastriques est donc de ralentir et aussi de régulariser les mouvements du cœur;

11° Les *nerfs spinaux* (11. *sp*) donnent une branche qui se soude au pneumo-gastrique et une autre qui se ramifie dans les muscles du larynx;

12° Les *nerfs grands hypoglosses* (12 *ghg*) sont les nerfs moteurs de la langue.

110. Fonctions des nerfs. — Il faut d'abord démontrer que le rôle des nerfs est exclusivement *conducteur* c'est-à-dire qu'ils servent simplement d'intermédiaire entre le cerveau et les différents organes sans provoquer par eux-mêmes aucune sensation ou aucun mouvement.

Pour cela, coupons un nerf sensitif, le nerf optique d'un lapin, par exemple; les sensations lumineuses cessent immédiatement de se produire, et cela quel que soit le point où on a coupé le nerf optique, par conséquent aucune partie de ce nerf ne peut donner de sensation, son rôle est simplement de conduire au cerveau l'impression qu'il a reçue, et c'est le cerveau seul qui donne la sensation.

Coupons maintenant un nerf moteur tel que le nerf facial; les muscles de la face dans lesquels se ramifie ce nerf cesseront aussitôt de se mouvoir malgré la volonté que pourrait en avoir l'animal opéré. Le nerf facial privé de communication avec le cerveau est donc incapable de provoquer un mouvement, il sert seulement à transmettre l'ordre de mouvement parti du cerveau.

111. Excitabilité des nerfs. — Les agents naturels qui provoquent le fonctionnement des nerfs sont donc, d'une part les excitations venues du dehors et agissant sur les organes, d'autre part la volonté qui a son siège dans le cerveau.

Pour faciliter l'étude des fonctions des nerfs on remplace ces excitants naturels par des agents artificiels toujours à la disposition de l'expérimentateur et qui produisent exactement le même résultat; ces agents sont le pincement et les courants électriques. Si l'on pince le **nerf** optique d'un animal ou si on l'excite avec un courant électrique, cet animal ressent une sensation lumineuse exactement comme si l'œil avait reçu une impression lumineuse. De même, si l'on pince le nerf facial ou si on l'excite par un courant électrique, les muscles de la face se meuvent comme si l'ordre en avait été donné par le cerveau.

A l'aide de ces méthodes nous allons pouvoir étudier facilement les fonctions des différents nerfs.

112. Nerfs sensitifs. — Les nerfs exclusivement sensitifs sont peu nombreux; on les appelle aussi nerfs centripètes parce qu'ils servent à transmettre les impressions depuis les organes de la périphérie du corps jusqu'aux centres nerveux. Parmi les nerfs sensitifs nous citerons:

Les *nerf optiques* qui transmettent au cerveau les impressions lumineuses. Quel que soit l'agent qui impressionne le nerf optique, que ce soit la lumière, le contact d'un corps étranger ou l'électricité, la sensation perçue par le cerveau est toujours une sensation lumineuse. Le nerf optique ne peut donc nous faire éprouver que des sensations d'une seule sorte, c'est ce qu'on appelle un nerf de *sensibilité spéciale*. Une expérience très simple nous rendra compte de cette spécialisation du nerf optique ; il suffit d'exercer avec le bout du doigt une légère pression sur le globe de l'œil où se termine le nerf optique pour éprouver la sensation d'un cercle lumineux, alors même que l'œil reste fermé. La pression du nerf optique transmise au cerveau nous a donné une impression lumineuse.

Les *nerfs acoustiques* et *les nerfs olfactifs* qui sont aussi des nerfs de sensibilité spéciale, transmettent seulement au cerveau, les premiers des impressions de son, les seconds des impressions d'odeur.

Il existe enfin quelques nerfs exclusivement sensitifs qui ne sont pas aussi spécialisés que les nerfs dont nous venons de parler et qui nous transmettent des impressions générales telles que celles résultant du contact des objets, ce sont des nerfs de *sensibilité générale ;* tels sont les nerfs *glosso-pharyngiens* et le nerf lingual qui est une branche du trijumeau.

113. Nerfs moteurs. — Les nerfs moteurs sont ceux qui servent exclusivement à transmettre aux organes la volonté qu'a le cerveau d'effectuer tel ou tel mouvement. Cette transmission s'effectuant toujours à partir des centres nerveux vers les organes, on appelle aussi les nerfs moteurs *nerfs centrifuges*.

Les nerfs exclusivement moteurs sont rares ; parmi les plus importants nous citerons : les *nerfs moteurs oculaires communs*, les *nerfs moteurs oculaires externes*, les *nerfs pathétiques*, les *nerfs spinaux*, etc. Si on excite un de ces nerfs d'une façon quelconque, par la pression ou par l'électricité, il en résulte toujours une contraction musculaire, un mouvement ; ces nerfs ne nous font éprouver aucune espèce de sensation.

114. Nerfs mixtes. — La plupart des nerfs sont à la fois sensitifs et moteurs ; ils peuvent nous transmettre les impressions du dehors et nous servir à exécuter des mouvements. On les appelle des *nerfs mixtes*. Si on excite un nerf mixte de la patte d'un animal, on voit qu'en même temps l'animal manifeste de la douleur et remue la patte.

Parmi les nerfs mixtes nous étudierons surtout les *nerfs rachidiens* qui naissent de la moelle épinière (fig. 166). Nous savons (fig. 163) que chacun de ces nerfs s'attache à la moelle épinière par deux racines, l'une antérieure *m* et l'autre postérieure *s*.

Sur un animal vivant mettons à nu les deux racines d'un nerf rachidien se rendant dans une patte de façon à pouvoir les exciter séparément. Excitons d'abord la racine postérieure, l'animal donnera des signes de douleur et manifestera sa douleur par des cris ou des mouvements généraux, mais non par des mouvements particuliers de la patte où se rend le nerf excité. De plus, si l'on coupe cette racine postérieure, le nerf ne transmet plus au cerveau les impressions qu'il reçoit; mais il peut néanmoins transmettre les ordres de mouvement venus du cerveau. La partie de la patte où se rend le nerf est donc insensible tout en restant mobile. Nous devons en conclure que la *racine postérieure* du nerf rachidien est une *racine sensitive*.

Des expériences analogues faites sur la racine antérieure donnent un résultat tout différent. Si l'on excite la racine antérieure, l'animal ne donne aucun signe de douleur, mais remue la patte où se rend le nerf: si l'on coupe cette même racine, la patte est paralysée tout en restant sensible; la *racine antérieure* est une *racine motrice*.

On peut donc considérer un nerf rachidien comme constitué par la réunion de deux nerfs, l'un sensitif formé par la racine postérieure, l'autre moteur formé par la racine antérieure.

La plupart des nerfs qui prennent naissance sur l'encéphale sont aussi des nerfs mixtes, à la fois sensitifs et moteurs ; mais ils n'ont pas deux racines comme les nerfs rachidiens.

Quelques nerfs mixtes ont une fonction dont nous n'avons pas encore parlé. Excitons par exemple la *corde du tympan*, branche du nerf facial ; le résultat de cette excitation sera une abondante sécrétion de salive ; à chaque glande correspond ainsi un nerf qui provoque sa sécrétion. On appelle *nerfs sécréteurs* les nerfs qui ont la propriété de provoquer la sécrétion des glandes.

115. Fonctions de la moelle épinière ; pouvoir conducteur. — Nous venons de voir que les impressions reçues par les nerfs rachidiens arrivaient au cerveau et que la volonté d'opérer certains mouvements était transmise par le cerveau aux mêmes nerfs rachidiens. Mais les nerfs rachidiens sont reliés au cerveau par la moelle épinière ; la moelle épinière a donc le pouvoir de conduire au cerveau les impressions reçues par les nerfs et de transmettre du cerveau aux nerfs la volonté d'opérer un mouvement ; c'est ce qu'on appelle le *pouvoir conducteur* de la moelle. Si on coupe la moelle à un certain niveau, toutes les parties du corps qui reçoivent les nerfs issus de la partie de la moelle isolée du cerveau sont en effet insensibles et paralysées.

Si, au lieu de couper la moelle toute entière, on coupe seulement la partie centrale grise, au-dessus du point d'attache des nerfs de la jambe par exemple, on voit que la jambe est insensible sans être paralysée. On doit en conclure que la substance grise conduit les impressions des nerfs au cerveau mais ne conduit pas les ordres de mouvement du cerveau aux nerfs ; la substance grise a donc seulement une conductibilité sensitive.

Si maintenant nous sectionnons au même niveau la partie antérieure de la substance blanche, nous voyons que les jambes sont paralysées mais continuent à être sensibles. C'est donc la partie antérieure de la substance blanche qui transmet aux nerfs les ordres de mouvement partis du cerveau.

Le bulbe rachidien jouit du même pouvoir conducteur que la moelle épinière.

116. Fonctions du cerveau. — Dans tous les cas, les impressions reçues par les nerfs ne sont perçues par nous et transformées en sensations que lorsqu'elles ont été conduites au cerveau; aucun mouvement volontaire n'est effectué sans que l'ordre en ait été donné par le cerveau. Le cerveau est donc en même temps le siège de la *perception* et de la *volonté*.

On a souvent comparé le cerveau à un bureau télégraphique qui recevrait par les nerfs sensitifs les impressions de l'extérieur, transformerait ces *impressions* en *sensations* puis enverrait par les nerfs moteurs l'ordre d'effectuer tel ou tel mouvement en rapport avec les sensations perçues.

Un exemple fera mieux comprendre cette façon d'expliquer le mécanisme des mouvements volontaires : supposons qu'un corps brûlant touche notre doigt, les nerfs sensitifs des doigts reçoivent l'impression de brûlure et la transmettent au cerveau par l'intermédiaire de la moelle épinière. Là cette impression est transformée en sensation et c'est alors seulement que nous ressentons la brûlure. Aussitôt, la volonté de retirer notre doigt pour le soustraire à la brûlure prend naissance dans le cerveau, cette volonté est transmise aux muscles du doigt par la moelle et les nerfs moteurs, puis le doigt est retiré. Le temps nécessaire à ces diverses opérations est justement le temps qui s'est écoulé entre le moment où le corps brûlant a touché notre doigt et celui où nous avons retiré notre doigt.

117. Rôle des différentes parties du cerveau. — D'une façon générale il est incontestable que le cerveau est le siège de la perception et de la volonté; mais peut-on savoir quel est le rôle spécial de chacune des parties du cerveau? Nous allons chercher dans quelle mesure on peut répondre à cette question.

1° *Rôle des hémisphères.* — Les hémisphères paraissent être la partie du cerveau où les impressions sont transformées en sensations et d'où partent les ordres des mouvements volontaires. En effet, chaque fois que les hémisphères sont supprimés ou altérés, la sensibilité disparaît et la volonté est abolie.

D'ailleurs, l'intelligence paraît être en raison directe du développement des hémisphères et surtout du nombre et de la profondeur des replis ou *circonvolutions* qui sont à la surface. Si l'on examine les cerveaux dans la série des Vertébrés, on vérifie facilement cette relation ; de plus, ce sont les races d'hommes les plus développées intellectuellement qui ont les hémisphères les plus volumineux ; c'est ainsi que les hémisphères des blancs sont beaucoup plus gros que ceux des nègres.

2° *Rôle des couches optiques et des corps striés.* — Le rôle des couches optiques et des corps striés est assez mal connu ; on croit néanmoins que les impressions qui arrivent par les nerfs sensitifs passent par les couches optiques avant d'arriver aux hémisphères. Les couches optiques auraient donc un rôle sensitif. Les corps striés au contraire auraient un rôle moteur, les ordres de mouvements partis des hémisphères passeraient par les corps striés avant d'arriver aux nerfs moteurs.

3° *Rôle des tubercules quadrijumeaux.* — Les tubercules quadrijumeaux jouent un rôle important dans la vision ; si on enlève les tubercules quadrijumeaux d'un animal, cet animal devient aveugle.

4° *Fonctions du cervelet.* — Les fonctions du cervelet sont encore mal déterminées. On sait seulement que le cervelet est indispensable à la coordination des mouvements volontaires. Un animal dont on a enlevé le cervelet a des mouvements désordonnés comme s'il était ivre.

5° *Fonction du bulbe rachidien..* — Le bulbe rachidien a un rôle conducteur analogue à celui de la moelle épinière. Mais une partie des fibres qui composent le bulbe étant entrecroisées de façon à ce que les fibres qui viennent de la partie droite de la moelle épinière arrivent sous l'hémisphère gauche et inversement, il en résulte que des impressions venues de la moitié droite du corps arrivent à l'hémisphère gauche. De même lorsque l'hémisphère gauche est altéré c'est la partie droite du corps qui est insensible et paralysée, on dit qu'il y a *hémiplégie*.

118. Actes réflexes. — Nous venons de voir comment les actes volontaires résultaient du fonctionnement des nerfs, de la moelle épinière et de l'encéphale. Mais tous les actes ne sont pas volontaires. Beaucoup de nos mouvements sont exécutés sans que nous les ayons voulus, sans même que nous en ayons eu conscience. On donne à tous ces actes exécutés sans la participation de la volonté le nom d'*actes réflexes*. Le mouvement de la marche pendant le sommeil, tous les mouvements involontaires ou instinctifs sont des actes réflexes.

Pour expliquer le mécanisme des actes réflexes, reprenons l'exemple étudié à propos des mouvements volontaires (§ 116). Lorsqu'un corps très chaud arrive au contact de notre main, les nerfs sensitifs et la moelle transmettent au cerveau la sensation de chaleur et le cerveau renvoie par la moelle et les nerfs moteurs l'ordre de retirer la main. C'est là un mouvement volontaire. Mais si la brûlure de la main a été très forte, on peut se rendre compte que la main a été retirée avant que le cerveau n'ait eu le temps d'en donner l'ordre, le mouvement a donc été dans ce cas involontaire ; c'est un acte réflexe. Comment s'est-il produit ?

L'impression de brûlure transmise par le nerf sensitif à la moelle épinière a été réfléchie par la moelle épinière et renvoyée à la main par le nerf moteur sous forme d'ordre de mouvement. La moelle épinière a donc joué le même rôle que le cerveau en transformant une impression en un ordre de mouvement ; c'est ce qu'on appelle le *pouvoir réflexe de la moelle épinière*.

Le pouvoir réflexe de la moelle est absolument indépen-
dant du cerveau, une expérience bien simple nous le prouve.
Coupons la moelle épinière d'une grenouille au-dessus de
l'insertion des nerfs des pattes de derrière, puis pinçons
une de ces pattes; aussitôt la grenouille retire sa patte sans
donner d'ailleurs aucun signe de douleur ou d'inquiétude;
la grenouille a exécuté un mouvement réflexe; l'impression
douloureuse n'a pas été transmise au cerveau, à cause du
sectionnement de la moelle : la grenouille n'a donc ressenti
aucune douleur ni voulu aucun mouvement. Mais la moelle
ayant reçu cette impression par le nerf sensitif, l'a réfléchie,
puis renvoyée par le nerf moteur sous forme d'ordre d'un
mouvement qui a été involontaire.

Un pigeon à qui on a enlevé les hémisphères continue à
vivre, mais il ne donne plus aucun signe de volonté ou de
conscience. Il n'a l'initiative d'aucun mouvement ; mais si
on le pince il se déplace pour fuir la douleur, si on le jette
en l'air il bat des ailes pour amortir sa chute, si on lui met
un grain de blé dans la bouche il l'avale ; tous ces mouvements sont des actes réflexes accomplis indépendamment
de la conscience et de la volonté, grâce au pouvoir réflexe
de la moelle.

L'habitude transforme beaucoup d'actes volontaires en
actes réflexes; ainsi les mouvements de la main nécessaires
pour tracer telle ou telle lettre avec une plume sont, chez
l'enfant qui apprend à écrire, des mouvements volontaires
qui exigent une certaine attention; mais plus tard, ces mouvements deviennent en quelque sorte instinctifs et n'exigent aucun effort de volonté ; ce sont des actes réflexes.
On juge par ces quelques exemples de l'importance des actes réflexes. Nous trouverons cette importance encore bien
plus grande en étudiant les mouvements qui président à la
vie végétative.

119. Système grand sympathique. — Outre le
système nerveux céphalo-rachidien formé par l'encéphale,
la moelle et les nerfs qui en naissent, on trouve encore

dans le corps de l'homme d'autres nerfs qui sont en rapport avec de petites masses nerveuses appelées *ganglions*.

L'ensemble de ces nerfs et de ces ganglions constitue le *système grand sympathique*, que nous allons étudier maintenant.

Le long de la colonne vertébrale, à droite et à gauche, on voit une série de petits ganglions (*g*, fig. 167) reliés les uns aux autres par des nerfs. De chaque ganglion partent des nerfs qui vont se ramifier dans la plupart des organes internes, et notamment dans l'appareil circulatoire (*g'*, fig. 167) et l'appareil digestif (*g''*, fig. 167). Les nerfs peuvent s'entrecroiser et former quelques autres ganglions, surtout dans la région du cœur et de l'intestin.

On voit donc que les nerfs du système grand sympathique se ramifient surtout dans les organes de la vie végétative, qui ne reçoivent que peu de nerfs du système céphalo-rachidien; aussi dit-on que le système grand sympathique est le système de la vie végétative, tandis que le système céphalo-rachidien est le système de la vie de relation.

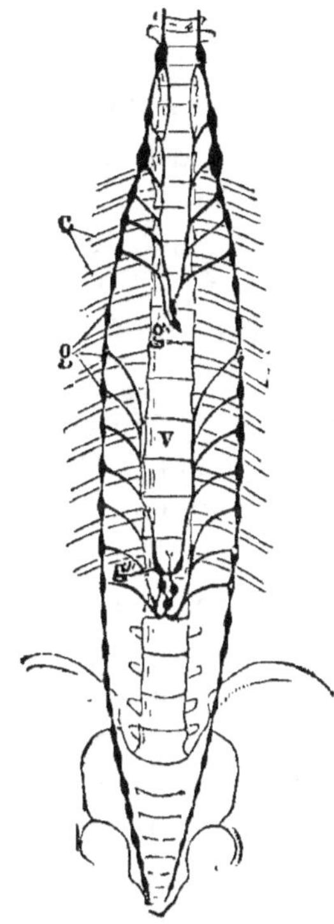

Fig. 167. — Figure théorique représentant le système nerveux grand sympathique; *g*, ganglions formant une double chaîne le long de la colonne vertébrale V ; *g'*, ganglions de la région du cœur; *g''*, ganglions de la région de l'intestin ; *c*, côtes.

Cependant ces deux systèmes communiquent entre eux :

1° Chaque ganglion de la chaîne dorsale du grand sympathique est relié par un filet nerveux à la racine antérieure du nerf correspondant issu de la moelle épinière;

2° Les nerfs du grand sympathique se réunissent en plusieurs points dans la région du cœur avec des ramifications du nerf pneumo-gastrique.

120. Fonctions du système grand sympathique.

— Le système grand sympathique joint au nerf pneumo-gastrique préside aux fonctions de la vie végétative, c'est-à-dire à la digestion, à la circulation du sang et à la respiration. Les nerfs qui le composent sont des nerfs mixtes, c'est-à-dire à la fois sensitifs et moteurs. Les sensations que nous procurent ces nerfs sont vagues, mal définies et le plus souvent même échappent à la conscience.

Quant aux mouvements que provoquent les nerfs du grand sympathique, ils sont involontaires et dus le plus souvent au pouvoir réflexe des ganglions. C'est ainsi que les aliments arrivant dans l'estomac impressionnent certains nerfs du grand sympathique; cette impression est transmise à un ganglion, et sous l'action des nerfs moteurs issus de ce ganglion, les parois de l'estomac se contractent sans que nous en ayons conscience.

Les nerfs du grand sympathique ont simplement un rôle conducteur comme les nerfs du système céphalo-rachidien; ils conduisent aux ganglions les impressions reçues dans les organes et transmettent aux organes les ordres de mouvements. Les ganglions jouent aussi le rôle conducteur, mais ce n'est pas là leur principale fonction, comme nous allons le voir.

121. Pouvoir réflexe des ganglions du grand sympathique.

— Les mouvements provoqués par les nerfs du grand sympathique sont des mouvements involontaires dans la production desquels le cerveau n'intervient pas. Ces mouvements sont presque tous des actes réflexes comparables à ceux que nous avons déjà étudiés (§ 118) et dus au pouvoir réflexe des ganglions.

121 bis. Nerfs vaso-moteurs. — Un certain nombre de nerfs du grand sympathique, ou même du système céphalo-rachidien, vont se terminer dans la couche musculaire qui forme la partie moyenne de la paroi des vaisseaux sanguins. Ce sont des nerfs *vaso-moteurs*, ainsi nommés parce qu'ils servent à régler le calibre des vaisseaux. Quelques expériences nous feront mieux comprendre le rôle spécial de ces nerfs.

On coupe le nerf grand sympathique d'un lapin au-dessus du ganglion supérieur, de façon à ce que le nerf qui se rend dans l'oreille ne communique plus avec aucun ganglion. On voit aussitôt que l'oreille rougit et que les vaisseaux sanguins qui s'y trouvent se dilatent. Si alors on excite ce nerf de l'oreille avec un courant électrique, on voit bientôt la rougeur disparaître et les vaisseaux reprendre leur diamètre normal. La fonction du nerf sympathique qui se rend à l'oreille est donc de contracter les parois musculaires des vaisseaux sanguins; c'est ce qu'on appelle un *nerf vaso-constricteur.*

Étudions maintenant le nerf qui se rend dans la glande salivaire sous-maxillaire; c'est un nerf formé surtout par la corde du tympan, qui, nous le savons, est une branche du trijumeau. Coupons ce nerf pour supprimer son action: les capillaires de la glande sous-maxillaire se contractent aussitôt fortement, et la glande paraît blanche, n'étant plus traversée que par une quantité très faible de sang. Si nous excitons, au contraire, la corde du tympan, les capillaires se dilatent, et la glande paraît très rouge. La corde du tympan a donc pour rôle de dilater les vaisseaux; c'est un *nerf vaso-dilatateur* (1).

Il y a donc deux sortes de nerfs *vaso-moteurs* : les nerfs *vaso-constricteurs*, qui servent à contracter les vaisseaux, et les nerfs *vaso-dilatateurs*, qui servent à les dilater. C'est l'action simultanée et antagoniste de ces nerfs qui règle le calibre des vaisseaux.

122. Structure du système nerveux. — Nous avons vu que la moelle épinière était formée d'une substance blanche dans sa région périphérique et d'une substance grisâtre dans la partie centrale. Dans le cerveau et le cervelet, on retrouve aussi la substance blanche et la substance grise; mais ici la substance grise forme une couche à la surface, tandis que la substance blanche se trouve vers l'intérieur. Les nerfs sont formés uniquement par de la substance blanche.

---

(1) Nous avons vu (§ 114) que la corde du tympan a aussi pour rôle d'exciter la sécrétion des glandes sous-maxillaires.

Si l'on examine au microscope les différentes parties du système nerveux, on voit que la substance blanche est formée de *fibres nerveuses* très allongées (fig. 170 et 171), tandis que la substance grise renferme surtout des *cellules nerveuses* (fig. 168 et 169).

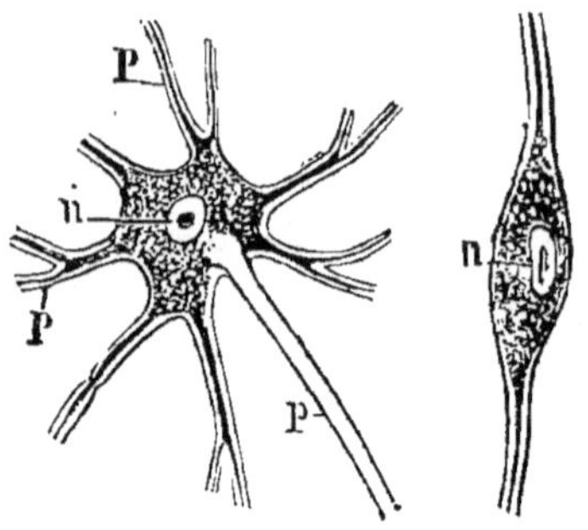

Fig. 168 et 169. — Cellules nerveuses. — *n*, noyau; *p*, prolongements de la cellule.

Les cellules sont formées par une masse protoplasmique renfermant un noyau (*n*, fig. 168 et 169) et émettant un ou plusieurs prolongements. Suivant le nombre des prolongements, on appelle ces cellules unipolaires, bipolaires (fig. 169), multipolaires (fig. 168).

Les fibres nerveuses sont de deux sortes : les unes (fig. 170), présentant des étranglements *e* à intervalles

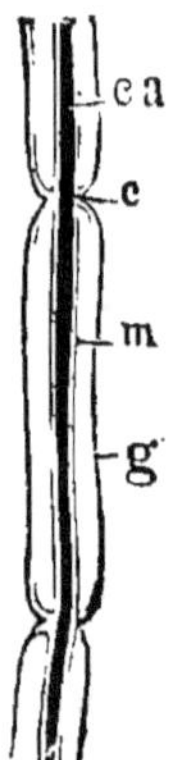

Fig. 170. — Fibre nerveuse à myéline. — *ca*, cylindre-axe; *m*, myéline; *g*, gaine de Schwann; *e*, étranglement.

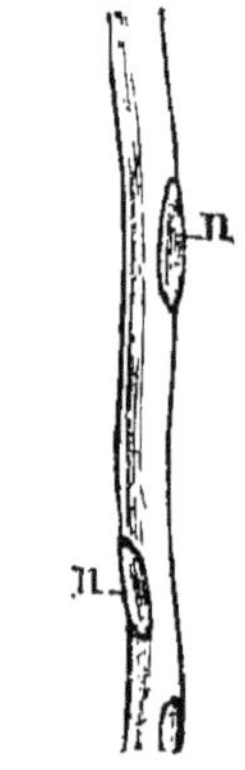

Fig. 171. — Fibres de Remak. *n*, *n*, noyaux.

réguliers et sont formées : 1° d'une partie centrale albuminoïde d'aspect vitreux *ca* appelée *cylindre-axe*, le cylindre-axe est continu tout le long de la fibre; 2° d'une gaine de matière grasse *m* appelée gaine de *myéline* et qui s'interrompt au niveau de chaque étranglement; la gaine de myéline est entourée tout aussi bien du côté du cylindre-axe que vers l'extérieur d'une mince couche de protoplasma; 3° d'une fine membrane *g* qui limite la fibre vers l'extérieur et qui s'appelle *gaine de Schwann*.

D'autres fibres (fig. 171) appelées fibres de Remak ne renferment pas de myéline et sont formées seulement d'un cylindre-axe entouré d'une couche protoplasmique qui renferme des noyaux *n*.

Le rôle des fibres serait simplement de conduire les impressions; les cellules, au contraire, nous permettraient de percevoir ces impressions et communiqueraient aux masses nerveuses le pouvoir de provoquer des actes réflexes et les actes volontaires.

123. Historique de l'étude du système nerveux. — Il y a très longtemps que l'on connaît d'une façon générale le rôle du système nerveux; mais la connaissance des fonctions spéciales de chaque partie est le résultat de découvertes récentes.

Au commencement de ce siècle, Ch. Bell, en étudiant le nerf facial, démontra le premier qu'il existe des nerfs exclusivement moteurs.

En 1822, Magendie découvrit que les deux racines des nerfs rachidiens jouissent de propriétés différentes; il démontra que la racine postérieure est sensitive tandis que la racine antérieure est motrice.

Les propriétés des nerfs vaso-moteurs ont été découvertes par Claude Bernard. En 1851, ce physiologiste étudia les nerfs vaso-constricteurs de l'oreille du lapin, et en 1858 il montra que la corde du tympan a la propriété de dilater les capillaires des glandes sous-maxillaires.

Le pouvoir réflexe de la moelle épinière fut signalé pour la première fois en 1812 par Legallois. Plus tard Flourens fit une étude plus étendue des actes réflexes; dans une expérience restée célèbre il étudia une poule dont il avait enlevé les hémisphères; cette poule vécut pendant dix mois en n'exécutant que des actes réflexes.

Les fonctions des différentes parties du cerveau ont été étudiées par de nombreux physiologistes parmi lesquels nous citerons Magendie, Flourens, Longet et Claude Bernard.

En étudiant les circonvolutions des hémisphères, Gall crut reconnaître que chaque faculté intellectuelle était localisée dans une certaine circonvolution. D'après cette manière de voir la dimension et la forme d'une circonvolution indiqueraient le développement plus ou moins grand de la faculté correspondante. Le développement des circonvolutions se traduisant à son tour par la forme extérieure du crâne, on pouvait, d'après l'examen du crâne, juger des facultés intellectuelles d'un individu. Mais cette théorie n'a pu résister aux recherches des physiologistes et se trouve maintenant complètement abandonnée.

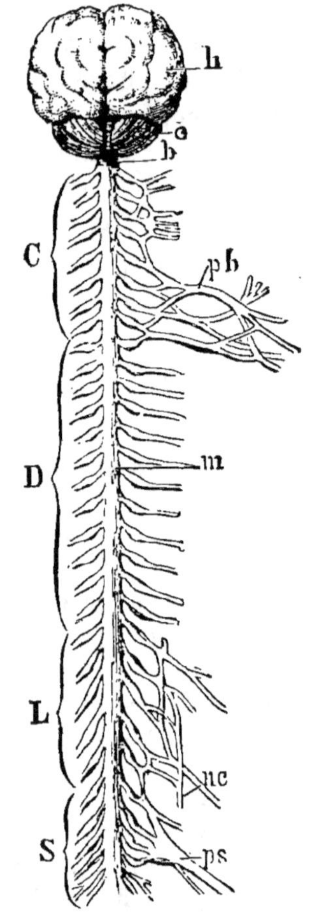

Fig. 172. — Système nerveux céphalo-rachidien. — *h*, hémisphères; *c*, cervelet; *b*, bulbe ; *m*, moelle épinière; C. nerfs de la région cervicale; D, nerfs de la région dorsale ; L, nerfs de la région lombaire ; S, nerfs de la région sacrée.

RÉSUMÉ

Système nerveux. — Le système nerveux est l'appareil de la sensibilité et des mouvements. C'est grâce au système nerveux que l'on ressent les impressions; c'est par le système nerveux et avec l'aide des muscles que se font et se règlent les divers mouvements du corps.

On distingue deux systèmes nerveux dont le premier est de beaucoup le plus important. Ce sont : 1° Le *système nerveux céphalo-rachidien* ; 2° Le *système nerveux grand sympathique*.

Système nerveux céphalo-rachidien. — Le système nerveux céphalo-rachidien a pour parties principales la *moelle épi-*

nière et l'encéphale (fig. 172). La moelle épinière est un long cordon nerveux logé dans la colonne vertébrale; elle se termine par l'encéphale, grosse masse nerveuse qui remplit l'intérieur du crâne. On distingue dans l'encéphale le *cerveau* proprement dit, le *cervelet* et le *bulbe*. A la moelle épinière et à l'encéphale viennent se réunir les nerfs, petits cordons blancs répandus dans toutes les parties du corps, à côté des artères et des veines. On nomme *nerfs moteurs* ceux qui produisent les mouvements, et *nerfs sensitifs* ceux qui transmettent les sensations. Beaucoup de nerfs sont à la fois moteurs et sensitifs, c'est-à-dire *mixtes*.

Diverses parties de l'encéphale : nerfs de l'encéphale. — On peut résumer de la façon suivante la disposition relative des diverses parties de l'encéphale ainsi que le point de départ des 12 paires de nerfs qui en sortent.

Encéphale.	**Cerveau proprement dit.**	Les deux hémisphères (recouvrant tout l'encéphale) réunis à leur base par le corps calleux	lobes olfactifs. ——➤ 1re
		Les deux corps striés ... . Les deux couches optiques.......... Les quatre tubercules quadrijumeaux.	pédoncules du cerveau. ——➤ 2e, 3e, 4^e
		Le cervelet	protubérance annulaire. ——➤ 5^e
		Le bulbe ——➤ 6e, 7e, 8e, 9e, 10e, 11e et 12^e	Paires de nerfs.

Les douze paires de nerfs qui partent de l'encéphale sont les suivantes : (S, nerfs sensitifs; M, nerfs moteurs; M+S, nerfs à la fois moteurs et sensitifs).

1re *Olfactifs* S, allant aux fosses nasales;

2e *Optiques* S, allant aux yeux;

3e *Moteurs oculaires communs* M, allant aux muscles des yeux;

4e *Pathétiques* M, allant aux muscles des yeux;

5e *Trijumeaux* M+S, allant dans les fosses nasales et les mâchoires;

6e *Moteurs oculaires externes* M, allant dans les muscles des yeux;

7e *Faciaux* M, allant dans les muscles de la face;

8e *Auditifs* S, allant dans l'oreille interne;

9e *Glosso-pharyngiens* S, allant dans la langue et le pharynx;

10e *Pneumogastriques* M+S, allant dans les poumons, l'estomac et le cœur;

11e *Spinaux* M+S, allant au larynx;

12e *Hypoglosses* M, allant dans la langue.

Moelle épinière. — La moelle épinière se trouve dans le canal formé par la partie postérieure des vertèbres. La moelle coupée en travers (fig. 173), montre un sillon antérieur et un sillon

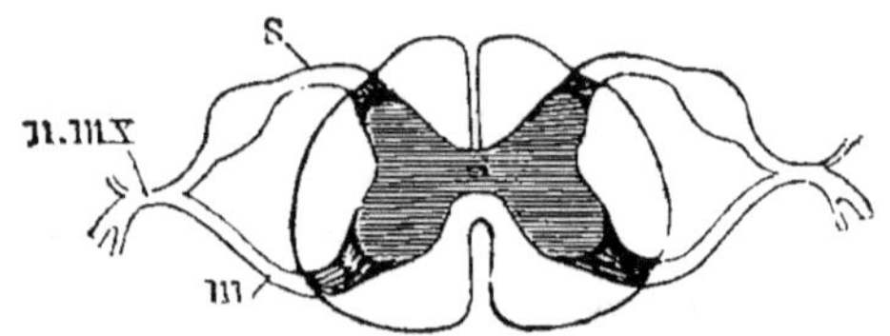

Fig. 173. — Coupe de la moelle épinière en travers. — *m*, racine motrice antérieure; *s*, racine sensitive postérieure; *n.mx*, nerf mixte.

n. mx postérieur; on y voit la substance grise entourée par la substance blanche (tandis que c'est l'inverse dans l'encéphale).

Les nerfs *n. mx*, qui viennent de la moelle épinière, prennent naissance chacun par deux racines: l'une antérieure *m*, est motrice; l'autre postérieure *s*, est sensitive.

Fonctions du système nerveux céphalo-rachidien. — *Fonctions des nerfs.* — On distingue:

1° Les *nerfs sensitifs*, qui ont pour rôle de conduire jusqu'à la moelle et à l'encéphale les impressions reçues du dehors.

2° Les *nerfs moteurs*, qui conduisent aux organes les ordres de mouvements venus du cerveau.

3° Les *nerfs mixtes* qui sont à la fois sensitifs et moteurs.

Fonctions de la moelle. — La moelle a pour rôle principal de conduire les impressions depuis les nerfs jusqu'au cerveau et de transmettre aux nerfs les ordres de mouvements venus du cerveau.

Fonctions de l'encéphale. — L'encéphale et en particulier le cerveau :

1° Nous fait percevoir les impressions que les nerfs lui transmettent des différentes parties du corps.

2° Transmet aux nerfs la volonté que nous avons d'exécuter tel ou tel mouvement.

On peut résumer ainsi les fonctions du système céphalo-rachidien :

1° *Actes volontaires :*

Les agents extérieurs im- { *nerf sensitif.*
pressionnent le nerf.... {————→ sensations perçues. } cerveau.
Les organes exécutent le { *nerf moteur.*
mouvement............... {————→ mouvements voulus. }

2° *Actes réflexes.* — Les impressions peuvent être transmises et les mouvements exécutés sans que nous en ayons conscience. En ce cas, l'impression est transmise par le nerf sensitif à la moelle épinière, qui a la propriété de faire exécuter un mouvement correspondant à cette impression. C'est ce qu'on appelle le pouvoir réflexe de la moelle épinière.

Système grand sympathique. — Le système nerveux grand sympathique est formé de petits ganglions nerveux situés à droite et à gauche, le long de la colonne vertébrale.

De ces ganglions partent des nerfs qui vont se ramifier dans l'appareil digestif et la plupart des organes de la vie végétative.

Ce système communique par des ramifications nerveuses avec le système céphalo-rachidien, surtout par le nerf pneumo-gastrique.

Joint au nerf pneumo-gastrique, le système grand sympathique préside aux fonctions de la digestion, de la circulation et de la respiration. Certains de ces nerfs règlent la circulation du sang en contractant ou en dilatant les vaisseaux (*nerfs vaso-moteurs*).

Structure du système nerveux. — On distingue dans le tissu nerveux les *fibres nerveuses*, qui ont un rôle conducteur et les *cellules nerveuses*, qui reçoivent les impressions et peuvent provoquer des mouvements. La substance grise qui se trouve au milieu de la moelle épinière et à la périphérie du cerveau est presque uniquement formée de cellules nerveuses. La substance blanche du cerveau et de la moelle, ainsi que les nerfs, sont composés de fibres.

IX

MOUVEMENTS

124. Muscles. — Les muscles sont cette partie rouge de la chair qui constitue la viande de boucherie ; les masses musculaires que l'on trouve dans le corps de l'homme peuvent en général se décomposer en un certain nombre de muscles de forme ordinairement allongée, et entourés chacun d'une mince membrane appelée *aponévrose*. La plupart des muscles s'insèrent sur le squelette par leurs extrémités ; cette insertion se fait par l'intermédiaire d'un tissu blanchâtre et très résistant qui constitue les *tendons*.

Presque toutes les parties molles qui recouvrent les os sont formées par des muscles ; de plus, la plupart des organes internes renferment des muscles : le cœur est tout entier formé par un muscle ; l'œsophage, l'estomac, l'intestin renferment dans leurs parois une couche musculaire.

Chaque muscle est parcouru par un nombre considérable d'artères, de veines et de nerfs.

125. Structure des muscles. — Si l'on examine un muscle au microscope, on voit qu'il est formé de cellules très allongées qu'on appelle fibres. Dans un muscle du bras ou de la jambe, par exemple, chaque fibre est entourée d'une mince membrane appelée *sarcolemme* et présente des stries en long et en travers : c'est une *fibre striée* (F, fig. 174). Les stries longitudinales proviennent de ce qu'une fibre peut se décomposer en un certain nombre de fibrilles (*f*, fig. 174) parallèles entre elles, et les stries transversales sont dues à ce que chaque fibrille est elle-même formée en apparence de disques empilés les uns sur les autres. En dedans de la membrane, on trouve dans

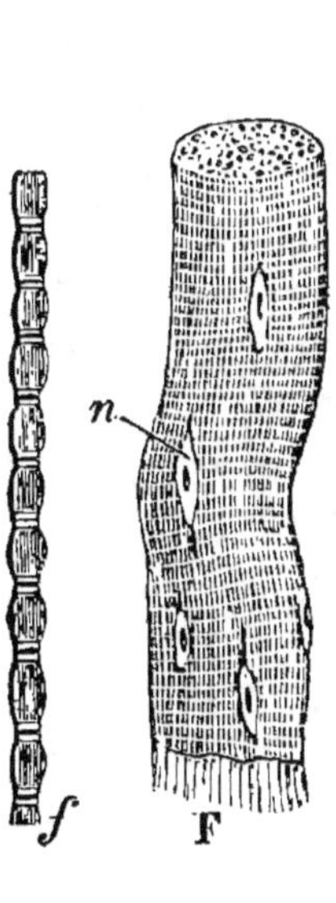
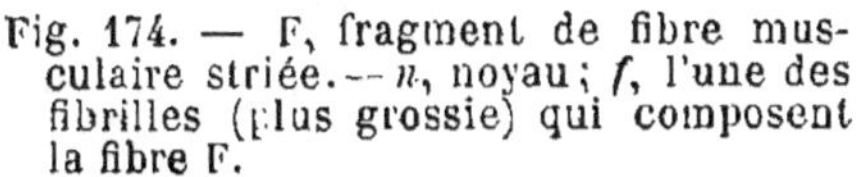
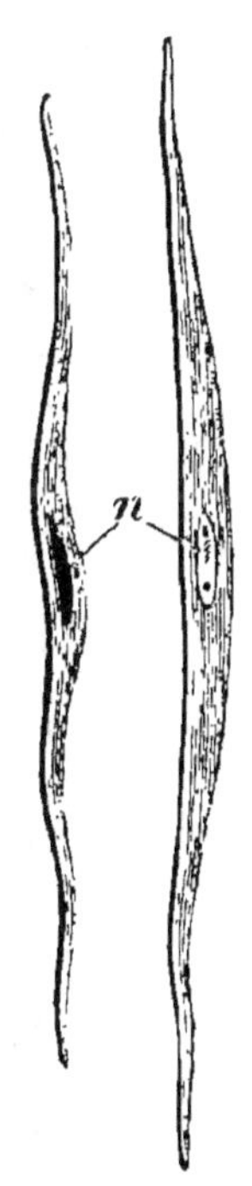

Fig. 174. — F, fragment de fibre musculaire striée. — *n*, noyau; *f*, l'une des fibrilles (plus grossie) qui composent la fibre F.

Fig. 175. — Fibres musculaires lisses; *n*, noyaux de ces fibres.

chaque fibre un certain nombre de noyaux cellulaires *n*. Les muscles qui servent à faire les mouvements volontaires sont formés de fibres striées.

Les muscles qui ne sont pas sous l'action de la volonté (excepté ceux du cœur) sont formés de fibres plus simples, non striées et non décomposables en fibrilles; on dit que ces muscles sont formés de *fibres lisses* (fig. 175).

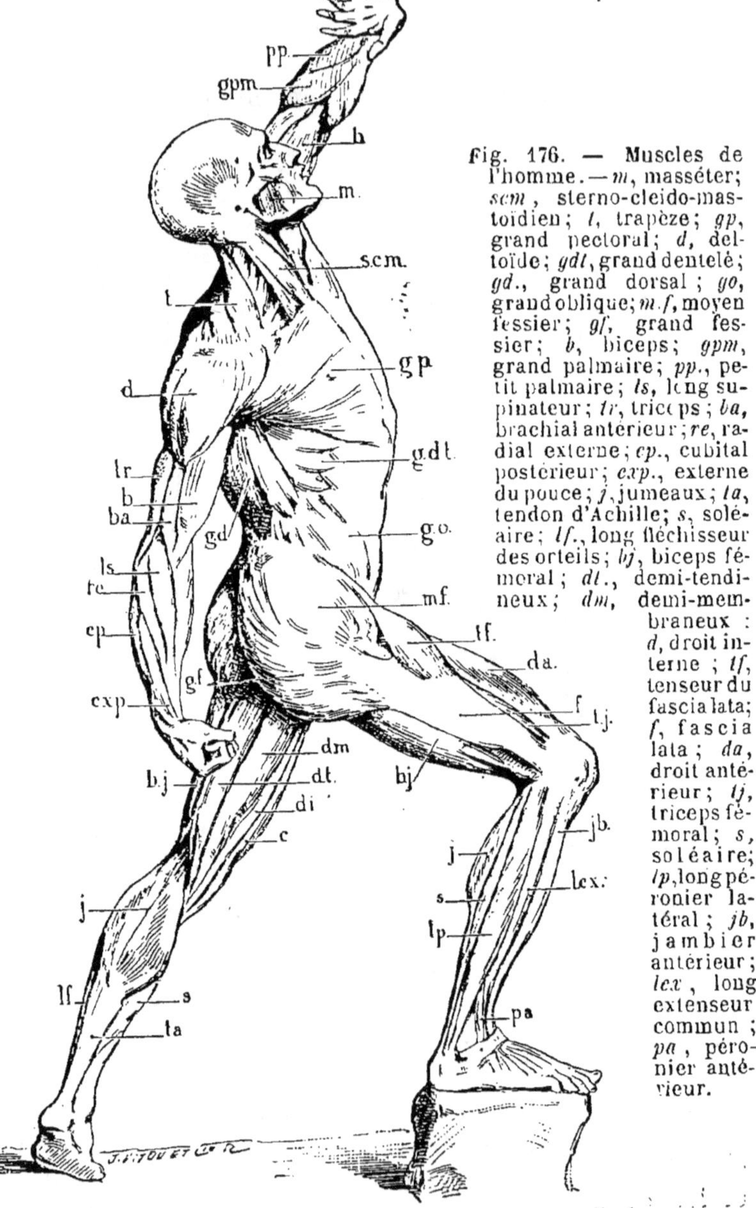

Fig. 176. — Muscles de l'homme. — *m*, masséter; *scm*, sterno-cleido-mastoïdien; *t*, trapèze; *gp*, grand pectoral; *d*, deltoïde; *gdt*, grand dentelé; *gd.*, grand dorsal; *go*, grand oblique; *m.f*, moyen fessier; *gf*, grand fessier; *b*, biceps; *gpm*, grand palmaire; *pp.*, petit palmaire; *ls*, long supinateur; *tr*, triceps; *ba*, brachial antérieur; *re*, radial externe; *cp.*, cubital postérieur; *cxp.*, externe du pouce; *j*, jumeaux; *ta*, tendon d'Achille; *s*, soléaire; *lf.*, long fléchisseur des orteils; *bj*, biceps fémoral; *dt.*, demi-tendineux; *dm*, demi-membraneux : *d*, droit interne ; *tf*, tenseur du fascia lata; *f*, fascia lata ; *da*, droit antérieur; *tj*, triceps fémoral; *s*, soléaire; *lp*, long péronier latéral ; *jb*, jambier antérieur; *lex*, long extenseur commun ; *pa*, péronier antérieur.

126. Distribution des muscles dans le corps. — Les muscles sont en nombre très considérable chez l'homme et constituent une grande partie de la masse du corps. Sous la peau, on trouve presque partout une couche musculaire ; très épaisse dans les membres, sur la poitrine et de part et d'autre de la colonne vertébrale, cette couche devient plus mince sur l'abdomen et presque nulle sur le crâne.

On trouve aussi des muscles dans les organes internes ; nous savons que le cœur est formé par un muscle creux ; les parois du tube digestif renferment sur toute leur longueur une couche musculaire.

La figure 176 représentant le corps de l'homme et où les principaux muscles ont été mis en évidence, donnera une idée de la répartition du tissu musculaire.

Citons les muscles les plus importants.

Dans le tronc : le *grand pectoral gp*, qui forme les deux saillies de la poitrine ; le *trapèze t*, qui est derrière les épaules ; les *muscles intercostaux*, qui sont sur les côtes ; le *grand dorsal gd*, qui est sur les côtés du dos, au-dessous de l'épaule.

Dans les membres supérieurs : le *deltoïde d*, qui forme l'épaule, le *biceps b* et le *triceps tr*, qui sont dans l'avant-bras. Les muscles *fléchisseurs* et *extenseurs* des doigts, qui sont dans le bras.

Dans les membres inférieurs : les muscles *fessiers gf*, *mf*, qui relient le bassin à la cuisse ; le *biceps fémoral bj* et le *triceps fémoral ts* qui sont dans la cuisse ; les *muscles jumeaux j*, qui forment le mollet et qui sont reliés au calcaneum par un gros tendon *to* appelé *tendon d'Achille*.

127. Propriétés des muscles. — Les muscles peuvent servir aux mouvements, grâce à leur contractibilité et à leur élasticité.

Sous l'action des nerfs, les muscles se contractent, leurs extrémités se rapprochent ; donc, si ces extrémités sont insérées sur deux os différents, ces os sont rapprochés l'un l'autre : de là un mouvement. Lorsque l'action du nerf sé, le muscle reprend sa forme primitive, grâce à son té ; ses deux extrémités s'écartent l'une de l'autre, eux os qui avaient été rapprochés par la contraction sont maintenant éloignés : il s'est ainsi produit un mouvement en sens contraire du premier.

Les mouvements résultent donc de l'action des nerfs sur les muscles ; aussi chaque muscle est-il sous la dépendance directe d'un nerf. Comme nous l'avons dit, les nerfs pénètrent dans les muscles et s'y ramifient un grand nombre de fois ; les dernières ramifications, formées par une seule fibre nerveuse (*n*, fig. 177), se terminent par un petit disque qui s'applique directement sur une fibre musculaire *m*.

Les muscles formés de fibres striées et qui se contractent sous l'action de la volonté sont innervés par des nerfs émanés du cerveau ou de la moelle épinière. Les muscles formés de fibres lisses sont, au contraire, en général, sous la dépendance des nerfs du grand sympathique. Il faut cependant faire encore exception pour le cœur, qui est innervé par le grand sympathique et qui est formé de muscles striés (§ 45).

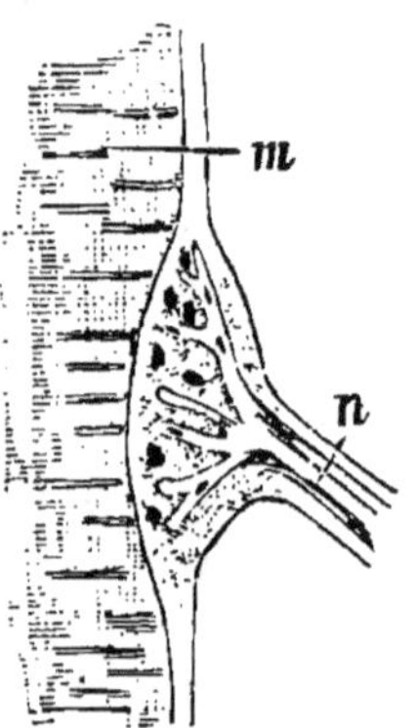

Fig. 177. — Terminaison du nerf *n* sur un muscle *m*.

L'excitation nerveuse qui provoque la contraction des muscles peut être remplacée par l'action de l'électricité.

Si l'on fait passer un courant électrique à travers un muscle, ce muscle se contracte brusquement lorsque le courant commence à passer, mais la contraction cesse pendant tout le temps que le courant reste constant. Lorsqu'on interrompt le courant, une nouvelle contraction se produit encore et cesse immédiatement après. Un courant électrique ordinaire ne produit donc la contraction d'un muscle qu'au moment où il commence et au moment où il finit.

Tout autre est l'action d'un courant d'induction : un pareil courant traversant un muscle produit une contraction constante de ce muscle. Cette différence est facile à comprendre ; le courant d'induction étant formé d'une succession ininterrompue de courants ordinaires très courts, une contraction du muscle se produit au commencement et à la fin de chacun de ces petits courants élémentaires. Ces contractions se font à des intervalles si rapprochés que lorsque l'une d'elles se produit, la précédente n'a pas encore cessé : il en résulte donc une contraction permanente.

128. Myographe. — On peut étudier en détail la contraction d'un muscle à l'aide d'un appareil appelé *myographe*.

Un myographe (fig. 178) se compose essentiellement d'un levier formé par une mince baguette L, dont une extrémité est fixée à une

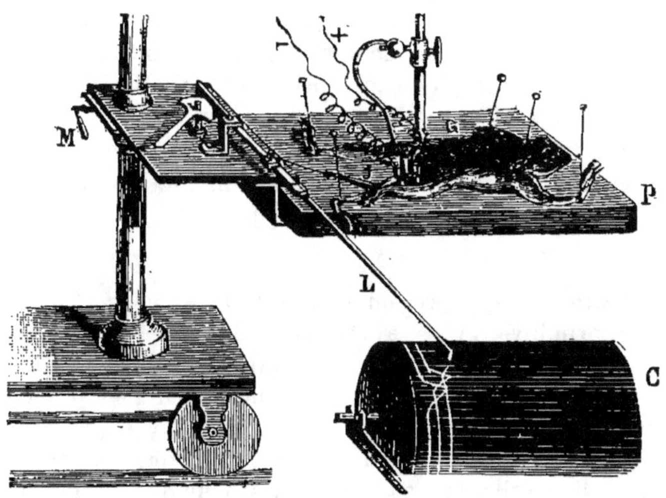

Fig. 178. — Myographe. — On fait passer un courant électrique à travers le muscle J d'une grenouille G fixée sur une planchette P ; les contractions de ces muscles sont inscrites par la baguette L sur un cylindre tournant enregistreur C.

tige verticale sur laquelle elle peut tourner ; l'autre extrémité est libre et vient s'appuyer sur un cylindre C recouvert d'une couche de noir de fumée. Ce cylindre tourne autour de son axe avec une vitesse connue, tout en avançant d'un mouvement de translation dans la direction de son axe. Tant que la baguette reste immobile, l'extrémité de la baguette décrit sur le cylindre une hélice régulière. Mais si la baguette se déplace, la ligne tracée présente des irrégularités qui indiquent la nature et l'étendue de ce déplacement.

Ceci posé, fixons en un point de la baguette l'extrémité d'un muscle J d'une grenouille, l'autre extrémité du muscle étant assujettie d'une façon invariable ; puis, excitons ce muscle avec un courant électrique ordinaire, de façon à le faire contracter. Pendant la contraction, le muscle se raccourcissant, exercera une traction sur la baguette qui sera ainsi écartée de sa position normale pendant toute la durée de la contraction. En examinant le tracé effectué pendant ce temps sur le cylindre, nous pouvons nous rendre compte du temps pendant lequel la contraction s'est maintenue, et de la marche qu'elle a suivie.

Nous voyons d'abord que la contraction ne commence qu'un certain temps après l'excitation, 1/60 de seconde environ ; puis le muscle se contracte rapidement et reprend ensuite sa forme primitive un peu moins rapidement ; la durée totale de la contraction est d'à peine 1/6 de seconde.

La contraction musculaire ne s'effectue pas toujours avec la même rapidité. Chez un même animal, un muscle se contracte d'autant moins vite qu'il est plus fatigué.

129. Tétanos. — Après qu'un muscle a été contracté, il reprend sa forme primitive grâce à son élasticité. Si l'on produit une nouvelle excitation très peu de temps après la première, le muscle se contracte de nouveau avant d'avoir eu le temps de revenir à sa forme initiale.

Avec un courant d'induction on peut produire une série d'excitations à intervalles assez rapprochés pour que le muscle n'ait pas le temps de se rallonger entre deux excitations consécutives et reste constamment contracté. On dit alors que le muscle est à l'état de *tétanos*.

Par notre volonté, nous pouvons maintenir un muscle à l'état de contraction permanente ; on voit que dans ce cas l'action de la volonté est équivalente à une série d'excitations très rapprochées.

Accidentellement, les muscles peuvent entrer à l'état de tétanos malgré notre volonté ; il en résulte un malaise connu sous le nom de *crampe ;* ce sont surtout les muscles de la jambe qui sont sujets aux crampes.

Dans certains cas, l'état de tétanos d'un muscle peut se prolonger pendant très longtemps : c'est la maladie connue sous le nom de *tétanos*. Certains cas de tétanos sont mortels.

Quelque temps après la mort, les muscles perdent leur élasticité et leur contractilité ; ils restent rigides. C'est ce qu'on appelle là *rigidité cadavérique*. La rigidité cadavérique survient quelques heures après la mort, huit ou dix heures ordinairement et cesse lorsque la décomposition du corps commence.

130. Exemples de mouvements. — 1° *Mouvements du bras.* — Chaque mouvement résulte de la contraction d'un ou plusieurs muscles. Comme premier exemple, examinons ce qui se passe lorsque nous rapprochons notre main de notre épaule.

Dans le bras, se trouve un muscle *b* (fig. 179), appelé

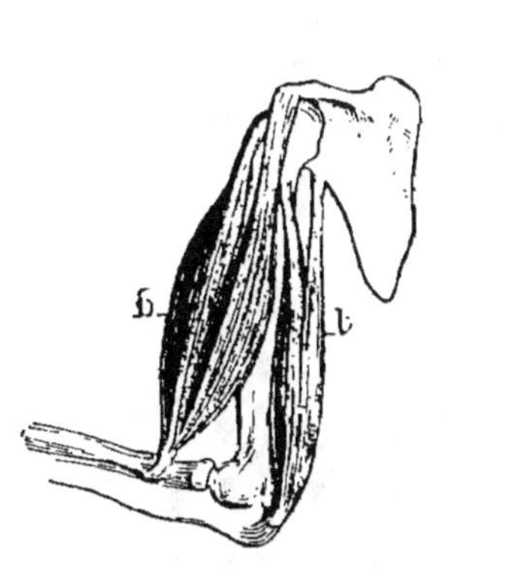
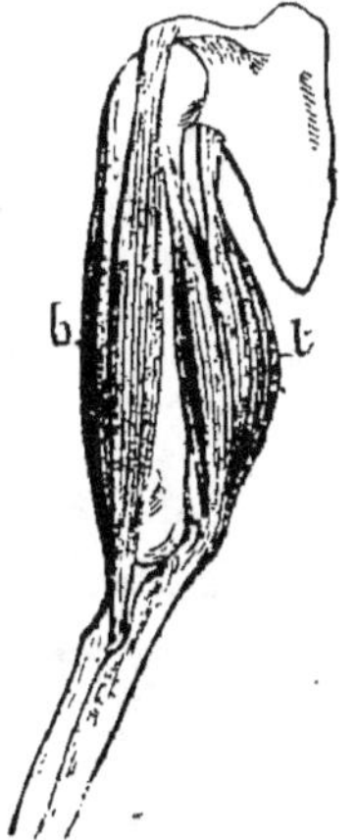

Fig. 179 et 180. — *b*, biceps ; *t*, triceps. — Le biceps en se contractant (fig. de gauche) rapproche le bras de l'avant-bras ; le triceps en se contractant (fig. de droite) éloigne le bras de l'avant-bras.

biceps, qui s'attache d'un côté sur le haut de l'humérus, de l'autre côté sur le radius. Chaque fois que ce muscle se contracte, le radius se rapproche de l'humérus en tournant autour de l'articulation du coude, et par conséquent la main se rapproche de l'épaule (fig. 179, à gauche). Cette position persiste aussi longtemps que, le nerf agissant sur le muscle, le muscle reste contracté ; puis, lorsque l'action du nerf cesse, le muscle reprend sa forme primitive grâce à son élasticité, et la main s'éloigne de l'épaule (fig. 180, à droite).

Le mouvement par lequel la main s'éloigne de l'épaule n'est pas seulement dû à ce que le biceps a cessé de se contracter. Il existe un muscle spécial, le triceps (*t*, fig. 179) qui sert à effectuer ce mouvement. Le triceps s'attache d'une part sur l'omoplate et l'humérus, et d'autre part sur l'extrémité du cubitus qui forme le coude (olécrane). En se contractant, le triceps opère donc sur le coude une traction qui tend à faire tourner le cubitus autour de son insertion sur l'humerus en écartant le bras de l'épaule.

Le biceps et le triceps ont donc pour effet de provoquer des mouvements inverses l'un sur l'autre ; ce sont ce qu'on appelle des muscles antagonistes.

2° *Mouvements de la mâchoire inférieure.* — Pour broyer les aliments, il faut que la mâchoire inférieure se rap-

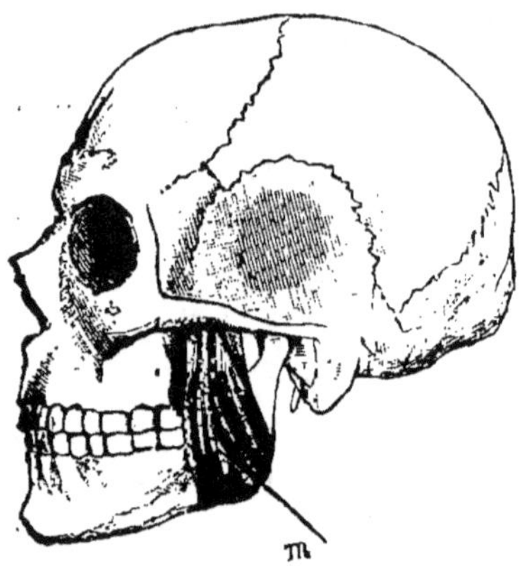
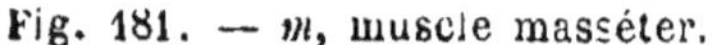

Fig. 181. — *m*, muscle masséter.

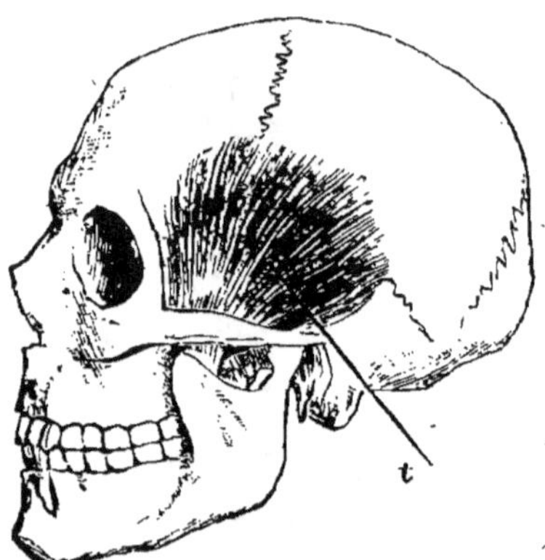

Fig. 182. — *t*, muscle temporal.

proche de la mâchoire supérieure par un mouvement énergique. Aussi trouvons-nous, pour effectuer ce mouvement, des muscles très développés. Les deux plus importants de ces muscles sont le *masséter* et le *temporal*. Voyons comment agit chacun de ces muscles.

Le masséter (*m*, fig. 181) s'insère d'une part sur un os fixe, l'arcade zygomatique qui relie l'os temporal à l'os des joues, et d'autre part sur l'angle de la mâchoire inférieure qui est mobile. Supposons maintenant que, les deux mâchoires étant écartées l'une de l'autre, le masséter se contracte. L'extrémité mobile se rapprochera de l'extrémité fixe et la mâchoire inférieure se rapprochera de la mâchoire supérieure. En mettant la main sur notre joue, pendant que nous serrons les dents, nous pourrons facilement sentir la contraction du masséter.

Le temporal (*t*, fig. 182) a aussi une extrémité fixe et une extrémité mobile. L'extrémité mobile s'attache sur l'os temporal où elle s'épanouit en forme d'éventail. L'extrémité mobile passe sous l'arcade zygomatique et vient s'attacher sur un petit prolongement de la mâchoire inférieure appelé apophyse coronoïde. La contraction du temporal, comme celle du masséter rapprochera donc la mâchoire inférieure mobile de la mâchoire supérieure fixe. Nous pouvons également, en mettant la main sur nos tempes, sentir la contraction du temporal.

Les mouvements par lesquels la mâchoire inférieure s'écarte de la mâchoire supérieure sont peu énergiques, les muscles qui servent à effectuer ces mouvements sont par conséquent peu développés.

3° *Mouvements des doigts de la main.* — Les mouvements des doigts de la main se font à l'aide des muscles qui s'insèrent d'une part sur les os du bras et qui se prolongent à leur autre extrémité par des tendons longs et minces qui vont s'attacher sur les os des doigts.

Les *muscles extenseurs* se terminent par des tendons (fig. 184, à droite) qui viennent s'attacher sur la face externe des os de chaque doigt. En relevant les doigts, on peut sentir ces tendons sur la face externe de la main. On conçoit

facilement que, lorsque les muscles extenseurs se contractent, les doigts sont redressés.

Les *muscles fléchisseurs* sont antagonistes des muscles
extenseurs ; ils servent à replier les doigts ; les tendons

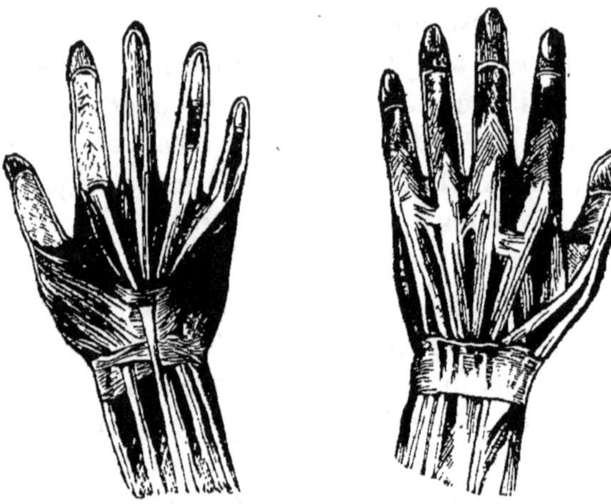

Fig. 183 et 184. — Tendons de la main : face inférieure (fig. 183)
et face supérieure (fig. 184).

(fig. 183, à gauche) qui les terminent sont à la face interne
des doigts. Au poignet, les tendons sont entourés par une
sorte de ligament en forme de bracelet qui les empêche de
s'écarter pendant la contraction.

131. Leviers du squelette. — Nous venons de voir
que les muscles par leur contraction jouent un rôle actif
dans les mouvements. Le rôle des os, pour être passif, n'en
est pas moins important. Dans chaque mouvement, un ou
plusieurs os déterminés jouent le rôle de levier en servant
de point d'attache aux muscles et en transmettant à tout
un organe l'effort de la contraction musculaire. En étudiant
avec soin le mécanisme des divers mouvements, on a re-
trouvé tous les genres de leviers étudiés en mécanique.

Rappelons d'abord qu'un levier est un corps solide ayant
un point fixe et sur lequel peuvent être appliquées deux

forces : la *puissance* et la *résistance*; Lorsqu'un os joue le rôle de levier, le point fixe est ordinairement une articulation, la puissance est la force de contraction du muscle et la résistance, le poids de l'organe à déplacer. On distingue trois genres de levier :

1º Dans un *levier du premier genre* (fig. 185), le point fixe *a* est entre le point d'application de la puissance P et le point d'application de la résistance R.

Dans le mouvement qui écarte la main de l'épaule, le cubitus est un levier du premier genre. Le point fixe est en effet l'articulation du cubitus avec l'humérus; le point d'application de la puissance, c'est-à-dire l'insertion du triceps est à l'extrémité du coude, et le point d'application de la résistance, c'est-à-dire le centre de gravité du bras et de la main se trouve dans la partie moyenne du cubitus.

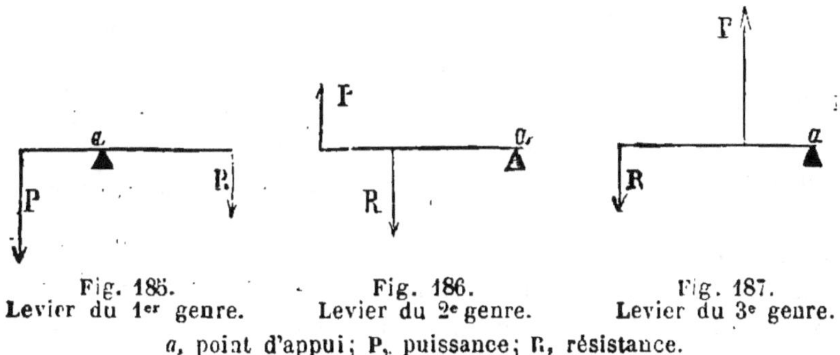

<table>
<tr><td>Fig. 185.</td><td>Fig. 186.</td><td>Fig. 187.</td></tr>
<tr><td>Levier du 1er genre.</td><td>Levier du 2e genre.</td><td>Levier du 3e genre.</td></tr>
</table>

Fig. 185. — Levier du 1er genre. Fig. 186. — Levier du 2e genre. Fig. 187. — Levier du 3e genre.

a, point d'appui; P, puissance; R, résistance.

Le point fixe est donc bien entre le point d'application de la puissance et celui de la résistance.

2º Dans un *levier du second genre* (fig. 186), le point d'application de la résistance R est entre le point fixe *a* et le point d'application de la puissance P.

Les leviers de ce genre sont rares dans le corps humain. On en trouve cependant un remarquable dans le mouvement que nous faisons en nous soulevant sur la pointe des pieds. Le levier est ici formé par l'ensemble des os du pied (fig. 188); le point fixe *a* est la pointe du pied qui repose par terre, la résistance R est le poids du corps qui passe à peu près par l'articulation du tibia sur le tarse ; la puissance P est formée par la contraction des muscles de la jambe et notamment par les muscles jumeaux terminés par le tendon d'Achille qui s'insère sur le calcaneum à l'extrémité du talon. Le point d'application de la résistance est donc entre le point fixe et le point d'application de la puissance.

3° Dans un *levier du troisième genre* (fig. 187), le point d'application de la puissance P est entre le point fixe *a* et le point d'application de la résistance R.

Les leviers de ce genre sont les plus fréquents dans le corps humain. Le radius en fournit un exemple dans le mouvement qui rapproche la main de l'épaule. Le point fixe est ici l'articulation du radius sur l'humerus, le point d'application de la puissance, c'est-à-dire l'insertion du biceps, se fait sur le radius près du point fixe ;- le point d'application de la résistance, c'est-à-dire le centre de gravité du bras, a son point d'application dans la partie moyenne du radius. Le point d'application de la puissance est donc entre le point fixe et le point d'application de la résistance.

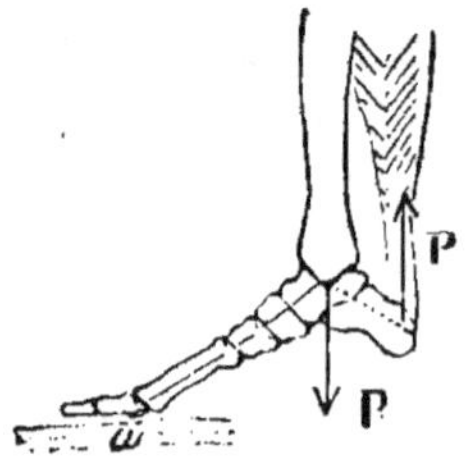

Fig. 188. — Exemple du levier du 2° genre. — P, puissance constituée par la contraction du muscle du mollet ; R, résistance formée par le poids du corps ; *a*, point d'appui fixe pris sur le sol.

132. Locomotion. — Dans la locomotion de l'homme, ce sont surtout les muscles des jambes qui entrent en jeu ; cependant les muscles du tronc et notamment ceux qui sont le long de la colonne vertébrale agissent aussi pour maintenir la position verticale du corps. On distingue plusieurs sortes de locomotion.

Dans la *marche*, un pied ne quitte le sol que lorsque l'autre est déjà venu s'y appliquer. Il y a donc toujours au moins un pied sur le sol et à un moment donné il y en a deux.

Dans la *course*, les pieds sont relevés alternativement comme dans la marche, mais l'un des pieds quitte le sol avant que l'autre ne soit venu s'y appliquer. Il y a donc un moment où, aucun pied ne reposant sur le sol, le corps est en suspension dans l'air, ce moment est celui où le centre de gravité du corps est le moins élevé. La course est plus fatigante que la marche parce que le centre de gravité du corps y est projeté à une hauteur beaucoup plus grande.

Dans le *saut*, les deux pieds quittent le sol en même temps et retombent aussi en même temps.

RÉSUMÉ

Muscles. — Les *muscles* sont formés de fibres allongées qui sont striées dans les muscles exécutant des mouvements volontaires et dans les muscles du cœur ; dans les autres muscles, exécutant des mouvements involontaires, les fibres sont lisses.

Les muscles sont entourés par une fine membrane (aponévrose) et reliés aux os par un tissu blanchâtre et résistant, qui forme les tendons.

Les muscles se trouvent dans presque tous les organes, mais ils sont surtout développés dans les membres et le long de la colonne vertébrale.

Mouvements. — Les muscles se contractent facilement dans le sens de la longueur des fibres et sont très élastiques.

Sous l'action des nerfs, un muscle se contracte, rapproche ses deux extrémités l'une de l'autre, et si chacune de ces extrémités est attachée à un os, il se produit un mouvement. Lorsque l'action du nerf a cessé, le muscle, grâce à son élasticité, reprend sa position primitive, d'où un mouvement en sens contraire.

Les os, en se mouvant sous l'action des muscles, forment des leviers ; on retrouve dans le squelette les trois genres de levier qu'on étudie en mécanique.

Sauf pour le cœur, les muscles à fibres striées reçoivent des nerfs du système céphalo-rachidien, tandis que les muscles à fibres lisses reçoivent des nerfs du système grand sympathique.

Les muscles se contractent sous l'action d'un courant électrique qui les traverse, comme sous l'action d'un nerf moteur.

Le myographe est un instrument enregistreur qui sert à étudier la marche de la contraction musculaire.

On retrouve dans les mouvements, les divers leviers étudiés en mécanique :

1° Levier du premier genre où le point fixe est entre la puissance et la résistance (exemple : mouvement qui écarte la main de l'épaule ;

2° Levier du second genre où la résistance est entre le point fixe et la puissance (exemple : mouvement du corps se soulevant sur la pointe des pieds) ;

3° Levier du troisième genre où la puissance est entre le point fixe et la résistance (exemple : mouvement qui rapproche la main de l'épaule.)

X

ORGANES DES SENS

I° ŒIL

133. Extérieur de l'œil. — Un œil vu de face (fig. 189) présente une partie blanche S, ordinairement appelée blanc de l'œil, et une partie colorée, arrondie, située au milieu de la partie blanche. Dans la région colorée elle-même nous pouvons distinguer deux zones :

1° Tout autour, nous voyons un anneau brun, bleu ou gris, selon les individus ; c'est l'*iris* I ;

2° Vers le centre est un cercle noir P, qui n'est autre chose qu'un trou percé dans l'iris ; c'est la *pupille* P.

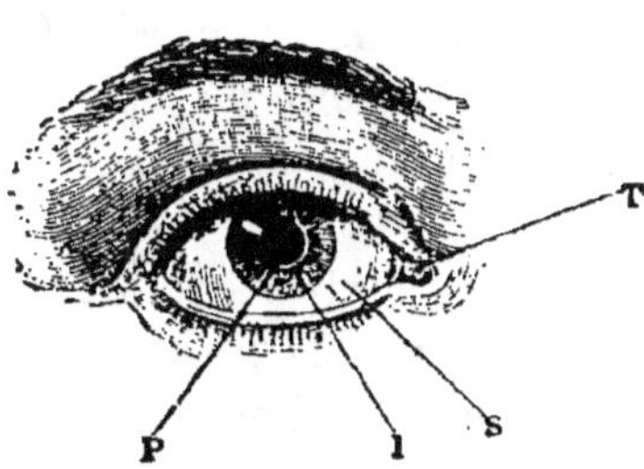

Fig. 189. — Œil vu de face. — S, sclérotique (blanc de l'œil); I, iris; P, pupille; T, trou lacrymal, par où les larmes se rendent dans les fosses nasales.

En relevant les paupières, on peut voir que le blanc des yeux se continue encore au delà de la partie ordinairement visible. L'œil a en effet la forme d'une boule, appelée *globe de l'œil*; il est logé dans une cavité, appelée *orbite*, qui est creusée dans les os de la tête. L'œil est mobile dans son orbite, et la pupille se tourne du côté des objets que nous voulons voir.

134. Formation des images. — Nous comprendrons mieux la façon dont l'œil nous permet de voir les objets, lorsque nous aurons rappelé la manière dont les images se forment dans une chambre noire photographique.

Une chambre noire (fig. 190) se compose essentielle-

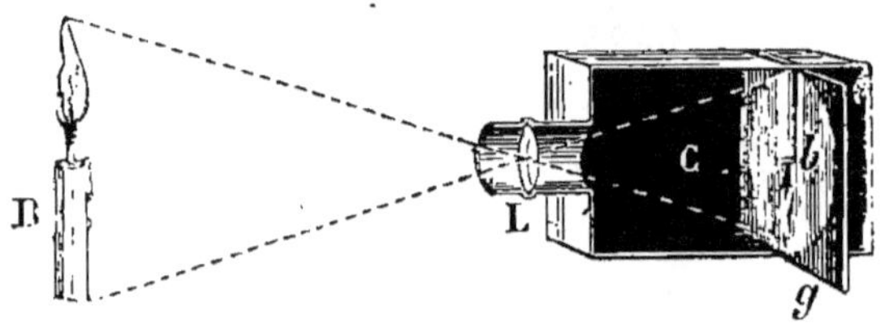

Fig. 190. — Une bougie B fait son image renversée *b* sur une glace en verre dépoli *g* qui est au fond d'une chambre noire C; L, lentille.

ment d'une lentille biconvexe L, placée à l'entrée d'une boîte C, peinte en noir à l'intérieur. Les rayons lumineux partis d'un objet tel que la bougie B se réfractent en traversant la lentille et vont former une image renversée *b* sur une plaque de verre dépoli *g*.

Nous allons voir que le globe de l'œil se conduit comme un appareil photographique dans lequel les objets forment une image; c'est cette image, située au fond de l'œil, que nous percevons.

135. Diverses parties de l'œil. — Examinons en effet le globe de l'œil supposé coupé en deux parties par un plan vertical allant d'arrière en avant (fig. 191)); nous y voyons:

1° Le *cristallin c* (fig. 191), sorte de lentille biconvexe plus bombée en arrière qu'en avant. Le cristallin, formé d'une substance transparente, est situé derrière l'iris, vis-à-vis de la pupille, de façon à recevoir les rayons lumineux venant des objets extérieurs. L'iris sert à limiter le faisceau des rayons lumineux qui arrive sur le cristallin afin que l'image soit la plus nette possible ; c'est ce même rôle que joue le diaphragme, petite plaque percée d'un trou que l'on

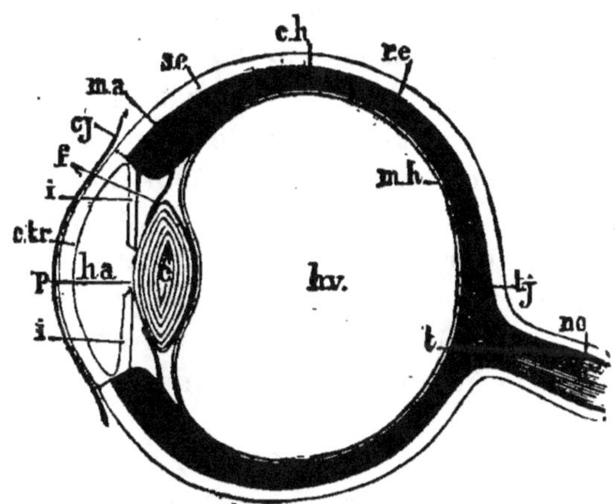

Fig. 191. — Coupe en long de l'œil. — *sc*, sclérotique ; *ch*, choroïde ; *re*, rétine ; *no*, nerf optique ; *t.j*, tache jaune ; *t*, tache aveugle ; *m,h*. membrane hyaloïde ; *h.v*, humeur vitrée ; *c*, cristallin ; *ha*, humeur aqueuse ; *i, i*, iris ; *p*, pupille ; *c.tr*, cornée transparente ; *cj*, membrane conjonctive ; *f*, filament suspenseur du cristallin ; *ma*, muscles accommodateurs.

met ordinairement devant la lentille de l'appareil photographique. Le cristallin qui réfracte ces rayons lumineux est comparable à la lentille de la chambre noire.

Chez certaines personnes, le cristallin devient opaque et arrête ainsi les rayons lumineux. Pour rendre la vue à ces personnes, on est obligé d'enlever le cristallin ; c'est ce qu'on appelle l'opération de la *cataracte*. Des lunettes à verres fortement convexes peuvent dans ce cas remplacer le cristallin enlevé.

2° L'*humeur aqueuse* (*ha*, fig. 191) liquide clair qui se trouve en avant du cristallin dans une cavité appelée *chambre antérieure de l'œil*.

3° L'*humeur vitrée h.v*, matière transparente et de consistance gélatineuse qui se trouve derrière le cristallin dans une cavité appelée *chambre postérieure de l'œil*. L'humeur vitrée est entourée d'une mince membrane appelée *membrane hyaloïde m.h* (1).

Les parois même du globe de l'œil sont formées de plusieurs couches ; à l'extérieur nous voyons :

1° La *sclérotique* (2) *s.c*, membrane résistante et protectrice qui forme la partie blanche de l'œil ; en avant, la sclérotique devient transparente et permet ainsi aux rayons lumineux de pénétrer par la pupille jusqu'au cristallin ; dans cette région, la sclérotique prend le nom de *cornée transparente c.tr*. En regardant un œil attentivement, on reconnaît que la courbure de la cornée transparente est plus grande que celle de la sclérotique proprement dite. On compare quelquefois la cornée transparente à un verre de montre qui serait enchâssé sur une sphère de plus grand rayon.

2° La *choroïde ch*, membrane colorée en noir et renfermant de nombreux vaisseaux ; la choroïde s'applique à l'intérieur de la sclérotique, s'interrompt à la partie antérieure de l'œil, et se termine par une membrane musculaire qui forme les *muscles accommodateurs m.a* reliés au cristallin par le *filament suspenseur f*. La choroïde joue le même rôle que la couche de couleur noire qui couvre les parois internes de la chambre photographique ; elle absorbe les rayons lumineux qui ne servent pas à la formation des images, et concourt ainsi à rendre ces images plus nettes.

Chez les personnes appelées *albinos*, la choroïde est complètement dépourvue de pigment noir ; le trou de la pupille paraît alors coloré en rose clair. Les albinos ont une vue très peu nette.

---

(1) L'humeur aqueuse et l'humeur vitrée sont traversées par les rayons lumineux comme le cristallin ; ce sont aussi des milieux réfringents, mais dont le rôle est moins important que celui du cristallin.

(2) De σκληρὸς (*scléros*), dur.

3º La *rétine* (*re*) formée par l'épanouissement du nerf optique, recouvre la face interne de la choroïde. C'est sur la rétine que se forment les images renversées des objets que nous voyons. L'impression faite par les images sur la rétine se transmet au cerveau par le nerf optique, et nous percevons ainsi la vue des objets.

Toutes les parties de la rétine ne sont pas également sensibles. La région qui correspond à l'arrivée du nerf optique est tout à fait insensible, et nous ne voyons pas les objets qui font leur image dans cette région qu'on nomme à cause de cela *tache aveugle*. Au contraire, un autre point de la

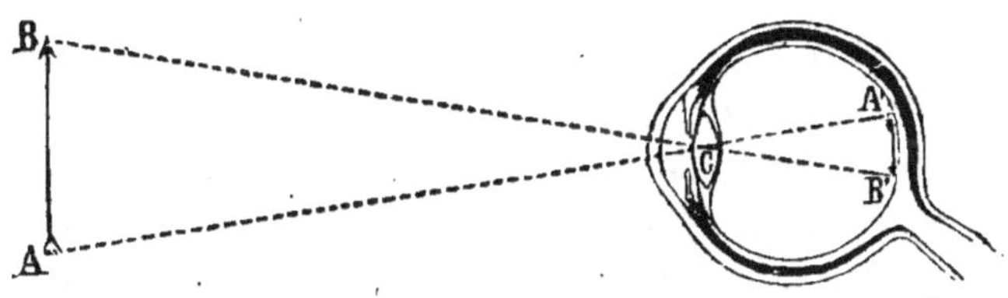

Fig. 192. — Formation des images dans l'œil. —C, cristallin ; AB, objet ; A'B', image renversée, sur la rétine.

rétine, appelé *tache jaune t. j* (fig. 191), est beaucoup plus sensible que les autres parties. Les images formées en ce point sont les seules que nous percevons d'une façon très nette. Aussi disposons-nous le globe de nos yeux de façon à ce que les objets que nous voulons voir spécialement fassent leur image sur la tache jaune.

En somme, les rayons lumineux émis par un objet A B (fig. 192) traversent la cornée transparente, l'humeur aqueuse, passent par la pupille, sont réfractés par le cristallin C, traversent l'humeur vitrée et vont former une image renversée A' B' sur la rétine. C'est cette image que nous percevons.

136. Structure de la rétine. — La rétine étant la partie la plus importante de l'œil, nous allons faire une étude spéciale de sa structure. Le nerf optique, nous le savons, est formé d'un faisceau de fibres; ces fibres traversent la sclérotique et la choroïde puis se séparent et s'étalent à la surface interne de la rétine; enfin chaque fibre en se recourbant brusquement s'enfonce dans la rétine perpendiculairement à la surface et vient se terminer sur sa face externe au contact de la choroïde. Étudiée au microscope, la rétine présente les parties suivantes :

Sur la face interne on voit une très fine membrane qui limite la rétine vers l'intérieur, c'est la *membrane limitante interne* (*li*, fig. 193). Puis en allant de l'intérieur à l'extérieur on distingue les couches suivantes : d'abord une couche formée de *fibres nerveuses* *fn* étalées parallèlement à la surface de la rétine, puis une couche de *cellules nerveuses* multipolaires *ng* (§ 131) en rapport avec ces fibres, puis une couche de cellules nerveuses bipolaires *c* et *cv* dont les deux prolongements sont dirigés perpendiculairement à la surface de la rétine; dans cette couche de cellules bipolaires on distingue deux zones de matière granuleuse *fi* et *bp*. Enfin la couche interne qui est la plus importante est

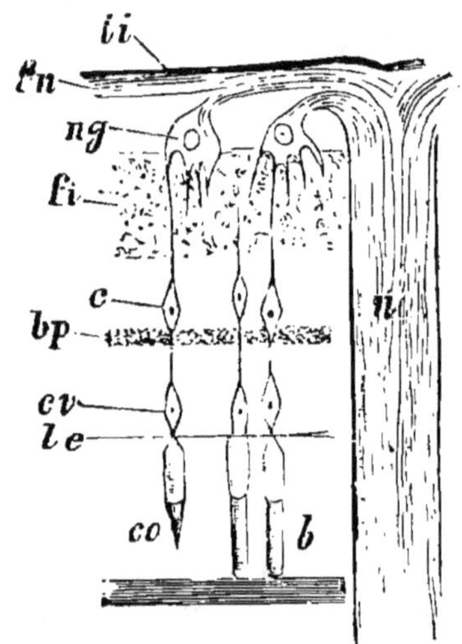

Fig. 193. — Coupe dans la rétine. — *li*, membrane limitante interne; *fn*, fibres nerveuses; *ng*, cellules nerveuses; *fi*, couche granuleuse interne: *c. cv*, cellules nerveuses bipolaires; *bp*, couche granuleuse moyenne; *le*, membrane limitante externe; *co*, cône; *b*, bâtonnet; *no*, nerf optique.

formée par la dernière terminaison des éléments nerveux.

Ces terminaisons ont la forme de *bâtonnets* cylindriques ou de *cônes*. Les bâtonnets sont divisés transversalement en deux parties; la partie externe présente des stries transversales et s'enfonce dans la face interne de la choroïde; la partie interne d'aspect granuleux et reliée par un mince filet à une des cellules nerveuses de la couche granuleuse. Cette partie interne est colorée en rose par une substance appelée *pourpre rétinien*. Les cônes sont aussi divisés en deux parties, la partie externe, terminée en pointe, est moins longue que la partie correspondante des bâtonnets; la partie interne, d'aspect granuleux, est renflée en forme de poire et se trouve directement accolée à une petite cellule nerveuse *c.v.*

Les cônes et les bâtonnets sont les éléments sensibles de la rétine. Lorsqu'on examine la rétine d'un animal qui vient d'être tué on peut, en prenant certaines précautions, voir l'image du dernier objet vu par l'animal, dessinée en blanc sur la couche des bâtonnets qui est rose. Le pourpre rétinien est en effet détruit sur tous les points de la rétine impressionnés par la lumière; de là la production d'un image en blanc sur un fond rouge. Les fibres nerveuses transmettent au cerveau l'impression de cette image réelle ainsi formée sur leur terminaison; c'est alors seulement que nous percevons la vue de l'objet.

Sur la tache aveugle qui est insensible à la lumière, il n'y a ni cônes ni bâtonnets; sur la tache jaune, au contraire, qui est la partie de la rétine la plus sensible, la couche des cônes et bâtonnets est beaucoup plus épaisse que partout ailleurs et renferme surtout des cônes. La rétine étant très mince à cet endroit, la couche des cônes en forme à elle seule presque toute l'épaisseur et reçoit ainsi directement les impressions lumineuses.

137. Expérience de Mariotte. — On peut, par une expé-

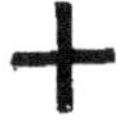

Fig. 194. — Expérience de Mariotte.

rience très simple imaginée par Mariotte, mettre en évidence l'insensibilité de la tache aveugle pour les impressions lumineuses.

On ferme l'œil gauche avec une main et avec l'autre œil on regarde fixement la croix noire tracée sur la figure 194. Il faut avoir soin de placer l'œil droit au-dessus de la croix à une distance d'environ 25 à 30 centimètres. Dans ces conditions le cercle noir qui est à côté de la croix fait son image sur la tache aveugle et passe complètement inaperçu. La feuille de papier paraît d'un blanc uniforme. Il y a donc toujours dans l'espace une petite région que nous ne voyons pas ; comme notre attention n'est pas attirée sur cette région, nous n'y prenons pas garde et nous attribuons à cette région obscure la même couleur qu'aux objets environnants.

La figure 194 *bis* indique la marche des rayons lumineux dans l'expérience de Mariotte. La croix *c* fait son image en *ct* sur la tache jaune et le cercle *n* fait son image en *m* sur la tache aveugle.

138. Fonctions des différentes parties de l'œil.

En somme, les rayons lumineux traversent la *cornée transparente*, puis pénètrent dans l'œil par le trou de la *pupille*. L'iris en se contractant plus ou moins diminue ou augmente le trou de la pupille suivant que la lumière est plus ou moins intense, et limite le faisceau de rayons lumineux qui entre dans l'œil de façon à ce que la vue soit plus distincte.

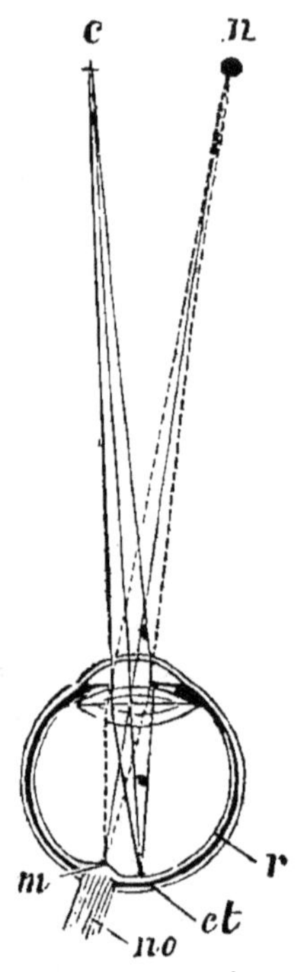

Fig. 194 *bis*. — Marche des rayons lumineux dans l'expérience de Mariotte ; le cercle *n*, faisant son image en *m* sur le nerf optique, n'est pas vu ; la croix *c*, faisant son image en *c* sur la tache jaune, est vue ; *r*, rétine ; *no*, nerf optique.

Les rayons lumineux sont ensuite réfractés traversant l'*humeur aqueuse*, le *cristallin* et l'*humeur vitrée* et viennent former une image renversée sur la *rétine*. La *choroïde*, grâce à sa couleur sombre, absorbe les rayons qui ont traversé la rétine les empêche de se réfléchir et rend ainsi les images plus nettes.

139. Daltonisme. — Un œil bien conformé peut distinguer toutes les couleurs que peuvent présenter les différents objets; mais dans quelques cas, la rétine est complètement insensible à certaines couleurs, au rouge principalement. Ce défaut de l'œil est connu sous le nom de *daltonisme* (1); pour les personnes qui en sont atteintes, les objets rouges ont une coloration grisâtre.

Les daltoniens n'ont donc pas la notion du rouge; cependant, grâce à l'éducation, ils prennent l'habitude d'appeler rouges les objets qu'ils entendent qualifier de rouges mais qu'ils voient d'une autre façon; c'est ce qui explique que beaucoup de personnes sont daltoniennes sans le savoir. Aussi doit-on faire subir un examen spécial aux employés des chemins de fer et aux marins pour s'assurer qu'ils ne sont pas daltoniens. On sait en effet que dans bien des cas la marche des trains et des navires est réglée par des signaux colorés.

140. Vision binoculaire. — Lorsque nous regardons un objet, l'image de cet objet se fait sur la rétine de nos deux yeux; bien que l'impression de ces deux images soit transmise au cerveau, nous ne percevons qu'une seule image et nous ne voyons qu'un seul objet. Mais pour que les deux images se superposent ainsi dans notre esprit, il faut qu'elles se fassent dans chaque œil en des points qui se correspondent.

En regardant un objet nous disposons naturellement nos yeux de façon que les deux images se fassent en des points correspondants. Mais les images d'un objet que nous ne regardons pas ne se font pas en des points

---

(1) *Daltonisme* vient du nom du physicien Dalton qui lui-même ne distinguait pas la couleur rouge.

c rrespondants et sont vues séparément ; l'objet est vu en double. Bien que dans la pratique ordinaire de la vie on né s'aperçoive pas que certains objets sont vus doubles, il est facile de se convaincre qu'il en est bien ainsi. Regardons en effet fixement une feuille de papier et interposons un de nos doigts entre nos yeux et la feuille de papier, le doigt sera vu double.

L'usage simultané des deux yeux nous est d'ailleurs utile pour nous donner la sensation du relief des objets. Les deux yeux en effet ne voient pas exactement la même surface d'un corps solide. Regardons un cube B placé à égale distance de nos deux yeux dans la position indiquée par la figure 195. L'image de ce cube faite dans l'œil droit sera semblable à la figure A, et l'image faite dans l'œil gauche sera sem-

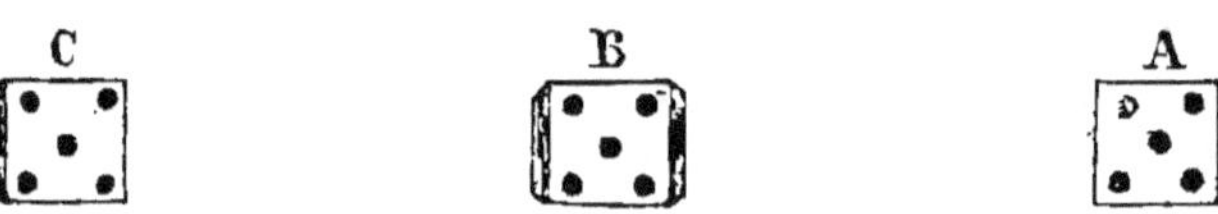

Fig. 195. — C, cube vu par l'œil gauche. — B, cube vu par les deux yeux. — A, cube vu par l'œil droit.

blable à la figure C. De la comparaison de ces images faite dans notre cerveau résultera pour nous une notion exacte de la forme du cube.

On a fait l'application de cette sensation du relief donnée par la vision binoculaire dans un appareil appelé *stéréoscope*. On photographie un objet vu dans deux directions un peu différentes de façon à ce que les deux photographies aient entre elles le même rapport que les deux images faites par le même objet dans chacun de nos yeux. On place ces deux photographies dans une sorte de boîte divisée en deux compartiments et munie de deux oculaires comme une lorgnette. L'appareil est construit de façon à ce que, en regardant par les oculaires, chacun de nos yeux ne voit qu'une seule photographie. Au lieu de percevoir l'image des deux photographies, notre esprit ne voit qu'une seule image qui est l'image en relief de l'objet représenté par les deux photographies.

141. Contraste des couleurs. — Lorsque la rétine a fonctionné pendant un certain temps, elle se fatigue et ne peut plus nous donner des images aussi nettes. Cette fatigue ne s'applique pas seulement à la lumière blanche, mais encore à chaque lumière colorée considérée isolément. Lorsque l'œil a regardé une couleur assez longtemps, il devient incapable de voir cette couleur tout en pouvant très bien voir les autres. Il en résulte une série de phénomènes très curieux connus sous le nom de *contraste des couleurs*.

Pour comprendre ces phénomènes, il est indispensable de se rappeler que la lumière blanche est formée par le mélange d'un certain nombre de lumières colorées. On peut obtenir de la lumière blanche en mélangeant deux lumières colorées, convenablement choisies ; ainsi, la lumière rouge et la lumière verte mélangées font de la lumière blanche ; on peut donc considérer la lumière blanche comme formée de la superposition de la lumière rouge et de la lumière verte ; on dit que le rouge et le vert sont des couleurs *complémentaires*, il en est de même du jaune et du violet.

Contraste successif. — Ceci posé, regardons fixement pendant un certain temps une surface colorée en rouge, puis regardons une surface colorée en blanc ; cette surface blanche nous paraîtra verte. Ce fait connu sous le nom de *contraste successif* des couleurs s'explique de la façon suivante. La rétine fatiguée d'avoir regardé le rouge devient incapable de voir cette couleur ; donc dans la lumière blanche composée de rouge et de vert, l'œil ne verra plus le rouge mais seulement le vert complémentaire du rouge. De même après avoir regardé une surface jaune, une surface blanche nous paraîtra violette.

Contraste mixte. — D'une façon générale quand nous avons regardé une couleur, les autres couleurs nous apparaissent différentes de ce qu'elles sont. La chose est surtout appréciable pour les couleurs complémentaires. Quand nous avons regardé une couleur déterminée, la couleur complémentaire nous paraîtra plus intense. Par exemple, après le vert, le rouge nous paraîtra plus rouge. C'est le *contraste mixte* des couleurs qui s'explique de la même façon que le contraste successif. Un objet coloré en rouge envoie en effet à l'œil, en même temps que la lumière rouge, un peu de lumière blanche ; l'œil qui vient de regarder du vert ne verra, dans cette lumière blanche, que les radiations rouges qui s'ajouteront à la lumière rouge envoyée par l'objet ; cet objet paraîtra ainsi coloré en rouge plus intense. On peut donc dire que lorsque nous regardons un objet coloré, la couleur complémentaire de celle que nous venons de regarder s'ajoute à la couleur de cet objet.

Contraste simultané. — Regardons simultanément deux objets diversement colorés, par exemple une feuille de papier coloré en vert au milieu de laquelle on a laissé un cercle blanc, ce cercle blanc nous paraîtra rouge. Ce phénomène connu sous le nom de *contraste simultané* des couleurs s'explique de la même façon que le contraste successif.

Les couleurs juxtaposées peuvent donc, dans une certaine mesure, se modifier les unes les autres par rapport à nous. La façon dont les couleurs se modifient est très utile à connaître, lorsque, dans la tapisserie ou la peinture par exemple, on doit placer plusieurs couleurs à côté les unes des autres. Les couleurs complémentaires se renforcent réciproquement et gagnent par conséquent à être juxtaposées ; d'autres couleurs au contraire paraissent plus ternes lorsquelles sont rapprochées les unes des autres.

142. Œil normal ou emmétrope ; accommodation.

— Dans un œil normal ou *emmétrope*, la forme du cristallin est telle qu'un objet très éloigné forme naturellement son image sur la rétine. Mais lorsque l'objet se rapproche de l'œil, l'image s'éloigne du cristallin, et par conséquent ne se fait plus sur la rétine. Pour ramener cette image sur la rétine, il faut que la courbure du cristallin augmente. A cet effet, il existe un anneau de muscles appelés *muscles accommodateurs* (m. a, fig. 191) formés par le prolongement de la choroïde et entourant le cristallin ; le cristallin, comprimé par ces muscles, se renfle de façon à acquérir une courbure convenable. Si l'objet que l'on regarde s'éloigne de nouveau, les muscles accommodateurs se détendent, et le cristallin reprend peu à peu sa forme naturelle.

On appelle *accommodation* la propriété qu'a le cristallin de modifier sa courbure, sous l'action des muscles accommodateurs, de façon à faire voir distinctement les objets plus ou moins rapprochés.

143. Distance minimum de la vision distincte.

— Mais la courbure du cristallin ne peut augmenter indéfiniment. Lorsqu'un objet se rapproche de plus en plus de l'œil, il arrive un moment où l'accommodation ne peut plus avoir lieu : nous cessons alors de voir distinctement un objet situé trop près de notre œil.

Il existe donc une distance en deçà de laquelle nous ne pouvons plus voir les objets distinctement. On appelle cette distance *distance minimum de la vision distincte*. Pour une vue ordinaire, cette distance est d'environ 15 centimètres.

144. Œil hypermétrope.

— Nous avons vu que, dans un œil emmétrope, la forme du cristallin est telle que l'image des objets très éloignés se fait sur la rétine sans qu'il y ait besoin d'accommodation. Dans un œil *hypermétrope* au contraire, le cristallin est trop aplati, et les objets très éloignés forment leur image derrière la rétine. Pour que l'image de ces objets éloignés se fasse sur la rétine il faut que le cristallin se renfle ; en d'autres termes, il faut qu'il y ait accommodation même pour les objets très éloignés.

Mais les limites entre lesquelles la forme du cristallin peut varier ne sont pas plus étendues dans un œil hypermétrope que dans un œil ordinaire. Donc, dans un œil hypermétrope, l'accommodation qui commence pour une distance infinie ne peut plus se produire à une distance de l'œil encore assez grande. Pour un œil hypermétrope, la distance minimum de la vision distincte, relativement grande, peut être de plusieurs mètres.

Pour corriger le défaut de l'hypermétropie, on porte des lunettes formées de verres biconvexes. Ces lunettes, en faisant converger les rayons lumineux, ramènent sur la rétine en A_1 (fig. 126) l'image A' qui était derrière la rétine.

145. Presbytie.

— La presbytie est un défaut de l'œil qu'il ne faut pas confondre avec l'hypermétropie. Un œil presbyte est emmétrope, c'est-à-dire peut voir sans accommodation les objets éloignés ; mais le cristallin a perdu de son élasticité et ne peut plus s'accommoder pour les faibles distances. La distance minimum de la vision dis-

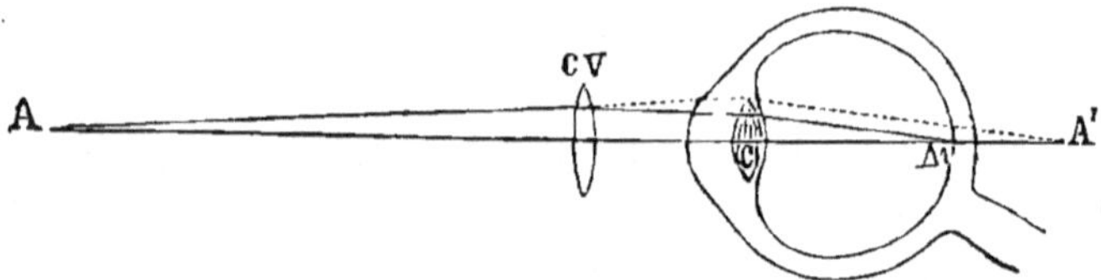

Fig. 196. — OEil hypermétrope. — *cv*, verre biconvexe ; C, cristallin ; A, objet qui, sans le verre, ferait son image en A' et qui grâce au verre fait son image en A_1 sur la rétine.

tincte est donc encore très grande. Ce sont surtout les vieillards qui sont atteints de presbytie. L'image des objets rapprochés se fait au delà de la rétine.

On corrige la presbytie, comme l'hypermétropie, avec des verres biconvexes (fig. 196) qui ramènent les images sur la rétine.

146. Myopie. — Dans un œil myope, les objets éloignés forment leur image en deçà de la rétine, et par conséquent ne peuvent être vus distinctement. Les objets suf-

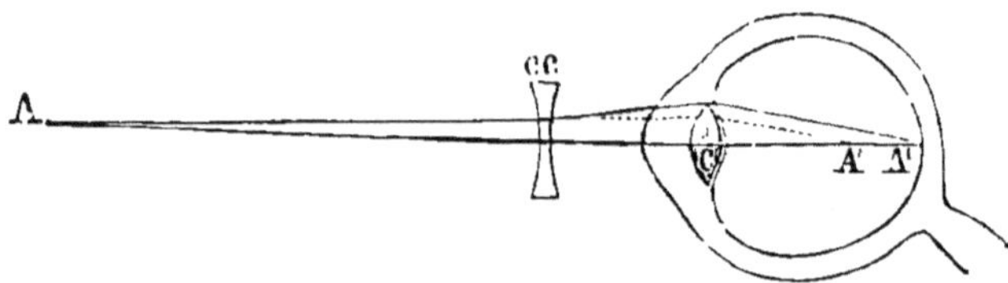

Fig. 197. — OEil myope. — *cc*, verre biconcave ; C, cristallin ; A, objet qui sans le verre ferait son image en A' et qui grâce au verre fait son image en A^1 sur la rétine.

fisamment rapprochés peuvent seu's être perçus avec netteté.

Pour corriger la myopie on se sert de lunettes à verres

biconcaves qui renvoient sur la rétine en A_1 l'image A' qui était en avant de la rétine (fig. 197). L'image A_1 étant sur la rétine peut être vue distinctement.

147. Astigmatisme. — Certaines personnes voient plus distinctement dans une direction que dans une autre, peuvent par exemple très bien voir des lignes verticales, mais ne distinguent pas bien des lignes horizontales. Ce défaut connu sous le nom d'*astigmatisme* tient à une inégalité de courbure dans le globe de l'œil ; on le corrige avec des verres cylindriques qui modifient la marche des rayons lumineux dans une seule direction.

148. Muscles de l'œil. — Pour qu'un objet soit vu distinctement, il faut que son image se forme sur la tache jaune de la rétine. Il faut donc, pour que nous puissions voir des objets situés dans des directions différentes, que le globe de l'œil se déplace afin d'amener successivement sur la tache jaune, l'image de chacun de ces objets. Un système de muscles spéciaux, appelés *muscles moteurs de l'œil* permet au globe de l'œil de se déplacer dans toutes les directions.

Les muscles moteurs de l'œil sont au nombre de six. Quatre, attachés au fond de l'orbite, se dirigent en ligne droite vers le globe de l'œil. Ce sont les *muscles droits*. Le muscle *droit supérieur* (De, fig. 198) s'attache à la face supérieure du globe : le muscle *droit inférieur* Dif s'attache à la face inférieure ; le muscle *droit interne* Di

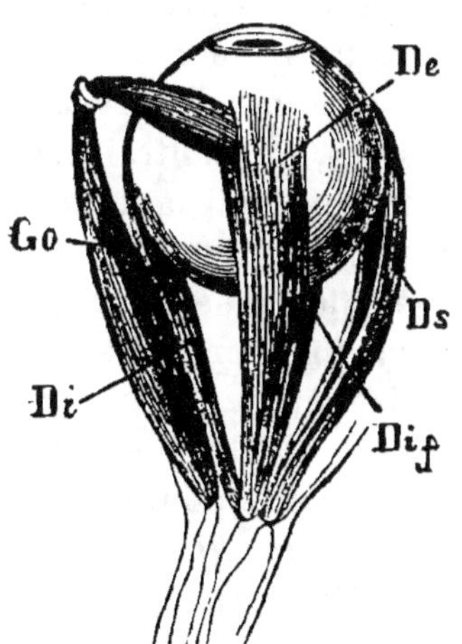

Fig. 198. — Muscles de l'œil. — D*e*, muscle droit supérieur ; D*if*, muscle droit inférieur ; D*s*, muscle droit externe ; D*i*, muscle droit interne ; G*o*, muscle grand oblique.

s'attache sur le côté interne du côté du nez : le muscle *droit externe* s'attache sur le côté externe.

Le rôle de ces quatre muscles est facile à comprendre ; lorsque le muscle droit supérieur se contracte, le globe de l'œil tourne de façon à relever la pupille et à nous permettre de voir des objets situés vers le haut ; le muscle droit inférieur au contraire, abaisse la pupille lorsqu'il se contracte. Ces deux muscles produiront donc des mouvements inverses du globe de l'œil. Il en est de même du muscle droit interne et du muscle droit externe ; le premier tourne la pupille du côté du nez et l'autre du côté opposé. Les deux yeux se meuvent en même temps dans la même direction ; si donc nous regardons à droite, nous devons contracter le muscle droit externe de l'œil droit et le muscle droit interne de l'œil gauche.

Les quatre muscles droits servent à faire tourner l'œil autour de deux axes, l'un horizontal et l'autre vertical, perpendiculaires au diamètre antéro-postérieur dirigé à peu près du milieu de la pupille au point d'arrivée du nerf optique. Les deux autres muscles, au contraire, qui sont les *muscles obliques*, font tourner l'œil autour du diamètre antéro-postérieur. Le *muscle grand oblique* Go présente une disposition toute spéciale ; inséré au bord de l'orbite de l'œil, il va passer dans une sorte d'anneau fixé à l'os frontal, puis revient s'attacher sur le globe de l'œil. Lorsque ce muscle se contracte, il glisse sur l'anneau à peu près comme une corde sur une poulie et fait tourner le globe de l'œil. Le *muscle petit oblique* qui ne présente pas la même complication, fait tourner le globe de l'œil en sens inverse.

Dans certains cas, les différents muscles moteurs sont inégalement développés dans un œil ; il en résulte que le globe de cet œil est plus ou moins tourné d'un certain côté. On dit que les personnes atteintes de cette particularité *louchent*. En coupant partiellement le muscle qui est trop développé, on peut redresser le globe de l'œil et faire disparaître le défaut de loucher ou *strabisme*.

149. Parties accessoires de l'œil. — Les parties accessoires de l'œil sont les suivantes :

1° Les *paupières*, qui servent à protéger le globe de l'œil ; elles sont formées par un repli de la peau dont le bord libre porte une rangée de poils raides appelés *cils* ;

2° Les *cils*, qui servent à arrêter les poussières qui pourraient arriver jusqu'à l'œil ;

3° Les *glandes lacrymales* (G, fig. 199) qui produisent les *larmes*, et sont situées au-dessus du globe de l'œil ; elles se répandent à la surface de l'œil, puis s'écoulent dans les fosses nasales par un canal appelé canal nasal C qui s'ouvre à l'angle interne de l'œil par deux conduits appelés *conduits lacrymaux* (c, fig. 199).

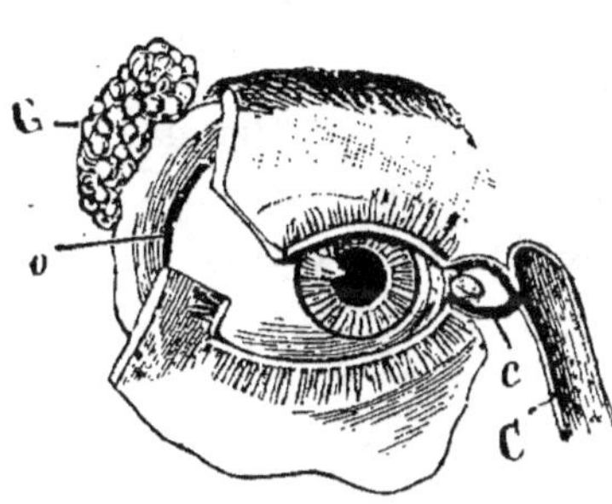

Fig. 199. — Appareil lacrymal. G, glande lacrymale ; c, conduits lacrymaux ; C, canal nasal.

Normalement les larmes s'écoulent donc dans les fosses nasales ; ce n'est que lorsqu'elles sont produites en grande abondance qu'elles débordent directement par-dessus les paupières. Le rôle des larmes est de tenir constamment le globe de l'œil dans un état d'humectation nécessaire à son bon fonctionnement. Dès que le globe de l'œil commence à se dessécher, il en résulte une sensation pénible qui provoque un mouvement des paupières et les larmes se trouvent ainsi répandues sur toute la surface de la sclérotique.

2° OREILLE

150. Sons. — Nous avons vu que le nerf acoustique transmet au cerveau les impressions sonores qu'il reçoit. Or, on sait qu'un son est produit par les vibrations d'un corps ; ces vibrations se communiquent à l'air et se propagent ainsi dans toutes les directions. Pour que nous percevions un son, il faut que la vibration qui a produit ce son arrive jusqu'au nerf acoustique ; nous allons voir comment l'oreille, qui est l'organe de l'ouïe, sert à transmettre les vibrations de l'air jusqu'au nerf acoustique. L'oreille se divise en trois parties :

1° L'oreille externe ;

2° L'oreille moyenne ;

3° L'oreille interne.

151. Oreille externe. — La partie extérieure de l'oreille est formée par un repli de la peau appelé *pavillon* (C, fig. 200), au centre duquel se trouve l'ouverture du

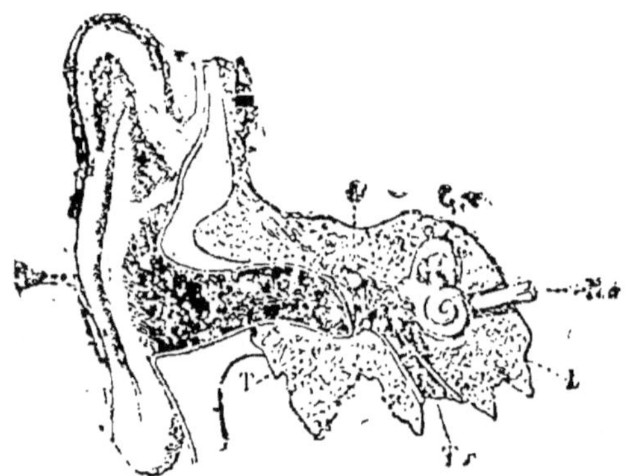

Fig. 200. — Oreille, coupée de façon à montrer ses différentes parties. — C, partie du pavillon qui est en face du canal auditif externe ; T, membrane du tympan ; O, oreille moyenne renfermant de petits osselets ; Tr, trompe d'Eustache : Csc, canaux semi-circulaires ; L, limaçon ; Na, nerf acoustique.

canal auditif externe (c. a. e, fig. 201). Les sons qui arrivent de différentes directions sont renvoyés par le pavillon dans le canal auditif externe. Il est facile de mettre en évidence l'utilité du pavillon. Appliquons en effet avec nos mains, contre notre tête, tous les replis qui entourent le canal auditif externe et nous entendrons moins distinctement qu'avant.

12.

Les parois du canal auditif externe secrètent une matière céreuse jaune appelée *cérumen* dont le rôle est d'arrêter les poussières venant du dehors.

Au fond du canal auditif externe est une membrane mince et tendue, qui est la membrane du tympan *t* (fig. 201). Les vibrations de l'air arrivant par le canal auditif externe se transmettent à la membrane du tympan et peuvent ainsi se propager au delà de cette membrane.

152. Oreille moyenne. — Au delà de la membrane du tympan se trouve en effet une cavité pleine d'air et appelée *oreille moyenne, om* (fig. 201).

L'oreille moyenne communique avec l'arrière-bouche par un canal appelé *trompe d'Eustache*, et peut ainsi recevoir les sons par la bouche. C'est ce qui explique pourquoi en se bouchant les oreilles et en ouvrant la bouche on peut encore entendre des sons.

La membrane du tympan est reliée à l'oreille interne par une chaîne

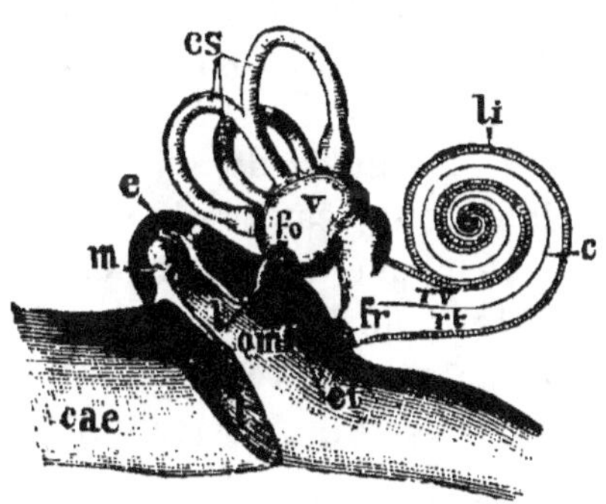

Fig. 201. — Figure théorique de l'oreille. — *c.a.e,* canal auditif externe ; *t,* membrane du tympan ; *om,* oreille moyenne renfermant la chaîne des osselets : le marteau *m,* l'enclume *e,* l'os lenticulaire *l* et l'étrier *et ; fo,* fenêtre ovale ; *fr,* fenêtre ronde ; *v,* vestibule ; *cs,* canaux semi-circulaires ; *li,* limaçon ; *rt,* rampe tympanique ; *rv,* rampe vestibulaire ; *c,* cloison.

de petits osselets qui ont reçu des noms en rapport avec leurs formes : le *marteau (m,* fig. 201), *l'enclume e, l'os lenticulaire l* et *l'étrier et;* le marteau est attaché à la membrane du tympan et l'étrier vient s'appliquer contre une partie de l'oreille interne, appelée *fenêtre ovale fo.* Cette chaîne d'osselets peut servir à transmettre les vibrations de l'oreille externe à l'oreille interne à travers l'oreille moyenne, et aussi à régler la tension de la membrane du tympan.

153. Oreille interne. — La région la plus interne de l'oreille ou *oreille interne* est logée dans une partie très dure de l'os temporal, appelée *rocher*. L'oreille interne est la partie la plus importante de l'oreille, celle qui renferme les terminaisons du nerf acoustique.

L'oreille interne est en relation avec l'oreille moyenne par l'intermédiaire de deux orifices fermés par des membranes ; ces orifices sont, l'un la *fenêtre ovale fo*, contre laquelle va s'appuyer l'étrier, et l'autre la *fenêtre ronde fr*. Les vibrations sonores une fois arrivées dans l'oreille moyenne peuvent par ces deux fenêtres se propager dans l'oreille interne, et par conséquent jusqu'au nerf acoustique

L'oreille interne est formée par une sorte de sac membraneux exactement emboîté dans une cavité de même forme creusée dans l'os temporal. A cause de sa structure compliquée, l'oreille interne a reçu le nom de *labyrinthe* (1); entre le labyrinthe et l'os temporal se trouve un liquide appelé *périlymphe ;* à l'intérieur du labyrinthe se trouve un autre liquide appelé *endolymphe.*

Le nerf acoustique arrive de l'encéphale en traversant l'os temporal dans un canal appelé *canal auditif interne,* et se termine dans l'oreille interne.

On peut distinguer dans l'oreille interne trois régions : 1° le *vestibule* (*v*, fig. 201) ; 2° *les canaux semi-circulaires cs ;* 4° *le limaçon li.*

1° Le *vestibule v* est une sorte de sac où viennent aboutir les canaux semi-circulaires et le limaçon ; le vestibule communique avec l'oreille moyenne par la fenêtre ovale. On distingue ordinairement dans le vestibule deux parties séparées par une région plus étroite, et nommées l'*utricule* en *v*, (fig. 201) et le *saccule* [au-dessus de *fr* (fig. 201)]

---

(1) On appelle quelquefois *labyrinthe osseux*, l'enveloppe osseuse qui entoure le labyrinthe et *labyrinthe membraneux* le labyrinthe proprement dit, formé de substance membraneuse et renfermé à l'intérieur du labyrinthe osseux.

Les vibrations sonores qui arrivent par la fenêtre ovale se communiquent à l'endolymphe et à de petits corpuscules calcaires, appelés *otolithes*, qu'on trouve à l'intérieur du vestibule. Les otolithes et l'endolymphe transmettent ces vibrations à de petits cils portés par certaines cellules de la surface interne du vestibule ; ces cellules elles-mêmes étant sur le prolongement d'une fibre du nerf acoustique peuvent transmettre au cerveau l'impression sonore.

2º Les *canaux semi-circulaires cs* sont au nombre de trois et débouchent dans le vestibule ; comme l'indique leur nom, chacun d'eux décrit à peu près une demi-circonférence. A l'une des extrémités de chaque canal se trouve une ampoule où vient se terminer une ramification du nerf acoustique. Comme dans le vestibule, les fibres nerveuses se terminent par une cellule portant un cil qui flotte dans l'endolymphe, et c'est le cil qui transmet au nerf les vibrations sonores.

Les cellules munies de cils vibratils et en relation avec le nerf acoustique ne se trouvent pas sur toute la surface du vestibule, mais seulement sur deux petites plaques d'un ou deux millimètres carrés de surface, reconnaisables à leur couleur blanche et situées l'une dans l'utricule et l'autre dans le saccule.

A l'intérieur des renflements qui sont à la base des canaux semi-circulaires, on voit une petite crête formée par des cellules spéciales munies de cils et en relation par leur base avec les fibres du nerf acoustique.

3º Le *limaçon* a la forme d'un canal enroulé formant environ deux tours et demi. L'intérieur du limaçon est divisé en deux cavités, appelées *rampes*, par une cloison longitudinale *c* (fig. 201), appelée *lame spirale;* l'une des rampes débouche dans le vestibule, c'est la *rampe vestibulaire r.v*; l'autre se ferme à son extrémité par la fenêtre ronde, c'est la *rampe tympanique r. t.*

Une branche du nerf acoustique vient se terminer dans la lame spirale qui sépare les deux rampes, du côté de la rampe vestibulaire. La terminaison de ce nerf se fait dans de petits organes spéciaux qui font saillie dans l'endolymphe et qu'on appelle *organes de Corti*. Les organes de Corti étant très importants nous allons étudier avec plus de détails leur position et leur structure.

154. Organes de Corti. — La rampe vestibulaire est divisée par une membrane en deux cavités inégales ; la plus grande cavité est la rampe vestibulaire proprement dite et la plus petite est la rampe *cochléaire* séparée de la rampe tympanique par une portion de la lame spirale qui

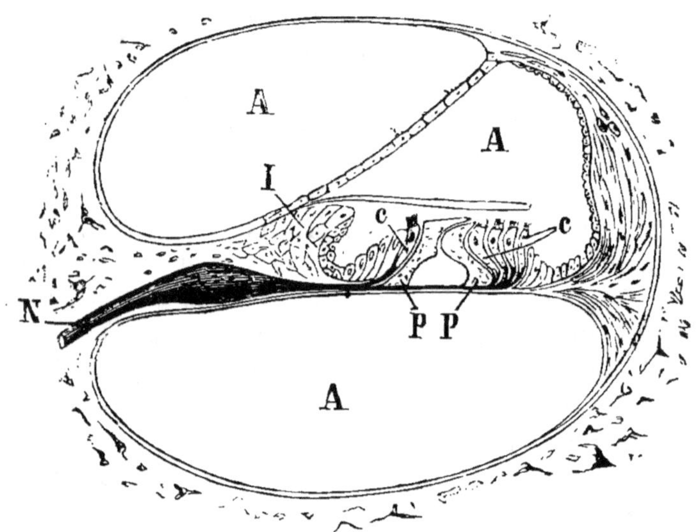

Fig. 202. — Coupe du limaçon montrant le détail de l'organe de Corti. — A, A, A, rampe vestibulaire (à gauche en haut), rampe cochléaire (à droite en haut) et rampe tympanique (en bas) ; c, cellules acoustiques ciliées ; P, P, fibres de Corti ; I, cellules qui remplissent le sillon spiral interne ; N, fragment du nerf acoustique.

porte le nom de *membrane basilaire*. C'est dans la membrane basilaire que viennent se terminer les dernières ramifications de la branche du nerf acoustique qui se trouve dans l'axe du limaçon.

· Ces terminaisons nerveuses se font dans les *organes de*

Corti situés sur la membrane basilaire du côté de la rampe cochléaire. Sur une section de la membrane basilaire on peut étudier la structure de ces organes (fig. 202) : on voit d'abord deux petits bâtonnets fibreux arc-boutés l'un contre l'autre et formant comme une sorte d'arcade, ce sont les *fibres de Corti*. Ces fibres se trouvent tout le long de la rampe cochléaire et sont au nombre d'environ 3000 paires. Contre les fibres de Corti sont appuyées des cellules spéciales munies de cils vibratils et en relation avec les terminaisons du nerf acoustique. Les vibrations de l'endolymphe renfermée dans la rampe cochléaire sont transmises par ces cellules au nerf acoustique qui les transmet lui-même au cerveau.

155. Nerf acoustique. — Nous pouvons maintenant nous rendre compte de la marche que suit le nerf acoustique dans l'oreille interne. Après avoir traversé l'os temporal par le canal auditif interne, le nerf acoustique se divise en deux branches, l'une, la *branche cochléaire*, suit l'axe du limaçon et se termine dans les organes de Corti ; l'autre, la *branche vestibulaire* se divise en trois filets. Le premier filet se termine sous la plaque auditive du saccule, le second sous la plaque auditive de l'utricule et dans les renflements de deux canaux semi-circulaires, enfin le dernier filet se termine dans le renflement du troisième canal semi-circulaire. Dans tous les cas, les fibres des dernières ramifications du nerf acoustique sont en relation avec des cellules spéciales munies de cils qui baignent dans l'endolymphe ; les vibrations de l'endolymphe sont transmises au nerf acoustique par l'intermédiaire de ces cellules ciliées.

156. Audition. — Pour que nous entendions un son, il faut donc que les vibrations qui produisent ce son arrivent jusqu'aux terminaisons du nerf acoustique dans l'oreille interne. Les vibrations de l'air sont renvoyées par le pavillon de l'oreille externe dans le canal auditif externe jusqu'à la membrane du tympan, traversent l'oreille moyenne et arrivent dans l'oreille interne par la fenêtre ronde et la fenêtre ovale. Dans l'oreille interne, les vibrations impressionnent le nerf acoustique qui transmet au cerveau l'impression des sons.

3° ODORAT

157. Odorat. — Le sens de l'odorat nous permet d'apprécier l'odeur des objets. Le nez est l'organe de l'odorat. Les corps odorants émettent de très petites particules qui, en pénétrant dans le nez, nous donnent l'impression de l'odeur de ces corps. Il ne suffit pas, pour que nous percevions une odeur, que les particules odorantes pénètrent dans le nez ; il faut encore qu'elles arrivent au contact de nerfs spéciaux, les *nerfs olfactifs*.

158. Fosses nasales. — On sait que la cavité du nez (ou fosses nasales) est divisée par une cloison médiane en deux parties s'ouvrant chacune à l'extérieur par un orifice appelé narine. Les parois des fosses nasales sont recouvertes par une muqueuse appelée *muqueuse pituitaire*. Du côté de la cloison, la muqueuse pituitaire est lisse, mais du côté opposé, elle présente trois replis enroulés sur eux-mêmes appelés *cornets ;* on distingue le *cornet supérieur*, le *cornet moyen* et le *cornet inférieur ;* chaque cornet en s'enroulant sur lui-même, limite de

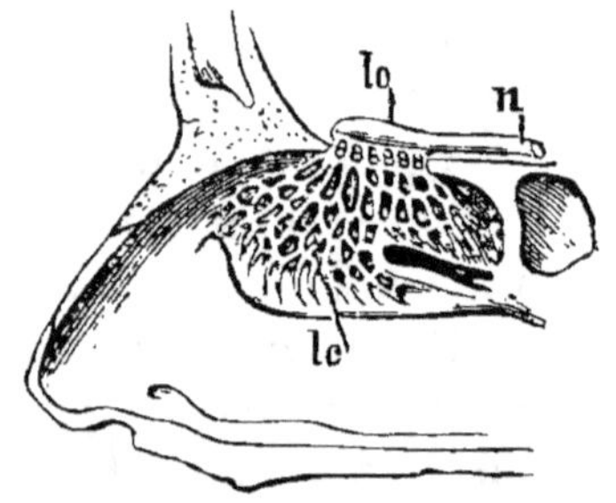

Fig. 203. — Coupe dans les fosses nasales montrant un nerf olfactif *n* ; un lobe olfactif *lo* ; *lc*, ramifications du nerf olfactif qui ont traversé la lame criblée de l'ethmoïde.

petits prolongements de la cavité du nez qui sont les *méats ;* il y a le *méat supérieur*, le *méat moyen* et le *méat inférieur*.

Nous savons que les fosses nasales communiquent en arrière avec le pharynx ; elles sont de plus en relation avec des cavités creusées dans des os voisins et appelées *sinus*. Les principaux sinus sont : les *sinus frontaux* creusés dans les os frontaux, les *sinus sphénoïdaux* dans l'os sphénoïde, les *sinus maxillaires* dans l'os maxillaire.

La muqueuse pituitaire renferme de nombreuses petites glandes qui produisent en abondance un liquide muqueux destiné à maintenir humides les parois des fosses nasales. Les rhumes de cerveau sont produits par une inflammation de cette muqueuse qui sécrète alors une matière plus abondante et plus épaisse.

159. Nerfs olfactifs. — On a vu que ce sont les nerfs olfactifs qui nous donnent la sensation des odeurs. Ces nerfs prennent naissance à la base du cerveau et arrivent à la surface de l'os ethmoïde où ils forment chacun un petit renflement appelé *lobe olfactif* (*lo*, fig. 203). La région de l'ethmoïde où sont les lobes olfactifs est percée d'un grand nombre de petits trous et c'est ce que nous avons appelé la *lame criblée de l'ethmoïde*. Des lobes olfactifs partent un grand nombre de filets nerveux qui traversent les trous de la lame criblée et vont ensuite se ramifier (*lc*) sur la muqueuse pituitaire.

Les ramifications des nerfs olfactifs s'étendent seulement dans la muqueuse du cornet supérieur et de la partie supérieure du cornet moyen ; c'est cette région de la muqueuse qui transmet seule la sensation des odeurs; on la distingue facilement à la couleur jaunâtre qu'elle présente. Les dernières ramifications des nerfs olfactifs se terminent dans des cellules spéciales situées à la surface de la muqueuse et appelées *cellules olfactives*. Chaque cellule olfactive se termine dans les fosses nasales par une partie mince et allongée qui recueille les impressions olfactives et les transmet au nerf olfactif.

Les corps gazeux seuls peuvent nous donner des impressions olfactives ; les corps solides ou liquides n'ont une odeur que s'ils émettent des vapeurs pouvant arriver au contact des cellules olfactives. Il suffit d'une quantité infiniment petite et en quelque sorte impondérable de ces vapeurs pour donner la sensation d'une odeur. On n'a encore aucun renseignement sur la nature et les propriétés des particules qui peuvent impressionner les cellules olfactives.

4° GOÛT

160. Goût. — Le sens du goût nous permet d'apprécier la saveur des objets. La langue est l'organe du goût : cependant toutes les parties n'en sont pas également sensibles. Il est facile de reconnaître quelles sont les régions de la langue qui sont impressionnées par les objets sapides. Il suffit pour cela de promener un petit morceau de sel sur notre langue. Lorsque le morceau de sel passera sur un point sensible, nous sentirons la saveur du sel ; nous ne sentirons rien ou presque rien lorsque le grain de sel passera dans une région insensible. On constate ainsi que les parties sensibles de la langue sont sur la face supérieure, surtout à la base et vers le bout.

161. Structure de la langue. — Examinons maintenant la structure de la langue ; elle est formée par un muscle qui s'attache en avant sur la face interne de la mâchoire inférieure et en arrière sur l'os hyoïde, petit os placé au-dessus du larynx (§ 166). La surface de la langue est recouverte par une muqueuse qui n'est que le prolongement de la peau recouvrant tout le corps.

Sur la face supérieure, la langue présente de petits prolongements appelés *papilles de la langue* ; les plus grosses de ces papilles sont sur la base de la langue ; on les appelle les *papilles caliciformes* (fig. 204) ; elles sont

13

formées par une saillie de la muqueuse en forme de cylindre et implantées chacune au fond d'une petite cavité. D'autres

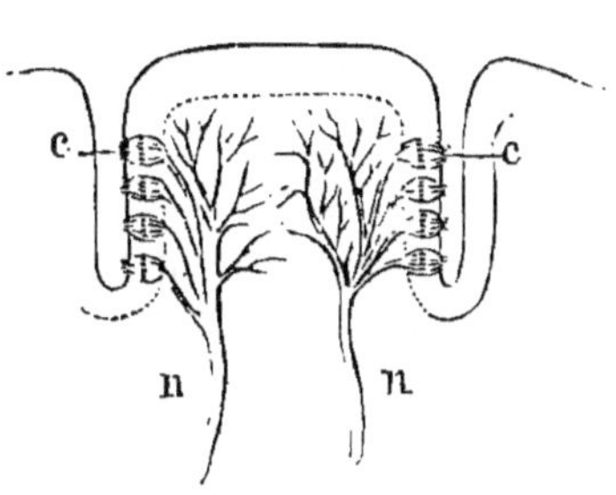

Fig. 204. — Papille caliciforme de la langue — *n*, nerf; *c*, corpuscules du goût.

papilles, plus petites, sont situées surtout au bout et sur les bords de la langue, ce sont les papilles *fongiformes* en forme de petit champignon arrondi, et les papilles *filiformes*, minces, allongées et divisées à leur extrémité en fines lanières.

Ces papilles sont situées dans les parties de la langue les plus sensibles ; en étudiant leur structure nous voyons en effet qu'elles renferment les dernières terminaisons des nerfs du goût. Faisons une coupe dans une papille caliciforme (fig. 204), nous voyons sur les faces verticales, de petits groupes de cellules qui ont une forme spéciale ; elles sont allongées, se terminent vers l'extérieur par une petite pointe brillante et sont en relation par leur base avec une fibre nerveuse : ce sont les cellules *gustatives* qui forment de petits faisceaux appelés *corpuscules du goût*. Les objets sapides en dissolution dans les liquides de la bouche impressionnent les cellules gustatives qui transmettent l'impression reçue aux fibres nerveuses.

162. Nerfs de la langue. — Les nerfs qui se terminent dans la langue sont de plusieurs sortes. Les plus importants sont les *nerfs glosso-pharyngiens* dont les dernières ramifications se terminent au contact des cellules gustatives. Ce sont surtout ces nerfs qui transmettent au cerveau les impressions des corps sapides. Un chien dont les nerfs glosso-pharyngiens ont été coupés, avale sans difficulté des aliments très amers qui lui répugnent dans les conditions ordinaires. Le nerf lingual, branche du trijumeau, est aussi un nerf gustatif ; il innerve les papilles qui sont sur les bords de la langue.

Le nerf grand hypoglosse se ramifie dans le muscle qui forme la langue et n'a pas de rapport avec les papilles ; c'est un nerf moteur.

163. Sensations gustatives. — Les sensations du goût sont assez peu nombreuses ; ce sont surtout les sensations de doux, d'amer, d'acide et d'alcalin. On attribue souvent au goût des sensations dues à l'odorat. La bouche communique en effet avec les fosses nasales ; les vapeurs émises par les corps qui se trouvent dans la bouche peuvent donc aller impressionner le nerf olfactif qui se termine dans les fosses nasales. C'est ainsi que les viandes rôties, les vins et la plupart des liqueurs impressionnent les nerfs olfactifs et non les nerfs gustatifs ; aussi les personnes enrhumées du cerveau apprécient-elles peu tous ces aliments.

5° TOUCHER

164. Toucher. — Le sens du toucher qui nous permet d'apprécier la forme, la dureté, la température des objets, se manifeste plus ou moins sur toute la surface de notre corps. Mais le bout des doigts est doué d'une sensibilité particulière : en touchant un objet avec le bout des doigts, nous pouvons percevoir beaucoup de détails qui nous échapperaient si nous touchions le même objet avec le reste de la main.

Ce sont les nerfs qui se terminent dans la peau même qui nous rendent sensibles au toucher. Etudions donc la structure de la peau, et pour cela faisons une coupe perpendiculaire à sa surface.

165. Structure de la peau. — La peau est formée de deux couches (fig. 205) :

1° Une couche extérieure formée uniquement de cellules et dépourvue de nerfs et de vaisseaux ; c'est l'*épiderme ;*

2° Une couche profonde formée de tissu conjonctif et renfermant des nerfs et des vaisseaux ; c'est le *derme.*

1° *Epiderme.* — L'épiderme se compose de plusieurs couches de cellules d'aspect différent ; les cellules les plus profondes de l'épiderme sont remplies de protoplasma granuleux. Cette partie profonde de l'épiderme s'appelle la couche de Malpighi, *em* (fig 205).

Puis, à mesure qu'on se rapproche de la surface externe, les cellules de l'épiderme *ec* sont de plus en plus plates et

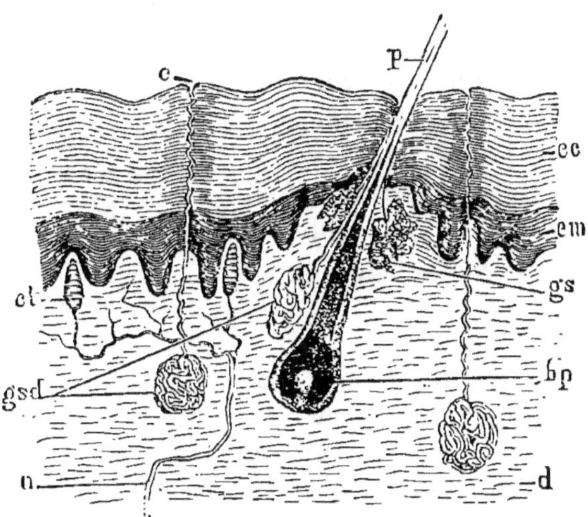

Fig. 205. — Coupe faite dans la peau. — *d,* derme; *em,* partie profonde de l'épiderme ; *ec,* cellules superficielles de l'épiderme ; *gsd,* glande sudoripare; *c,* canal de la glande sudoripare : *p,* poil; *bp,* bulbe pilifère; *gs,* glande sébacée; *n,* nerf; *ct,* corpuscule tactile.

renferment de moins en moins de protoplasma. A la surface même, on ne voit plus que des cellules complètement mortes et desséchées qui se détachent et tombent. Les cellules ainsi perdues par la peau sont constamment remplacées par des cellules plus jeunes qui se forment dans les parties profondes de l'épiderme. Il y a donc, de l'intérieur vers l'extérieur, un renouvellement constant des cellules de l'épiderme (voyez fig. 24, p. 16).

Dans l'épiderme se forment de petites glandes en tube qui s'enfoncent dans le derme en se pelotonnant *gsd ;* ce sont les *glandes sudoripares*, qui produisent la sueur.

C'est aussi dans l'épiderme qu'on voit se former les *poils* dont la base s'enfonce ensuite dans le derme. La base d'un poil présente un renflement *bp* appelé le *bulbe pileux* et formé par l'épiderme. Les cellules du bulbe pileux sont en voie de multiplication continuelle ; le poil s'accroît donc ainsi par sa base. Un vaisseau sanguin du derme s'enfonce dans la base du bulbe pileux et apporte les matières nutritives nécessaires à la croissance du poil. Les ongles sont aussi produits par l'épiderme.

A la base des poils on voit de petites glandes *gs* appelées *glandes sébacées ;* ces glandes sécrètent le liquide qui rend si soyeux les poils de certains animaux. L'épiderme ne renferme jamais de vaisseaux sanguins.

2° *Derme.* — Le derme *d* (fig. 205), avons-nous dit, est formé de tissu conjonctif et sillonné de vaisseaux sanguins; il repose sur une couche de graisse qui en s'épaississant forme le lard de certains animaux. Dans le derme, nous trouvons la base des poils *bp* et les glandes sudoripares; mais nous avons vu que ces organes s'étaient formés aux dépens de l'épiderme et s'étaient ensuite enfoncés dans le derme.

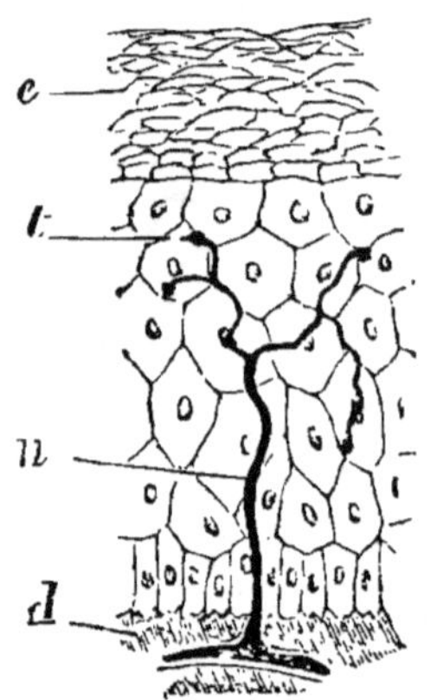

Fig. 206. — Terminaisons *t* d'un nerf *n* dans la partie profonde de l'épiderme ; *e*, couche superficielle de l'épiderme ; *d*, derme.

Les nerfs qui se trouvent dans la peau et la rendent sensible au toucher se terminent quelquefois par des fibres très minces qu'on peut voir entre les cellules de la partie profonde de l'épiderme (*n*, *t*, fig. 206).

Mais il n'en est pas toujours ainsi; sur la figure 205, on voit dans la partie externe du derme un nerf se terminer sur un petit amas de cellules spéciales *et* qu'on appelle *corpuscules tactiles*. Les corpuscules tactiles se trouvent donc dans le derme, et sont d'autant plus nombreux dans une région que cette région est plus sensible au toucher. On peut donc considérer les corpuscules tactiles comme les organes du toucher.

Les corpuscules du tact sont de plusieurs sortes; les plus nombreux, appelés *corpuscules de Meissner* (fig. 207),

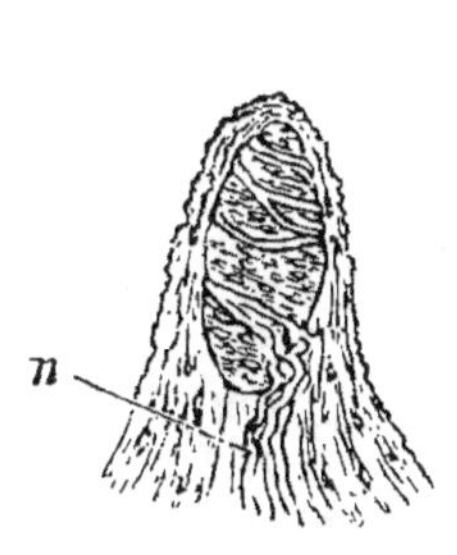

Fig. 207. — Corpuscule de Meissner; *n*, nerf.

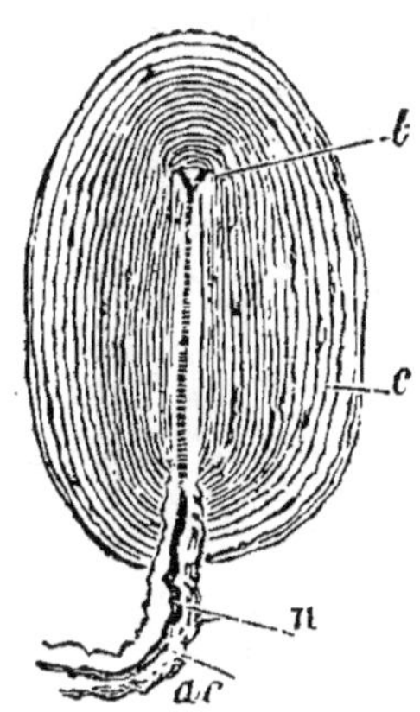

Fig. 208. — Corpuscule de Water. *n*, *ac*, nerf se terminant en *t*; *c*, enveloppe de la capsule.

sont formés par un amas ovoïde de cellules autour duquel vient s'enrouler un filet nerveux *n*. Ces corpuscules longs d'environ un dixième de millimètre sont surtout abondants sur la paume de la main.

Les *corpuscules de Krause*, plus simples et plus petits, sont simplement formés par un amas de cellules au milieu duquel vient se terminer un filet nerveux.

D'autres corpuscules peuvent atteindre jusqu'à 4 millimètres de longueur; ce sont les *corpuscules de Water* (fig. 208) formés de plusieurs couches concentriques de matières fibreuses au milieu desquelles vient se terminer un filet nerveux *t*. Ces corpuscules, plus profondément situés que les autres, se trouvent en général au dessous du derme.

6° VOIX

166. Structure du larynx. — L'organe de la voix est le *larynx* qui est à la partie supérieure de la trachée-artère (fig. 209 et 210); le larynx communique avec l'arrière-bouche par un orifice appelé glotte qui se ferme pendant la déglutition au moyen d'une petite languette que nous avons appelée épiglotte (*e*, fig. 210.)

Si nous examinons les parois du larynx, nous voyons

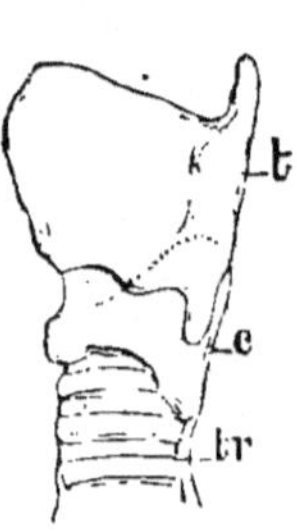

Fig. 209. — Larynx vu de profil. — *t*, cartilage thyroïde; *c*, cartilage cricoïde; *tr*, trachée-artère.

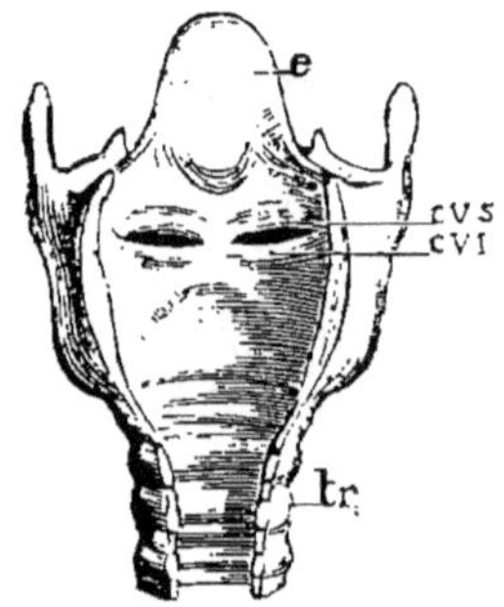

Fig. 210. — Larynx ouvert et vu par derrière. — *e*, épiglotte; *c.v.s*, cordes vocales supérieures; *c.v.i*, cordes vocales inférieures; *tr*, trachée-artère.

au-dessus du dernier anneau de la trachée-artère un cartilage ayant la forme d'un anneau complet, beaucoup plus large en arrière qu'en avant; c'est le *cartilage cricoïde c* (fig. 209). Au-dessus du cartilage cricoïde se trouve un autre cartilage beaucoup plus développé, largement ouvert en arrière et formant en avant une saillie connue sous le nom de pomme d'Adam : c'est le *cartilage thyroïde t* (fig. 209); le cartilage thyroïde lui-même est relié à un petit os ayant la forme d'un fer à cheval et qui est l'os hyoïde.

A l'intérieur du larynx, on remarque deux petites sailies membraneuses, l'une à droite, l'autre à gauche, et allant d'arrière en avant; ce sont les *cordes vocales inférieures* (*cvi*, fig. 210) (1) qui jouent un rôle important dans la production de la voix. Au-dessus des cordes vocales inférieures, nous voyons les cordes vocales supérieures ayant à peu près la même forme, mais qui sont un peu moins saillantes; les cordes vocales supérieures (*cvs*, fig. 210) ne jouent aucun rôle dans la production de la voix.

166 *bis*. Production des sons. — Comment les sons peuvent-ils se produire? En sortant des poumons, l'air traverse le larynx et passe au contact des cordes vocales inférieures. Grâce aux muscles qui se trouvent dans les parois du larynx, ces membranes peuvent être plus ou moins tendues et entrer en vibration sous l'action du courant d'air qui les frappe. Les vibrations des cordes vocales inférieures, ainsi provoquées, produisent les sons qui constituent l'élément principal de la voix.

Les vibrations des cordes vocales donnent lieu à des sons plus ou moins élevés, mais elles ne suffisent pas pour produire la parole articulée. Tous les organes que traverse l'air en allant des poumons à l'extérieur contribuent par leurs vibrations à produire des sons dont l'ensemble constitue la voix.

Pour prononcer chaque voyelle ou chaque consonne, le pharynx, la langue, les lèvres prennent une position déterminée.

167. Laryngoscope. — A l'aide d'un instrument très simple appelé *laryngoscope* (fig. 211), on peut se rendre compte de la façon

____

(1) Les cordes vocales sont de simples replis et n'ont aucunement la forme de cordes.

dont fonctionnent les cordes vocales inférieures pendant l'émission
de la voix. Le laryngoscope est formé par un petit miroir porté
sur une baguette perpendiculaire à sa surface. Ce miroir est
introduit dans l'arrière-bouche de la personne dont on veut
étudier le larynx. L'opérateur porte sur son front un petit mi-

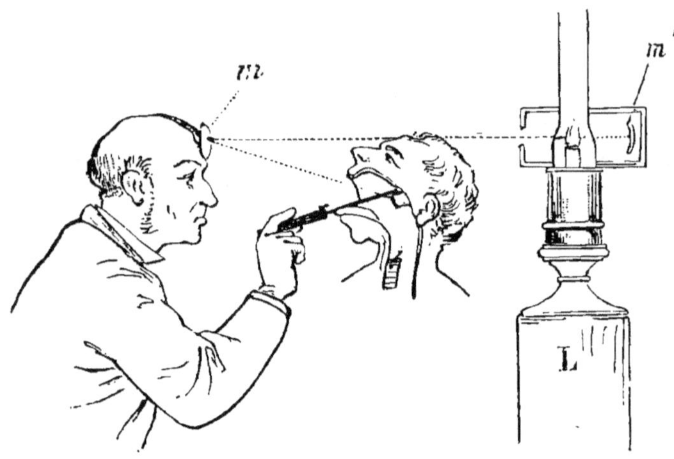

Fig. 211. — Laryngoscope. — Les rayons lumineux de la lampe L sont
réfléchis par les miroirs m' et m et arrivent sur le miroir du laryngoscope que l'observateur tient à la main. Le larynx ainsi éclairé envoie
des rayons lumineux qui sont réfléchis sur le miroir du laryngoscope et
arrivent à l'œil de l'observateur.

roir m, qui reçoit les rayons lumineux d'une lampe L et les réfléchit
sur le laryngoscope lequel à son tour les renvoie dans le larynx.

Les cordes vocales ainsi éclairées sont vues nettement par l'opérateur dans le miroir du laryngoscope. On constate alors qu'avant
qu'un son ne soit émis, les cordes vocales inférieures se tendent
et se rapprochent l'une de l'autre de façon à fermer à peu près
complètement l'ouverture de la glotte ; puis, pendant l'émission du
son, elles s'écartent un peu de façon à laisser entre elles une
petite fente. L'air sortant des poumons par cette fente fait vibrer
les cordes vocales inférieures et détermine ainsi la production du
son.

RÉSUMÉ

Œil. — L'œil sert à percevoir l'image des objets. Cet organe, qui a la forme d'un globe, est placé dans une cavité appelée orbite, creusée dans les os de la tête.

Les parties principales de l'œil (fig. 212) sont les suivantes : derrière la surface la plus bombée de l'œil se trouve une sorte d'écran en forme d'anneau (*iris, i*), percé d'un trou (*pupille, p*) ; en arrière de l'iris et de la pupille est placé le *cristallin, c*, corps transparent semblable au verre d'une loupe. A travers le cristallin, les objets extérieurs viennent former une image renversée sur la *rétine, re*,

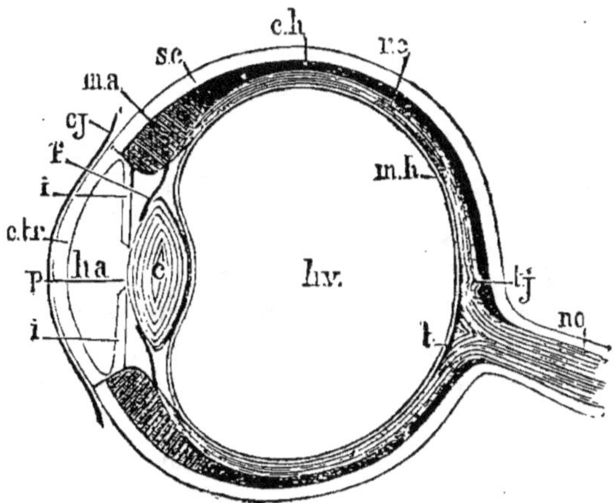

Fig. 212. — Œil coupé d'avant en arrière. — *i*, iris ; *p*, pupille ; *c*, cristallin ; *re*, rétine ; *ch*, choroïde ; *sc*, sclérotique ; *c.tr*, cornée transparente ; *cj*, conjonctive ; *h.a*, humeur aqueuse ; *h.v*, humeur vitrée ; *mh*, membrane hyaloïde ; *t*, tache aveugle ; *tj'*, tache jaune ; *no*, nerf optique ; *ma*, muscles accommodateurs.

membrane mince qui s'épanouit à l'intérieur de l'œil ; la rétine est le prolongement du nerf optique *no*, qui transmet au cerveau l'impression produite par les objets lumineux. Les éléments nerveux que renferme la rétine se terminent à sa surface externe par une couche de cônes et de bâtonnets qui sont la partie la plus sensible de la rétine ; la couche des cônes et des bâtonnets est relativement très épaisse sur la tache jaune *tj*, qui est la partie la plus sensible de la rétine   sur la tache aveugle *t*, qui est insensible, il n'y a ni cônes ni bâtonnets.

Autour de la rétine, se trouve la *choroïde ch*, membrane colorée en noir, enveloppée elle-même par la *sclérotique, sc*, membrane résistante qui forme ce qu'on nomme le blanc de l'œil. En avant de l'œil, cette membrane change d'aspect et prend le nom de *cornée transparente, c. tr.*

En avant du cristallin est la *chambre antérieure* qui contient l'*humeur aqueuse, ha* ; en arrière du cristallin est la *chambre postérieure* qui contient une substance gélatineuse *hv*, l'*humeur vitrée*. Les rayons lumineux traversent la cornée transparente et l'humeur aqueuse, passent par le trou de la pupille, sont réfractés par le cristallin, traversent l'humeur vitrée et vont former une image renversée sur la rétine.

L'œil est protégé par les paupières, replis de la peau. Les frottements du globe de l'œil dans ses mouvements sont atténués par les larmes, sécrétées par les glandes lacrymales situées au-dessus de l'œil. Les mouvements de l'œil sont produits par six muscles (quatre droits et deux obliques).

Diverses modifications de la vue. — On distingue d'abord, suivant les individus :

1° L'œil *emmétrope*, où les objets éloignés forment naturellement leur image sur la rétine sans accommodation, c'est l'œil normal ;

2° L'œil *hypermétrope*, ou les objets éloignés forment leur image au delà de la rétine. Ce défaut de l'œil se corrige par des verres biconvexes ;

3° L'œil *myope*, où les objets éloignés forment leur image en deçà de la rétine. Ce défaut se corrige par des verres biconcaves.

Dans l'œil normal emmétrope, l'*accommodation* est la propriété qu'a le cristallin de modifier sa courbure sous l'action de certains muscles (muscles accommodateurs), de façon à nous faire voir distinctement les objets rapprochés.

Un œil *presbyte* est un œil emmétrope qui a perdu, en partie, cette propriété d'accommodation. Les yeux presbytes se corrigent, comme les yeux hypermétropes, par l'emploi de verres biconvexes.

Oreille. — L'oreille sert à percevoir les sons. Les parties principales de l'oreille sont :

1° L'*oreille externe*, formée par le pavillon (C, fig. 213), repli membraneux de la peau, et le canal auditif externe ; l'oreille externe reçoit les sons, c'est-à-dire les mouvements de l'air produits par les vibrations des corps ;

2° L'*oreille moyenne*, qui forme une petite caisse fermée du côté extérieur par la membrane du tympan T ; cette partie de l'oreille communique avec l'arrière-bouche par la trompe d'Eustache Tr et se trouve ainsi remplie d'air ; elle transmet les sons à l'oreille interne. C'est dans l'oreille moyenne que se trouve la chaîne des osselets O (marteau, enclume, os lenticulaire, étrier) ;

3° L'*oreille interne* est en relation avec l'oreille moyenne par

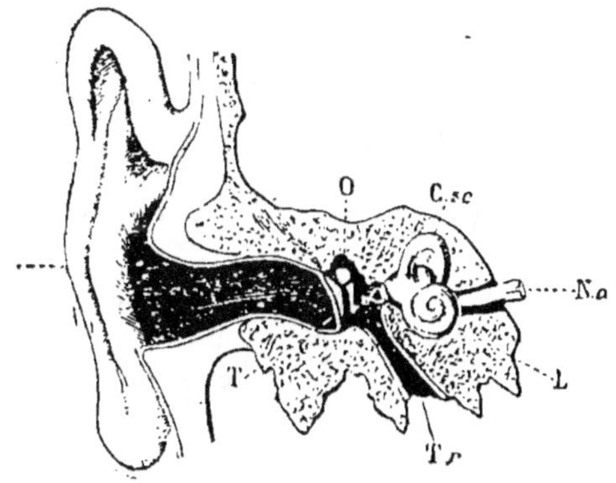

Fig. 213. — Oreille coupée de façon à montrer ses différentes parties — C, partie du pavillon qui est en face du canal auditif externe ; T, membrane du tympan ; O, oreille moyenne renfermant de petits osselets ; Tr, trompe d'Eustache ; *Csc*, canaux semi-circulaires ; L, limaçon ; Na, nerf acoustique.

deux orifices fermés par des membranes : *fenêtre ovale*, sur laquelle vient s'appuyer l'étrier, et *fenêtre ronde*. L'oreille interne est remplie par un liquide appelé endolymphe.

On y distingue plusieurs régions qui sont : le vestibule, les canaux semi-circulaires Csc et le limaçon L.

Les ramifications du nerf acoustique Na se terminent :

1° A la surface externe du vestibule où ils sont en rapport avec des cellules munies d'un cil qui plonge dans l'endolymphe ;

2° A la base renflée des canaux semi-circulaires, où les dernières fibres sont aussi en rapport avec des cellules ciliées ;

3° Dans les organes de Corti qui se trouvent dans le limaçon.

Les terminaisons du nerf acoustique recueillent les impressions sonores arrivées dans l'oreille externe et les transmettent au cerveau, où les sons sont perçus.

Goût. — Le goût des aliments est ressenti par la langue et surtout par le bout de la langue. On y trouve de petits renflements nommés *papilles gustatives*, qui sont à l'extrémité des ramifications des nerfs transmettant au cerveau les impressions du goût.

Odorat. — L'odorat donne la sensation des odeurs grâce à deux nerfs qui se ramifient dans les cavités du nez ou *fosses nasales;* ces nerfs sont les *nerfs olfactifs.*

Toucher. — Les nerfs qui viennent sur la surface du corps deviennent très fins et forment de petits filets qui se répandent dans la peau ; les sensations reçues par tous ces petits nerfs, quand quelque chose touche la peau, constituent le sens du toucher ; elles sont transmises au cerveau par les nerfs sensitifs.

Structure de la peau. — La peau est formée de deux couches :

1° L'*épiderme*. — Couche extérieure uniquement formée de cellules ordinaires, sans nerfs ni vaisseaux ;

2° Le *derme*. — Couche profonde renfermant des nerfs et des vaisseaux.

C'est dans le derme que se trouvent les *corpuscules tactiles* recevant les impressions du toucher, ainsi que les glandes sudoripares, dont le canal traverse l'épiderme pour venir déboucher à l'extérieur.

Larynx. — Le larynx est l'organe de la voix. Ses parties principales sont le *cartilage cricoïde*, surmonté du *cartilage thyroïde* et, à l'intérieur, des replis membraneux (*cordes vocales supérieures et inférieures*) ; c'est par le jeu des cordes vocales inférieures qui se tendent plus ou moins, que se produisent les différents sons.

168. **Disposition des divers organes du corps humain**. — Nous venons d'étudier séparément les diffé-

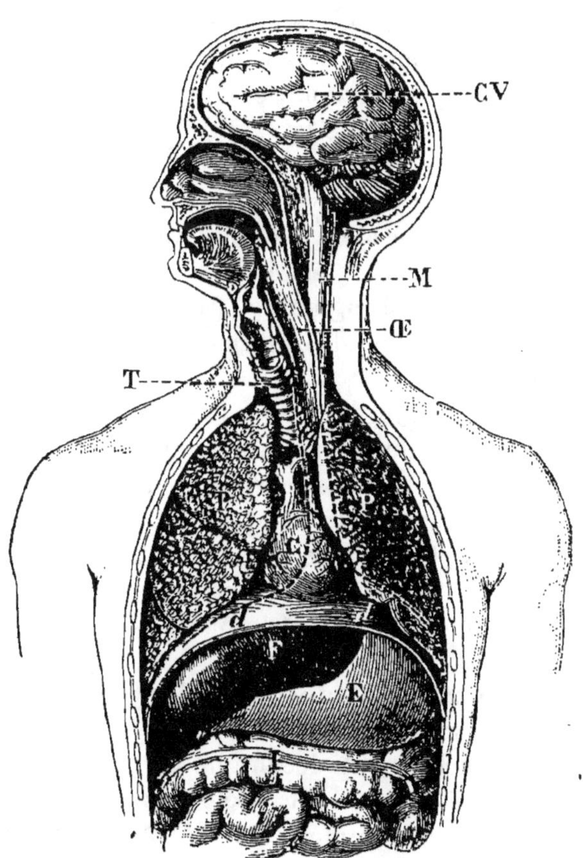

Fig. 214. — Disposition des principaux organes du corps humain. — CV. encéphale ; M, moelle épinière ; Œ, œsophage ; E, estomac ; F, foie ; I, *i*, intestin ; C, cœur ; T, trachée-artère ; P, P, poumons ; *d*, *d*, diaphragme.

rents organes qui constituent le corps de l'homme ; nous allons maintenant jeter un coup d'œil sur l'ensemble de ces organes, afin de bien voir comment ils sont placés les uns par rapport aux autres (fig. 214).

Prenons le squelette comme point de départ et voyons de quelle manière les autres parties viennent s'y rattacher. Les os sont entourés de muscles et de membranes où circulent les nerfs, les veines et les artères. On ne trouve pas d'autres organes importants dans les membres.

La tête renferme, en haut et en arrière, l'encéphale CV (fig. 214) placé dans le crâne. Du côté de la face se trouvent la bouche et les principaux organes des sens.

Dans le tronc, nous savons qu'il existe une grande cavité limitée en haut par les os de la cage thoracique. C'est ce qu'on appelle la *cavité générale du corps* qui se prolonge jusqu'aux os du bassin; dans sa partie inférieure, qui est l'abdomen, la cavité générale n'est pas entourée d'os.

La cavité générale du corps est divisée pour ainsi dire en deux étages par le diaphragme (*d*, fig. 214), membrane mobile à peu près horizontale que nous avons signalée à propos de la respiration.

En dessus du diaphragme se trouve la poitrine ou *thorax*. On y voit le cœur C entouré presque complètement par les poumons P. L'œsophage Œ, qui arrive de la bouche, passe derrière le cœur et traverse le diaphragme.

En dessous du diaphragme se trouve la cavité abdominale ou *abdomen*, qui renferme l'estomac E et tout l'intestin I, en même temps que le foie F et le pancréas.

169. Résumé général des principales fonctions du corps humain. — Lorsqu'un certain nombre de parties du corps concourent à accomplir un même résultat général, on dit qu'elles exercent une *fonction* de l'organisme. C'est ainsi, par exemple, que l'ensemble des rôles remplis par le cœur, les artères, les veines et les capillaires pour faire circuler le sang dans toutes les parties du corps, constitue la fonction de la circulation.

Les principales fonctions du corps humain sont les suivantes :

Ce sont d'abord les fonctions qui servent à nourrir le corps ou *fonctions de nutrition :*

1° *Digestion.* — Les aliments mis dans la bouche sont broyés par les dents et imbibés de salive. Ils passent ensuite dans l'arrière-bouche, dans l'œsophage et arrivent dans l'estomac, où ils sont attaqués par le suc gastrique ; puis dans l'intestin, où l'action la plus importante qui se produit est celle du suc pancréatique. C'est là surtout que les aliments sont réduits en liquides qui sont absorbés et passent dans le sang.

2° *Circulation.* — Le sang est le liquide qui va nourrir toutes les parties du corps. Le cœur, par ses mouvements, projette le sang dans les artères qui vont le distribuer partout. Après avoir nourri le corps, le sang, qui était rouge, devient noir et est ramené au cœur par les veines.

3° *Respiration.* — Le sang noir est alors projeté du cœur vers les poumons, où il devient rouge au contact de l'air qui est amené par le nez ou la bouche dans la trachée-artère et jusque dans les dernières ramifications des bronches. Le sang, redevenu rouge, est ramené au cœur, d'où il est envoyé de nouveau dans toutes les parties du corps.

4° *Élimination.* — Ce sang doit se débarrasser de certaines substances inutiles à la nutrition du corps ; ces substances sont prises par les reins, les glandes sudoripares et le foie, puis rejetées au dehors ; on dit qu'elles sont *éliminées.*

En second lieu, viennent les fonctions qui président à la sensibilité et aux mouvements, c'est-à-dire qui mettent le corps en relation avec les objets extérieurs ; ce sont les *fonctions de relation.*

5° *Sensibilité.* — Les sensations sont reçues par les nerfs sensitifs qui les transmettent aux centres nerveux (moelle épinière et cerveau).

L'ensemble des impressions reçues par les petits nerfs sensitifs de la peau forment le sens du *toucher*. Les autres sens sont la *vue*, l'*ouïe*, l'*odorat*, le *goût*. On reçoit l'impression de la vue des objets par une membrane nerveuse (rétine) qui est au fond de l'œil, et se prolonge par le nerf optique qui se rend au cerveau. On reçoit l'impression des sons par la partie interne de l'oreille où s'épanouit le nerf acoustique, celle des odeurs par les nerfs placés dans le haut et le fond de la cavité du nez, celle du goût par la langue, qui a de petites papilles nerveuses à sa surface.

6° *Mouvements*. — Les parties dures qui sont à l'intérieur du corps sont les os, dont l'ensemble forme le squelette ; les muscles sont des masses de chair qui peuvent se contracter sous l'action des nerfs moteurs.

Les mouvements sont produits par l'action des nerfs moteurs sur les muscles qui, le plus souvent, prennent leur point d'appui sur les os et peuvent les déplacer.

DEUXIÈME PARTIE

LES ORGANES ET LEURS FONCTIONS

DANS

LA SÉRIE ANIMALE

Introduction.

CLASSIFICATION DES ANIMAUX

170. Classification des animaux. — Maintenant que nous avons examiné les divers organes de l'homme et leurs fonctions, nous allons passer en revue ces organes et ces fonctions dans les différents groupes d'animaux.

Nous verrons ainsi comment les animaux ont une structure variab'e en rapport avec le degré de perfectionnement qu'ils atteignent et avec leur adaptation à la vie aérienne, à la vie aquatique, à la vie parasitaire, etc.

Parcourant ainsi chacune des principales fonctions dans ce qu'on nomme la *série animale*, depuis les animaux les plus compliqués en organisation jusqu'aux animaux les plus simples, nous verrons en général les organes se dégrader progressivement.

Avant de faire cette étude, il est nécessaire d'examiner d'une manière rapide, comment on a classé les divers animaux ; puis, ayant défini les différents groupes dans lesquels on les range, nous les reprendrons successivement pour y étudier l'appareil digestif, l'appareil circulatoire, l'appareil respiratoire, le squelette, le système nerveux et les organes des sens.

On a donné des noms aux animaux, et, pour faciliter leur étude, on les a rangés en différentes catégories. C'est ce groupement qu'on nomme *Classification*.

171. Espèce. — Les différents animaux qui se ressemblent beaucoup sont désignés sous le même nom ; on dit qu'ils appartiennent à la même *espèce*, d'après la définition suivante :

On peut dire, en général, que *l'espèce est l'ensemble des animaux qui se ressemblent autant entre eux qu'ils ressemblent à leurs parents.* Ainsi, deux Belettes, ces peti‹s

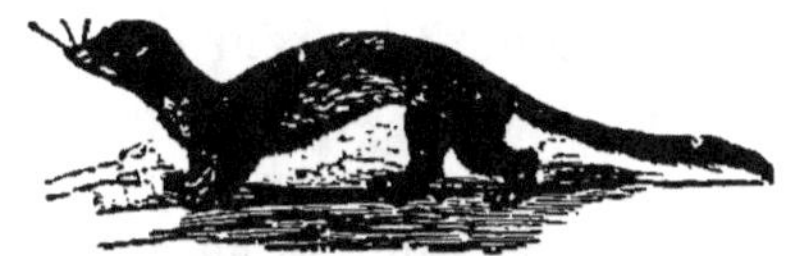

Fig. 215. — Belette ; long. : 0^m,35.

animaux (fig. 215) allongés, de couleur rousse, qui dévastent les poulaillers, se ressemblent beaucoup plus entre elles qu'elles ne ressemblent à un autre animal, à un Chat, à une Fouine, à un Furet ; de plus ces deux Belettes ressemblent autant à leurs parents qu'elles se ressemblent entre elles. On dit qu'elles appartiennent *à la même espèce.*

On énumère les caractères communs à tous les animaux qui font partie de la même espèce dans une description de la forme de leurs divers organes. On trouve des descriptions, à la suite du nom de chaque espèce, dans des livres de zoologie descriptive appelés *Faunes* (1).

---

(1) On intitulera, par exemple, *Faune de Normandie* un livre qui contient la description de tous les animaux qu'on trouve en Normandie.

Lorsque des animaux d'une même espèce présentent entre eux des différences peu importantes, on dit qu'ils appartiennent à des *variétés* de cette espèce.

172. Genre. — Pour rendre la classification plus commode, on a réuni en un même groupe, appelé *genre,* les espèces qui se ressemblent le plus.

Ainsi, la Belette dont nous venons de parler, la Fouine qui est brune avec le dessous du corps blanchâtre, l'Hermine qui est rousse en été et blanche en hiver, sont trois espèces différentes du même genre, auquel on a donné le nom de *Martre.*

On dira, en zoologie descriptive, la Martre Belette, la Martre Fouine, la Martre Hermine pour désigner les trois animaux dont nous venons de parler, les nommant ainsi par deux noms successifs, le nom du genre suivi du nom de l'espèce. Ce sont ces noms que l'on peut lire sur les écriteaux d'un jardin zoologique, ou bien encore sur les étiquettes d'une collection d'animaux, empaillés ou préparés.

173. Famille, ordre, embranchement. — Comme le nombre des genres est encore très considérable, on est convenu de réunir dans une même groupe les genres qui se ressemblent le plus, et l'on donne le nom de *famille* à l'ensemble de ces genres.

Chaque famille comprend, en général, plusieurs genres. Par exemple, le genre Martre, dont nous venons de parler, le genre Putois, le genre Loutre, comprennent des animaux qui offrent entre eux un certain nombre de ressemblances importantes ; on dit que ces genres appartiennent à la famille des Vermiformes, nom déduit de la forme allongée du corps de ces animaux.

De même, les familles ont été réunies en groupes plus élevés, appelés *ordres, embranchements* et *règnes.*

Ainsi, toutes les familles d'animaux qui, comme les précédents, ont des dents molaires tranchantes et des mâchoi-

res disposées pour couper la chair appartiennent à l'*ordre*
des *Carnivores* ; cet ordre lui-même appartient à l'*embranchement* des *Vertébrés*, qui comprend tous les animaux
ayant une colonne vertébrale ; et l'embranchement des
Vertébrés fait partie du *règne animal*, qui comprend tous
les animaux.

Les Belettes, qui forment une *espèce*, sont par conséquent, du *genre* Martre, de la *famille* des Vermiformes,
de l'*ordre* des Carnivores, de l'*embranchement* des Vertébrés et du *règne* animal.

Avant d'étudier en indiquant leurs particularités de
structure et les organes de l'homme et des animaux, nous
allons commencer par examiner les caractères qui ont
servi à établir les grands groupes du règne animal ; puis
nous passerons en revue les principaux ordres d'animaux
en citant les espèces les plus intéressantes.

171. Vertébrés. — Beaucoup d'animaux ont, comme
l'homme, un *squelette* formé d'os à l'intérieur de leur corps :
ce sont les animaux à os.

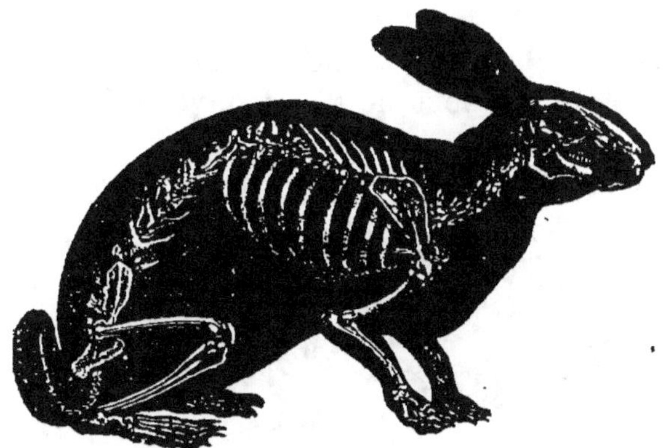

Fig. 216. — Squelette de Lapin (Vertébré).

La partie du squelette qui ne manque chez aucun animal
à os, c'est la *colonne vertébrale*, c'est-à-dire une série d'os

placés à la suite les uns des autres, du côté du dos. Un
Chat, une Chèvre, un Lapin (fig. 216) ont une colonne
vertébrale, et on peut sentir en les caressant sur le dos
la suite des vertèbres. Lorsqu'on découpe une Poule ou
un Pigeon, on peut y remarquer aussi une colonne vertébrale, qui s'étend depuis la tête jusque sur le dos et la
queue. Si l'on considère le squelette d'un Lézard, on y
trouve également une suite de vertèbres ; un Serpent qui
n'a pas de membres, une Grenouille qui n'a pas de côtes,
une Perche, ont toujours une colonne vertébrale très facile
à observer.

Ainsi, tous les animaux à os ont des vertèbres ; c'est
pourquoi on les a réunis dans l'embranchement des *Vertébrés*.

Le Chat, le Chien, le Lapin, la Poule, le Lézard, le Serpent, la Grenouille, la Perche sont des Vertébrés. Tous ces
animaux ont leur *système nerveux central* (cerveau et
moelle épinière) *situé au-dessus de l'appareil digestif*. On
peut ajouter que si l'on blesse un de ces animaux, il sort
de la blessure du sang qui est rouge ; nous verrons qu'il
n'en est pas de même chez la plupart des autres animaux.

175. Invertébrés. — Si nous coupons une Écrevisse
(fig. 217), une Huître, nous ne leur trouvons pas d'os à l'in-

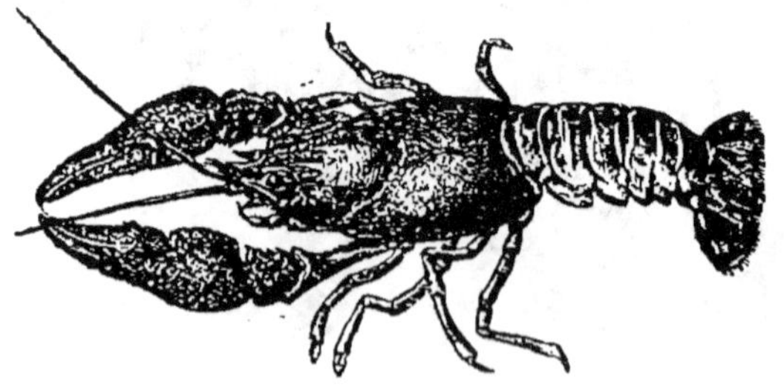

Fig. 217. — Écrevisse (Invertébré) ; long. : 0ᵐ,12.

térieur ; leur corps est, au contraire, recouvert à l'extérieur
de parties dures. Il en serait de même d'une Mouche, d'une

Étoile de mer (fig. 233). D'autres animaux, tels que les Limaces, les Méduses qui flottent à la surface de la mer (fig. 234), sont entièrement mous. Tous ces animaux sont dépourvus de squelette intérieur, et si quelques-uns ont des parties dures à l'intérieur de leur corps, on n'y trouve jamais, en tout cas, de colonne vertébrale.

C'est pourquoi tous ces animaux ont été appelés *Invertébrés*.

Une Mouche, une Écrevisse, une Huître, une Limace sont des animaux invertébrés.

On peut ajouter que si l'on blesse l'un de ces animaux, on ne leur trouve ordinairement pas de sang rouge (1).

176. Classification des Vertébrés. — Comme l'embranchement des Vertébrés est le plus important à connaître, voyons comment on l'a divisé en cinq classes : *Mammifères, Oiseaux, Reptiles, Batraciens* et *Poissons*.

Tous les animaux vertébrés ont les caractères que nous

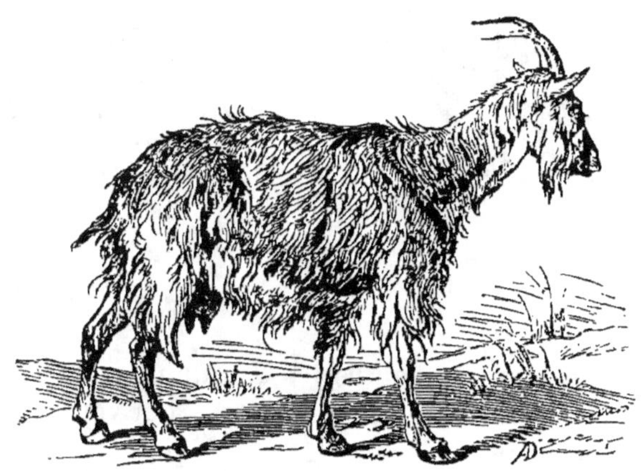

Fig. 218. — Chèvre (Mammifère); long. : 0ᵐ,80.

avons indiqués (§ 194); mais, bien qu'ils se ressemblent à ce

---

(1) On trouve du sang rouge chez quelques Vers et chez quelques Mollusques; mais ce sang ne renferme pas de globules rouges nettement déterminés comme celui de l'homme et des Vertébrés en général.

point de vue, on peut observer entre eux des différences très frappantes. Si l'on compare une Chèvre (fig. 218), un Pigeon (fig. 219), un Lézard (fig. 220), un Crapaud (fig. 221) et une Carpe (fig. 222), on trouve chez tous ces animaux les caractères des Vertébrés ; mais le Chat est couvert de poils, la Poule de plumes ; le Lézard et le Crapaud ont la peau nue, la Carpe a le corps couvert d'écailles ; ce sont déjà là des différences qui frappent au premier abord. On peut se servir de ces différences très simples pour classer les Vertébrés, mais il en est encore d'autres qui sont bien connues.

177. Allaitement et œufs. — Une chatte allaite ses petits, tandis que la poule pond des œufs et les couve jusqu'à ce qu'il en sorte des petits qui prennent tout de suite leur nourriture sans être allaités par leur mère ; d'où une

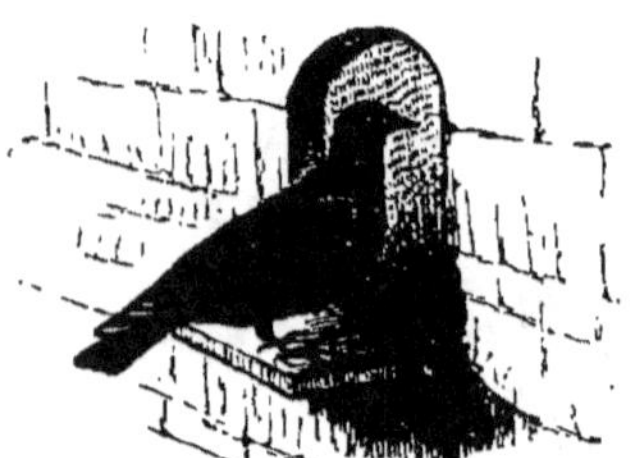

Fig. 219. — Pigeon (Oiseau) ;
long. : 0^m,20.

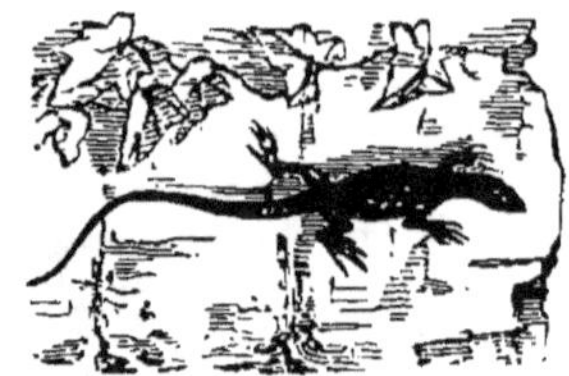

Fig. 220. — Lézard (Reptile) ;
long. : 0^m,20.

nouvelle distinction entre les animaux couverts de poils, comme le Chat, et les animaux couverts de plumes, comme la Poule.

Le Lézard, le Crapaud et la Carpe pondent aussi des œufs.

178. Respiration dans l'air et dans l'eau. — Prenons encore un autre caractère facile à observer. Comme le Chat et la Poule, le Lézard respire dans l'air ; la Carpe, au contraire, respire dans l'eau. Quant au Crapaud, lorsqu'il sort de l'œuf, on sait qu'il ressemble à un petit poisson à grosse tête, et qu'il reste plongée dans l'eau: le crapaud est alors à l'état de têtard ; plus tard, le têtard change de forme, acquiert des membres et devient un Crapaud développé. Lorsque le Crapaud est à l'état de têtard, il res-

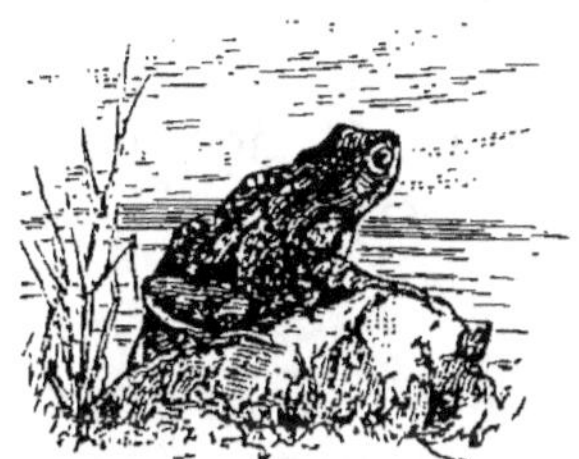

Fig. 221. — Crapaud (Batracien)
long. : 0^m,10.

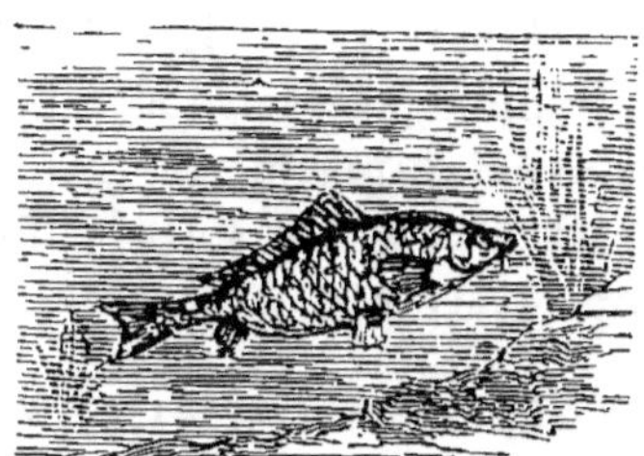

Fig. 222. — Carpe (Poisson)
long. : 0^m,20.

pire dans l'eau et peut rester au fond ; lorsqu'il est tout à fait formé, il ne peut respirer que dans l'air, et quand il est au fond de l'eau, il faut qu'il vienne de temps à autre respirer l'air à la surface.

Ainsi donc, tandis que le Lézard respire toujours dans l'air, le Crapaud respire dans l'eau lorsqu'il est jeune (à l'état de têtard), change de forme et respire dans l'air lorsqu'il est plus âgé (à l'état de Crapaud formé).

La Carpe respire toujours dans l'eau.

179. Principaux groupes de Vertébrés. — On pourrait encore avoir recours à d'autres caractères pour classer les Vertébrés; mais dès à présent nous pouvons nous contenter de ceux que nous venons d'observer.

1° *Mammifères.*— Les Vertébrés, ordinairement couverts de poils et dont les petits sont allaités par leur mère, sont appelés *Mammifères*; nous en formerons une première classe de Vertébrés. On reconnaîtra facilement que le Chat, le Lapin, la Chauve-souris et la Chèvre (fig. 218) appartiennent au groupe des Mammifères.

2° *Oiseaux*. — Les Vertébrés couverts de plumes et qui pondent des œufs forment la classe des *Oiseaux*. On peut citer la Poule, le Pigeon (fig. 219), l'Hirondelle comme appartenant à cette classe.

3° *Reptiles*. — Les Vertébrés dont la peau n'a ni poils, ni plumes, ni écailles qu'on puisse détacher les unes des autres, et qui respirent toujours dans l'air, forment la classe des *Reptiles*. Un Lézard (fig. 220), un Serpent, une Tortue sont des Reptiles.

4° *Batraciens*. — On donne le nom de *Batraciens* aux Vertébrés qui, comme le Crapaud, changent complètement de forme avec l'âge, qui respirent dans l'eau lorsqu'ils sont jeunes et dans l'air lorsqu'ils sont plus âgés.

La Grenouille, le Crapaud (fig. 221), la Salamandre appartiennent à cette quatrième classe de Vertébrés. Leur peau est sans écailles.

5° *Poissons*. — Les Vertébrés qui respirent dans l'eau pendant toute leur vie appartiennent au groupe des *Poissons*. Ils ont le plus souvent le corps revêtu par des écailles qui se recouvrent ordinairement comme les tuiles d'un toit. La Carpe (fig. 222), le Requin, l'Anguille, etc., font partie de cette cinquième classe.

180. Les Invertébrés forment plusieurs embranchements. — Les animaux invertébrés sont en très grand nombre, et diffèrent beaucoup plus entre eux que les Vertébrés ne diffèrent les uns des autres. On a donc formé plusieurs embranchements du règne animal parmi les Invertébrés. Ce sont les *Articulés*, les *Mollusques*, les *Rayonnés* et les *Protozoaires*, qui constituent, avec l'embranchement des Vertébrés, les cinq embranchements du règne animal.

181.Articulés. — En considérant une Mouche (fig. 224), un Ver (fig. 227), il est facile de remarquer que le corps de ces animaux est composé d'articles successifs. Tous les animaux dont le corps est ainsi composé d'articles successifs sont réunis dans l'embranchement des *Articulés*.

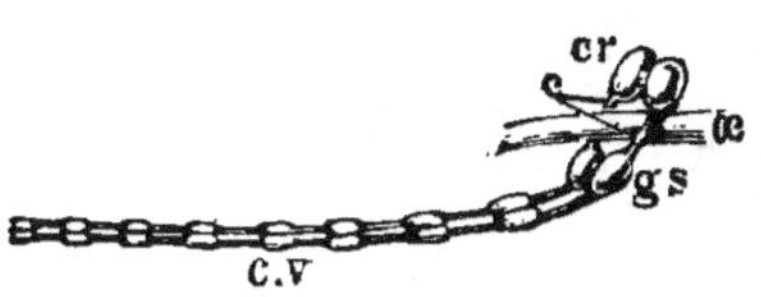

Fig, 223. — Système nerveux d'un Articulé. — *cr*, ganglions situés au-dessus de l'œsophage *œ*; *gs*, ganglions situés au-dessous de l'œsophage; *c*, collier œsophagien; *c.v*, chaîne centrale.

Les Articulés ont leur système nerveux central formant une suite de masses nerveuses (ganglions) situées au-dessous de l'appareil digestif (*gs*, *cv*, fig. 223) (et non au-dessus, comme chez

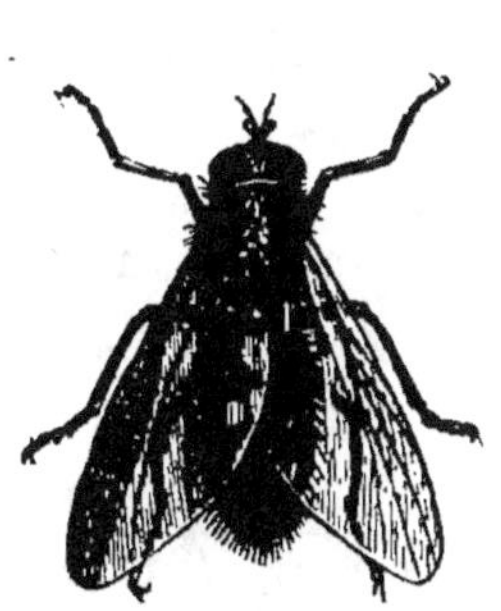

Fig. 224.— Mouche (Articulé Insecte); long. : 0ᵐ,015.

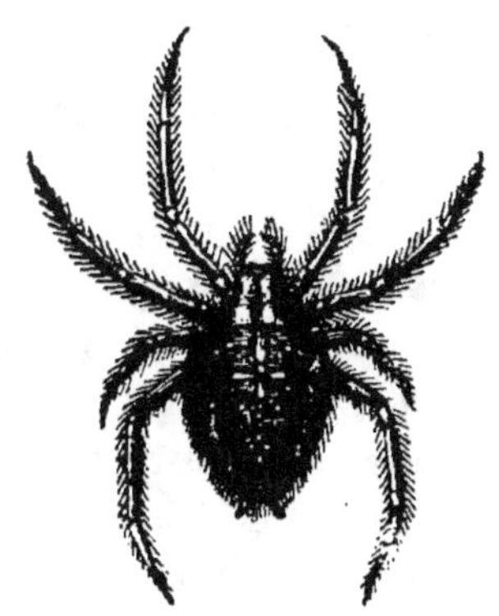

Fig. 225. — Araignée (Articulé Arachnide).

les Vertébrés). Ces ganglions réunis par des nerfs forment une *chaîne nerveuse cv* qui se rattache à deux ganglions *cr*, situés dans la tête, au-dessus du tube digestif *œ*, formant un collier *c*, appelé *collier œsophagien*.

Parmi les Articulés nous distinguerons :

1° Les *Insectes* (Hanneton, Mouche) (fig. 224), qui ont trois paires de pattes ;

2° Les *Arachnides* (Araignée), qui ont quatre paires de pattes (fig. 225);

3° Les *Myriapodes* (Millepatte) qui ont un grand nombre de paires de pattes (fig. 226) ;

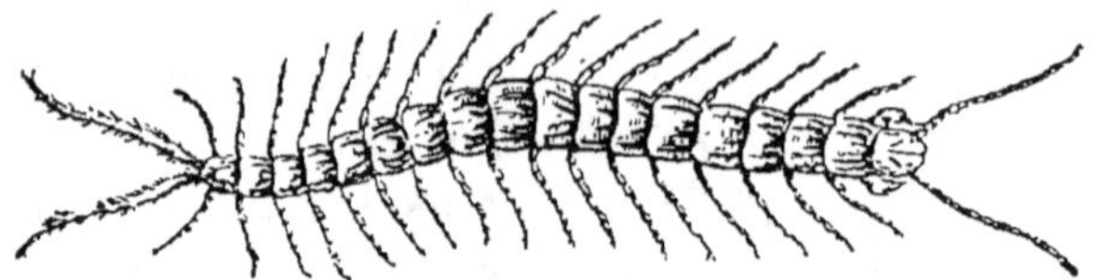

Fig. 226. — Millepatte (Articulé Myriapode) long. : 0m,01.

4° Les *Crustacés* (Écrevisse), qui respirent dans l'eau (fig. 217) ;

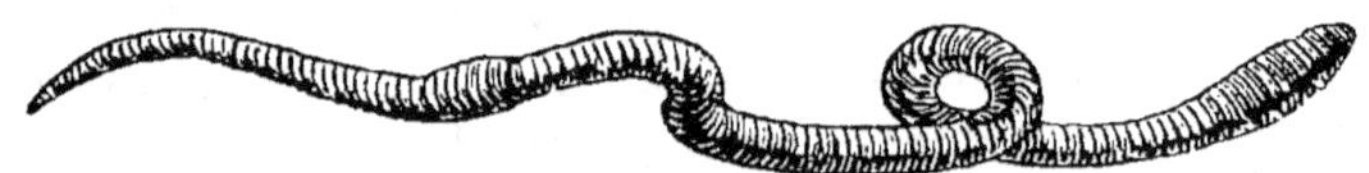

Fig. 227. — Ver de terre. Long. : 0m,20.

5° Les *Vers* (Sangsue, Ver de terre) (fig. 227), qui n'ont pas de pattes articulées.

182. Mollusques. — Une Seiche (fig. 229), un Escargot (fig. 230), une Moule (fig. 231), sont des animaux invertébrés qui ne sont pas formés d'anneaux successifs. On les réunit dans l'embranchement des *Mollusques*.

Tous ces Invertébrés ont leur système nerveux central composé de ganglions, comme les Articulés, mais ces ganglions ne forment pas une chaîne nerveuse.

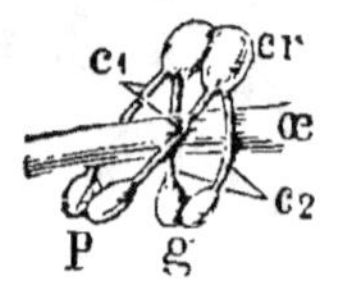

Fig. 228. — Système nerveux d'un Mollusque. — cr, ganglions situés au-dessus de l'œsophage $œ$; p, g, ganglions situés au-dessous de l'œsophage ; c_1, c_2, colliers œsophagiens.

Deux d'entre eux (cr, fig. 228) sont, comme chez les Articulés, situés au-dessus de l'appareil digestif ; les autres p, g sont situés au-dessous et généralement disposés par paires, reliées aux ganglions supérieurs cr par des cordons nerveux qui forment deux colliers autour de l'œsophage c_1, c_2.

14.

Parmi les Mollusques nous distinguerons :

1° Les *Céphalopodes* (Seiche) (fig. 229) qui ont les bras munis de suçoirs ;

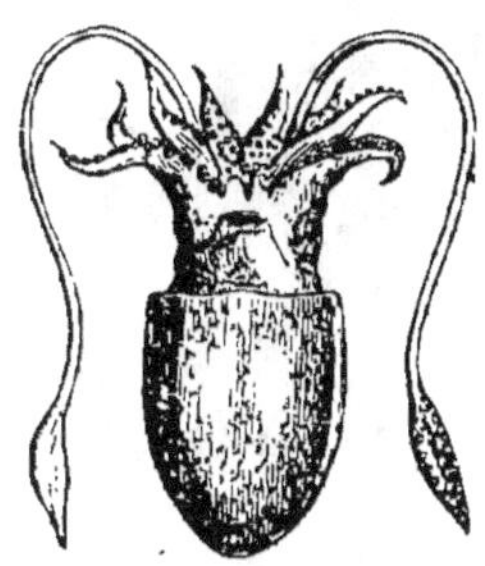

Fig. 229. — Seiche (Mollusque céphalopode); long. : 0ᵐ,20.

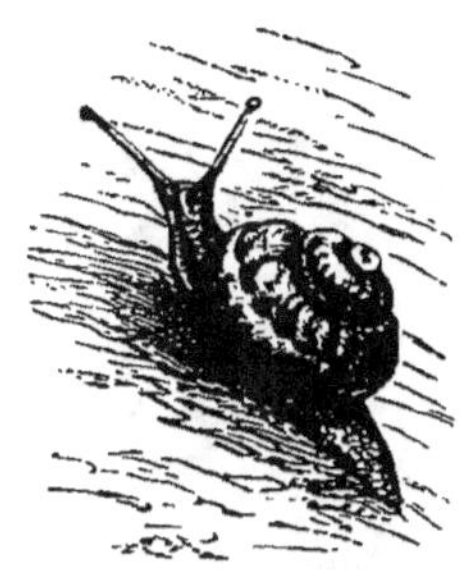

Fig. 230. — Escargot (Mollusque gastéropode) : long. : 0ᵐ,05.

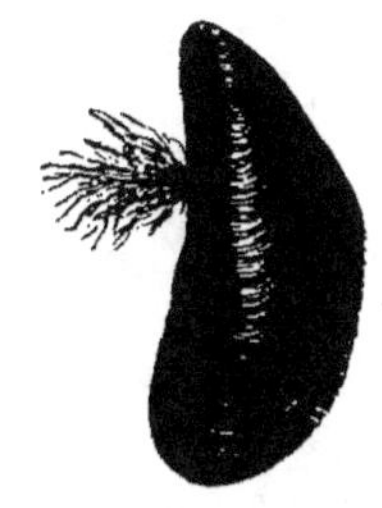

Fig. 231. — Moule (Mollusque acéphale long. : 0ᵐ,06,

2° Les *Gastéropodes* (Escargot) (fig. 230) qui ont en général une coquille enroulée ;

3° Les *Acéphales* (Moule) (fig. 231) qui ont une coquille formée de deux parties.

183. Rayonnés. — Tous les animaux dont nous avons parlé jusqu'à présent ont deux côtés que l'on peut reconnaître facilement. On distingue une droite et une gauche chez un Chat, une Poule, une Ecrevisse, une Moule.

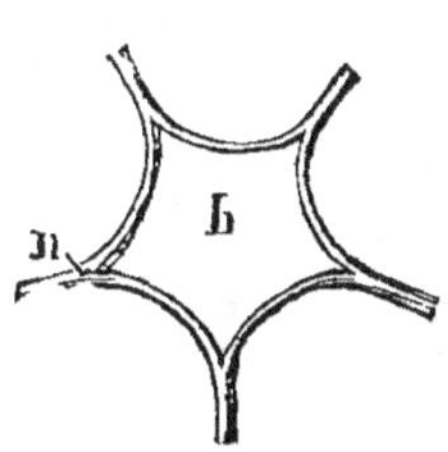

Fig. 232.—Système nerveux d'un Rayonné. — *n*, nerf; *b*, place de la bouche.

Il est d'autres animaux, tels que les Oursins, les Etoiles de mer (fig. 233), chez lesquels on ne peut reconnaître, au contraire, ni droite ni gauche. En faisant tourner l'un de ces animaux sur lui-même, on lui trouve toujours le même aspect. Les Méduses (fig. 234), qui flottent dans la mer et que nous avons déjà citées, sont dans le même cas. Les différentes parties du corps sont disposées en général, chez ces animaux, comme des rayons partant d'un centre; on les a groupés dans l'embranchement des *Rayonnés*.

Lorsque le système nerveux existe, chez les Rayonnés, il est également disposé en étoile (fig. 232).

Fig. 233.—Etoile de mer (Rayonné Échinoderme); larg. : 0ᵐ,12.

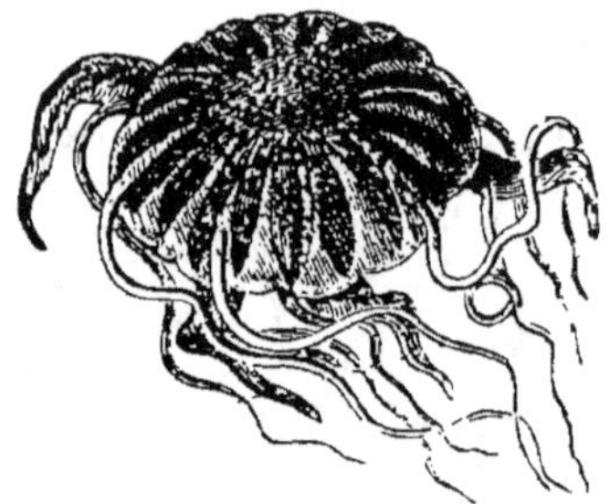

Fig. 234. — Méduse (Rayonné Cœlentéré); larg. : 0ᵐ,30.

Parmi les Rayonnés on distingue :

1º Les *Échinodermes* (Oursin, Étoile de mer) (fig. 233), chez lesquels l'appareil digestif est distinct de l'appareil circulatoire ;

2º Les *Cœlentérés* (Méduse, Corail) (fig. 234), chez lesquels l'appareil digestif est confondu avec l'appareil circulatoire.

181. Protozoaires. — Dans le fond des ruisseaux, des mares, partout où les plantes sont en voie de décomposition, on trouve de petits animaux qu'on ne peut apercevoir qu'au microscope : ce sont les Infusoires (fig. 235).

Au fond des mers, il existe aussi des quantités innombrables de petits animaux microscopiques munis d'une carapace dure : ce sont les Rhizopodes.

Chez tous ces animaux, on ne distingue nettement aucun organe; il n'y a pas de système nerveux. Ce sont les êtres les plus simples du règne animal. On les réunit dans l'embranchement des *Protozoaires*.

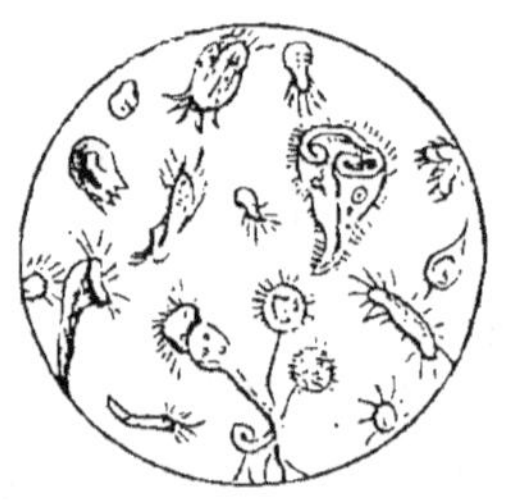

Fig. 235. — Infusoires (Protozoaires) vus au microscope.

RÉSUMÉ

Classification. — *L'espèce* se compose de l'ensemble des animaux qui se ressemblent autant entre eux qu'ils ressemblent à leurs parents. Lorsque des animaux d'une même espèce présentent quelques différences peu importantes, on dit que ce sont des *variétés* de cette espèce. On réunit dans un groupe appelé *genre* les espèces qui ont des caractères communs importants; les genres qui se ressemblent sont, à leur tour, groupés en *familles*, les familles en *ordres*, les ordres en *embranchements*.

Les grands embranchements du règne animal. — On peut résumer dans le tableau suivant les caractères principaux des grands embranchements du règne animal :

ANIMAUX : RÈGNE ANIMAL					Embranchement	Exemples
	Animaux ayant un squelette intérieur où l'on distingue une colonne vertébrale ; sang rouge ; système nerveux central (cerveau et moelle épinière) situé au-dessus de l'appareil digestif.				1. VERTÉBRÉS...	Chat. Poule. Lézard. Grenouille. Carpe.
	Animaux sans colonne vertébrale et en général sans squelette interne (Invertébrés.)	Animaux ayant des organes distincts.	Animaux à deux côtés ayant une droite et une gauche.	Animaux divisés en articles successifs. Chaîne de ganglions nerveux au-dessous de l'appareil digestif.	2. ARTICULÉS...	Mouche. Araignée. Écrevisse. Millepatte. Ver de terre.
				Animaux non divisés en articles successifs. Ganglions nerveux non en chaîne allongée.	3. MOLLUSQUES..	Huître. Moule. Escargot. Seiche.
			Animaux chez lesquels on ne reconnaît ni droite ni gauche.		4. RAYONNÉS....	Oursin. Étoile de mer. Méduse.
		Animaux très simples et très petits, chez lesquels on ne reconnaît pas d'organes distincts.			5. PROTOZOAIRES	Infusoires. Rhizopodes.

1ᵉʳ Embranchement : Vertébrés. — Le premier embranchement du règne animal peut être divisé en cinq groupes d'après les caractères suivants :

1ᵉʳ Embranchement : VERTÉBRÉS

Animaux dont les petits sont allaités par leur mère et qui sont ordinairement recouverts de poils.... **Mammifères** (Chat, Lapin, Chauve-souris, Bœuf).

Animaux dont les petits ne sont pas allaités :

  Animaux couverts de plumes....... **Oiseaux** (Poule, Hirondelle, Autruche).

  Animaux dont la peau est nue ou couverte d'écailles :

    Animaux respirant toujours dans l'air....... **Reptiles** (Lézard, Serpent, Tortue).

    Animaux changeant de forme avec l'âge, respirant dans l'eau quand ils sont jeunes, ensuite dans l'air............ **Batraciens** (Grenouille, Crapaud, Salamandre).

    Animaux qui respirent toujours dans l'eau et ont ordinairement la peau recouverte de vraies écailles........ **Poissons** (Carpe, Requin, Anguille).

2ᵉ Embranchements : Articulés. — Le deuxième embranchement du règne animal peut être divisé en cinq groupes, d'après les caractères suivants :

2ᵉ Embranchement : ARTICULÉS

Peau généralement durcie; pattes étant formées de plusieurs articles.

ARTHROPODES :

  Respirant dans l'air :

    Six pattes....... **Insectes** (Hanneton).

    Huit pattes...... **Arachnides** (Araignée).

    Pattes très nombreuses........ **Myriapodes** (Millepatte).

  Respirant dans l'eau........ **Crustacés** (Écrevisse).

Peau molle; pas de pattes..................... **Vers** (Ver de terre, Sangsue, Ténia)

3ᵉ Embranchement : Mollusques. — Le troisième embranchement du règne animal comprend trois groupes principaux qu'on reconnaît aux caractères suivants :

3ᵉ Embranch. MOLLUSQUES — Bras munis de ventouses......................	**Céphalopodes** (Seiche).
En général, coquille enroulée en spirale........	**Gastéropodes** (Escargot).
En général, coquille formée de deux valves	**Acéphales** (Moule).

4ᵉ Embranchement : Rayonnés. — Le quatrième embranchement du règne animal peut être divisé en deux groupes, d'après les caractères suivants :

4ᵉ Embr. RAYONNÉS — Appareil circulatoire distinct de l'appareil digestif................................	**Échinodermes** (Étoile de mer).
Pas d'appareil circulatoire distinct de l'appareil digestif................................	**Cœlentérés** (Méduse).

5ᵉ Embranchement : Protozoaires. — Le cinquième embranchement du règne animal comprend un grand nombre d'animaux microscopiques ; les groupes principaux sont les *Infusoires* et les *Rhizopodes.*

APPAREIL DIGESTIF DES ANIMAUX

185. Mammifères; dentition. — L'appareil digestif des différents Mammifères diffère surtout de celui de
l'homme par le nombre et la forme des dents. Chaque Mammifère possède, en effet, une dentition en rapport avec son
mode d'alimentation.

Examinons, par exemple, la dentition d'un *Carnivore* tel
que le Chat (fig. 236) : les canines C, longues et pointues, sont
propres à déchirer les proies ; les molaires M, tranchantes et
munies de pointes aiguës, peuvent facilement couper la chair
en morceaux. Tandis que l'homme peut faire mouvoir sa
mâchoire inférieure un peu de droite à gauche et de gauche
à droite, le chat ne peut pas faire ce mouvement ; il ne

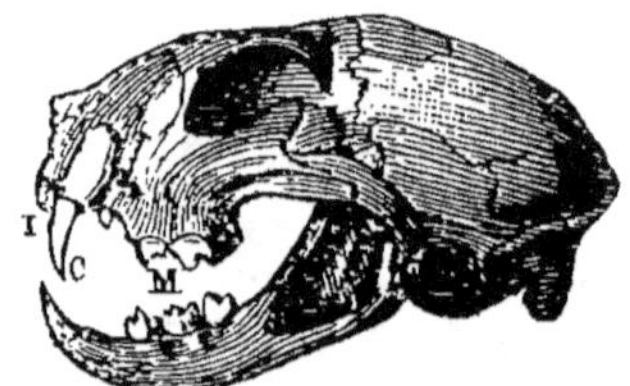

Fig. 236. — Os de la tête d'un chat
montrant les dents des Carnivores.
— M, molaires ; C, canines ; I, incisives.

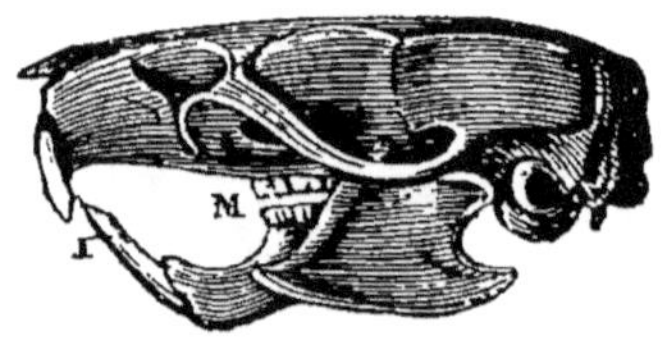

Fig. 237. — Os de la tête d'un Rat
montrant les dents des Rongeurs ;
I, incisives ; M, molaires ; pas de
canines.

peut faire mouvoir sa mâchoire que de haut en bas et de
bas en haut. On peut comparer ce mouvement à celui d'une
paire de ciseaux dont une lame maintenue fixe représente-

rait la mâchoire supérieure, et dont l'autre lame, seule mobile et ne pouvant pas se déplacer latéralement, figurerait la mâchoire inférieure. De cette façon, le chat peut facilement déchirer et couper les aliments, puis les avaler sans les broyer.

Chez les *Rongeurs* tels que le Rat (fig. 237), qui se nourrit d'aliments très durs, les incisives I sont fortes et tranchantes de manière à pouvoir entamer les aliments; il n'y a pas de canines. Les molaires M sont aplaties et présentent à leur surface des bourrelets en travers; elles servent pour ainsi dire à limer les aliments arrachés par les incisives ; aussi la mâchoire inférieure du Rat ne se meut pas de haut en bas comme celle des Carnivores, mais bien d'arrière en avant, dans le sens de la longueur de la mâchoire. On peut comparer le mouvement de cette mâchoire à celui d'une lime mobile qui frotterait en long contre les molaires de la mâchoire supérieure : les aliments se trouvent ainsi complètement pulvérisés entre les deux mâchoires.

Les *Ruminants*, comme le Bœuf par exemple (fig. 238), qui se nourrissent d'herbe, ont une tout autre dentition. Les incisives I n'existent qu'à la mâchoire inférieure ; le Bœuf qui broute prend l'herbe entre les dents incisives de la mâchoire inférieure et un bourrelet corné O formé par la

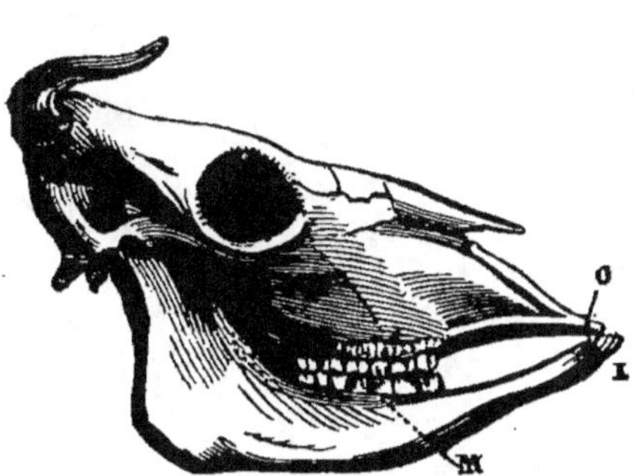

Fig. 238. — Os de la tête d'un Bœuf, montrant les dents d'un Ruminant. — M, molaires; I, incisives de la mâchoire inférieure; pas d'incisives en O à la mâchoire supérieure; pas de canines.

mâchoire supérieure, puis la coupe en relevant brusquement la tête. Les molaires M, grosses et munies de tubercules arrondis, sont organisées pour broyer. Dans ce but, la mâchoire inférieure peut non seulement faire des mouvements de haut en bas, comme chez les Carnivores, et d'avant en arrière, comme chez les Rongeurs, mais aussi des mouvements en travers de gauche à droite et de droite à gauche qui sont beaucoup plus prononcés que chez l'homme. De cette façon, l'herbe est triturée dans tous les sens par les molaires et est ainsi réduite en une bouillie facile à avaler.

186. Mammifères : tube digestif ; estomac des Ruminants. — L'estomac et l'intestin de la plupart des Mammifères n'ont rien de particulier. Il est à remarquer cependant que les herbivores, qui se nourrissent d'aliments difficiles à digérer, ont un tube digestif plus long que les carnivores, qui se nourrissent d'aliments dont la digestion est plus rapide.

L'appareil digestif et la digestion des Ruminants présentent des particularités qui méritent d'être étudiées avec plus de détails. Lorsqu'un Bœuf a brouté de l'herbe, il la mâche d'abord grossièrement et la fait passer directement par l'œsophage dans une grande poche, appelée *panse* (P, fig. 239), qui forme une partie de son estomac ; puis, lorsque l'animal a fini de manger, les parois de la panse se contractent, les aliments remontent le long de l'œsophage et arrivent de nouveau dans la bouche. Là, ils sont alors mâchés lentement et d'une manière complète ; c'est à ce moment que le Bœuf *rumine*.

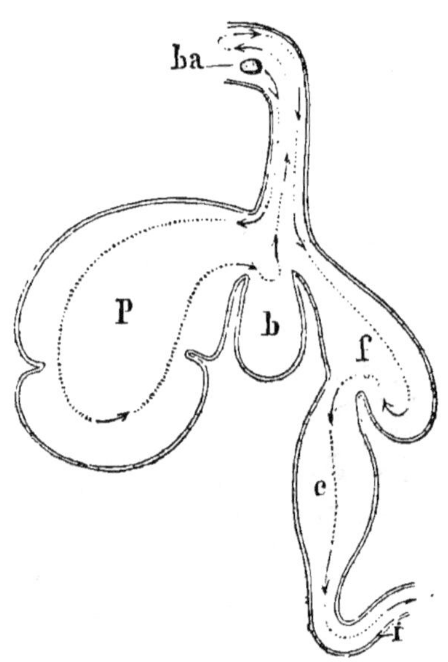

Fig. 239. — Estomac de Ruminant où est indiqué par une ligne pointillée le trajet suivi par le bol alimentaire *ba* ; *p*, panse ; *b*, bonnet ; *f*, feuillet ; *c*, caillette ; *i*, intestin.

Lorsque les aliments revenus ainsi une seconde fois dans

la bouche sont complètement mâchés, ils redescendent le long de l'œsophage, et comme ils ne forment pas une grosse masse, au lieu de retourner dans la panse, ils glissent dans un autre renflement de l'estomac appelé le *feuillet* *f* (1), d'où ils passent dans la *caillette c* (2). Ce dernier renflement est pour ainsi dire le véritable estomac ; ses parois produisent, en effet, le suc gastrique qui agit pour la digestion des aliments. A côté de la panse est une autre poche, le *bonnet b*, où s'emmagasine l'eau absorbée par le Bœuf.

Ainsi donc le Bœuf a un estomac composé de quatre parties :

1° La *panse*, où s'accumule l'herbe broyée ;

2° Le *bonnet*, où s'accumule l'eau avalée ;

3° Le *feuillet*, où sont recueillis les aliments mâchés après la rumination ;

4° La *caillette*, dont les parois produisent le suc gastrique agissant sur les aliments pour les digérer.

187. Appareil digestif des Oiseaux. — Les Oiseaux n'ont pas de dents pour broyer les aliments qui, d'ailleurs, ne sont pas modifiés dans leur bouche, les glandes salivaires étant peu développées. Les substances avalées arrivent directement dans l'œsophage *œ* (fig. 240), et ordinairement s'accumulent dans une poche spéciale *j*, appelée *jabot* et située sur le côté de l'œsophage.

Les aliments traversent ensuite une petite poche nommée *ventricule succenturié*, *vs*; c'est là qu'ils sont imprégnés de suc gastrique. Ils passent ensuite dans une poche plus grande *g*, nommée *gésier* dont les parois sont très épaisses

---

(1) Cette partie de l'estomac des Ruminants est appelée ainsi parce que ses parois forment des plis en long comme des feuillets.

(2) Cette partie de l'estomac des Ruminants est ainsi nommée parce que le liquide qu'elle contient peut servir à faire cailler le lait.

et peuvent se contracter de façon à broyer les aliments déjà imprégnés de suc gastrique. On peut donc dire en quelque sorte que la mastication se fait dans le gésier.

Les aliments passent ensuite dans l'intestin *i*. On remarque sur cet intestin deux prolongements fermés à leur extrémité, appelés *cæcums*, *c*, et qui sont assez caractéristiques des Oiseaux.

Le gésier, qui sert à broyer les aliments, a des parois plus résistantes et plus épaisses chez les Oiseaux granivores, qui absorbent des substances plus dures que les Oiseaux carnivores ; il arrive même souvent que les Oiseaux granivores, comme la Poule, avalent de petits cailloux qui dans le gésier servent à écraser les aliments.

188. Appareil digestif des Reptiles.

— L'appareil digestif des Reptiles ne présente pas de particularités bien remarquables. Chez les Crocodiles, les dents sont implantées dans les alvéoles. Les Tortues n'ont pas de dents, mais seulement un bec corné comme les Oiseaux. Les Lézards et les Serpents ont des dents très nombreuses et soudées aux os de la mâchoire.

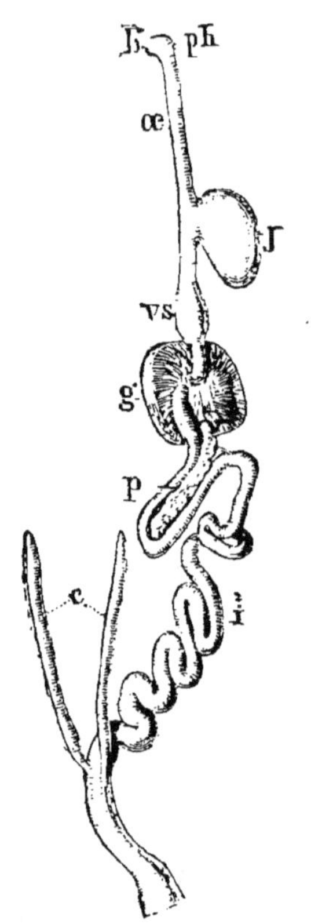

Fig. 210. — Appareil digestif d'un Oiseau. — *b*, bouche; *ph*, pharynx; *œ*, œsophage; *j*, jabot; *vs*, ventricule succenturié; *g*, gésier; *p*, pancréas; *i*, intestin; *c*, cæcum.

Les Reptiles étant ordinairement carnivores, le tube digestif est très court ; l'estomac est un simple renflement de l'œsophage, et ne forme pas en général une poche nettement délimitée comme chez les Mammifères.

189. Appareil digestif des Batraciens. — L'appareil digestif des Batraciens est comparable à celui des Lézards ou des Serpents. Chez la plupart des Batraciens, chez la Grenouille, par exemple, l'appareil digestif subit dans le cours du développement des modifications intéressantes. Une Grenouille encore jeune, à l'état de têtard, se nourrit d'herbe ; son intestin est alors très long et plusieurs fois replié sur lui-même. Une Grenouille adulte au contraire est carnivore; son intestin se raccourcit, ne présente plus de replis et devient analogue à celui des Reptiles.

190. Appareil digestif des Poissons. — Les Poissons ont en général un grand nombre de dents soudées aux os de la bouche. Ces dents peuvent être placées dans des régions très diverses et jusque dans l'arrière-bouche. L'œsophage œ (fig. 241) est assez court et se termine dans

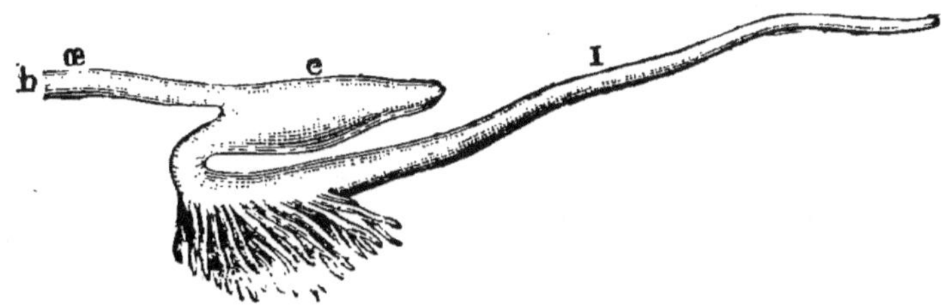

Fig. 241. — Appareil digestif d'un Poisson.
b, bouche; *œ*, œsophage; *e*, estomac; I, intestin.

l'estomac *e* qui se continue par l'intestin *i* très peu replié. Dans le voisinage du pylore, l'intestin porte un certain nombre de prolongements caractéristiques des Poissons et auxquels on a donné le nom d'*appendices pyloriques*.

191. Appareil digestif des Insectes. — La bouche des Insectes est formée de pièces dures et cornées.

Dans un Carabe doré, par exemple, nous voyons en haut

et en bas deux pièces qui sont la *lèvre supérieure* et la *lèvre inférieure* (1 et 4, fig. 243). Ce ne sont pas les lèvres qui servent à broyer les aliments, mais bien de petits organes qui se trouvent de chaque côté de la bouche. Sous la lèvre supérieure sont placés en effet deux crochets très pointus que nous appellerons *mandibules* (2, fig. 243), et qui sont insérés de part et d'autre de la bouche. Les mandibules se

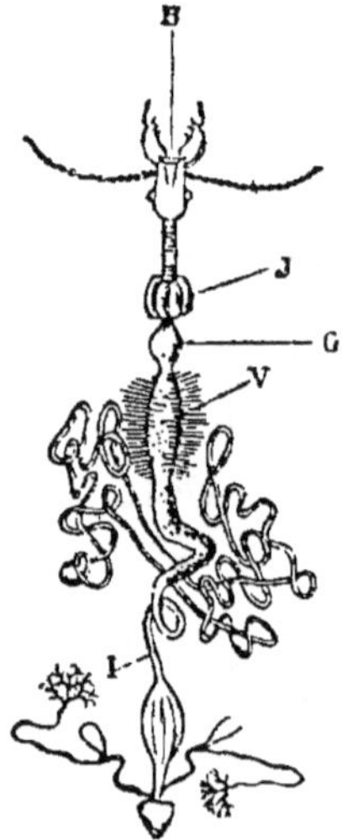

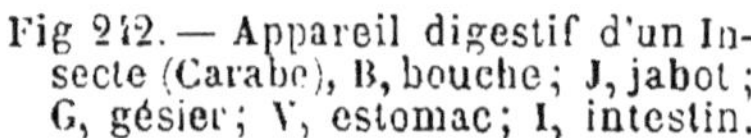

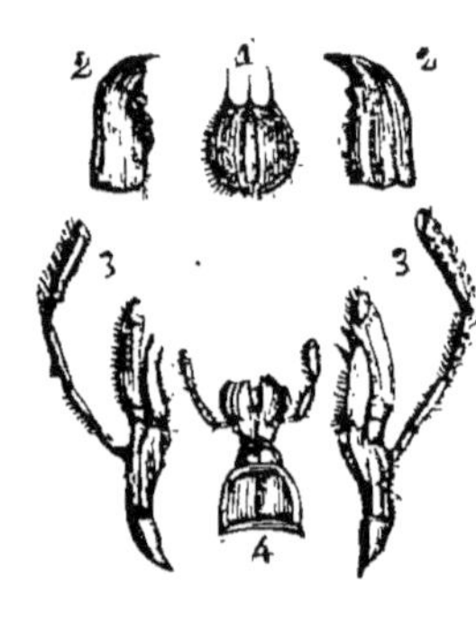

Fig 242. — Appareil digestif d'un Insecte (Carabe), B, bouche; J, jabot; G, gésier; V, estomac; I, intestin.

Fig. 243. — Pièces de la bouche d'un Insecte séparées les unes des autres; 1, lèvre supérieure; 2, mandibules; 3, mâchoires; 4, lèvre inférieure.

meuvent en travers et non de haut en bas ; c'est en se rapprochant l'une de l'autre qu'elles peuvent saisir les aliments et les broyer. Au-dessous des mandibules se trouvent les *mâchoires* (3, fig. 243), moins solides que les mandibules et formées de plusieurs pièces réunies bout à bout. Comme les mandibules, les mâchoires se meuvent en travers ; mais elles servent plutôt à prendre les aliments qu'à les écraser.

Après avoir été broyés dans la bouche, les aliments passent dans l'œsophage. L'œsophage se termine par le *jabot*

(J, fig. 242), où les aliments se rassemblent avant d'être digérés. Ensuite nous voyons une seconde poche à parois très épaisses : c'est le *gésier* G. En sortant du gésier, les aliments arrivent dans le véritable estomac V, appelé *ventricule chylifique*, dont les parois produisent un liquide analogue au suc gastrique. Les aliments passent ensuite dans l'intestin. Vers le commencement de l'intestin, près du ventricule chylifique, aboutissent un certain nombre de petits tubes très allongés, appelés *tubes de Malpighi* et qui jouent peut-être un rôle analogue au rôle du foie chez les animaux supérieurs.

On voit donc, en résumé, que l'appareil digestif des Insectes est composé des mêmes parties que celui des Oiseaux, mais le gésier se trouve avant le véritable estomac et non pas après.

L'appareil digestif des Myriapodes et des Arachnides ressemble beaucoup à celui des Insectes.

192. Appareil digestif des Crustacés. — Autour de la bouche des Crustacés, de l'Écrevisse par exemple, se trouvent un certain nombre de paires de pattes modifiées qui servent à broyer les aliments. Les aliments incomplètement broyés se rendent ensuite dans l'estomac *e*

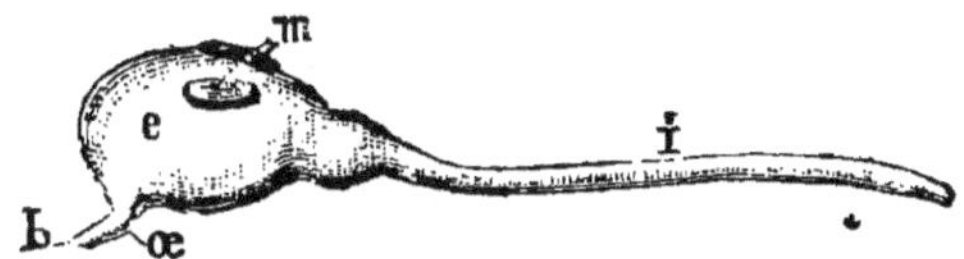

Fig. 244. — Appareil digestif d'une Écrevisse. — *b*, bouche ; *œ*, œsophage ; *e*, estomac ; *m*, pièces dures de l'estomac ; *i*, intestin.

(fig. 244) après avoir traversé un court œsophage *œ*. Là ils sont de nouveau broyés par un certain nombre de pièces dures *m* qui couvrent les parois de l'estomac et forment ce qu'on appelle le *moulin*. Grâce aux contractions de l'estomac, ces pièces se mettent en mouvement et écrasent les aliments, qui passent ensuite dans l'intestin *i*.

193. Appareil digestif des Vers. — L'appareil digestifs des Vers, lorsqu'il existe, est très simple. Il se compose d'un tube digestif plus ou moins développé dans lequel on ne peut généralement pas distinguer un estomac nettement différencié.

194. Appareil digestif des Mollusques. — L'appareil digestif des Mollusques est ordinairement bien développé. Si nous prenons l'Escargot comme exemple, nous voyons que la bouche porte un certain nombre de petites pièces cornées qui servent à broyer les aliments; puis viennent l'œsophage, l'estomac et l'intestin; le foie, très volumineux, est formé par cette masse brune qui se trouve au fond de la coquille.

195. Appareil digestif des Rayonnés et Protozaires. — Les *Échinodermes* ont un appareil digestif distinct de l'appareil circulatoire ; dans certains cas même, comme chez l'Oursin, la bouche est entourée de dents qui servent à broyer les aliments. Les Cœlentérés n'ont pas d'appareil digestif distinct des autres organes.

Les Protozoaires n'ont pas d'appareil digestif.

RÉSUMÉ.

Appareil digestif des Vertébrés. — Les modifications les plus remarquables de l'appareil digestif dans les divers groupes de Vertébrés sont les suivantes :

1° *Mammifères.* — Les dents sont très différentes chez les divers Mammifères et servent même à les distinguer les uns des autres. Citons les exemples suivants;

Carnivores (Chat) : molaires tranchantes, canines développées ; mâchoires se mouvant de haut en bas pour couper la viande.

Rongeurs (Rat) ; molaires aplaties, pas de canines incisives développées ; mâchoires se mouvant d'avant en arrière pour limer les graines ou le bois.

Ruminants (Bœuf) ; molaires aplaties, mâchoires se mouvant en travers et d'arrière en avant pour broyer l'herbe. L'estomac de ces animaux a une forme très remarquable.

L'*estomac des ruminants* comprend quatre parties distinctes : 1° la *panse*, où s'accumule l'herbe broyée; 2° le *bonnet*, où s'accumule l'eau avalée; 3° le *feuillet*, où sont recueillis les aliments après la rumination, c'est-à-dire après que les aliments avalés et emmagasinés dans la panse sont revenus une seconde fois dans la bouche pour y être mâchés; 4° la *caillette*, véritable estomac dont les parois produisent le suc gastrique.

2° *Oiseaux*. — L'œsophage conduit à trois sacs successifs; le *jabot*, où s'accumulent les aliments; le *ventricule succenturié*, véritable estomac produisant le suc gastrique qui imprègne les aliments; et le *gésier*, où les aliments sont broyés. A la suite se trouve l'intestin qui porte deux prolongements fermés appelés *cæcums*.

3° *Reptiles*. — Sauf les Tortues, qui ont un bec corné, les Reptiles possèdent, en général, de nombreuses dents. Le tube digestif est court; l'estomac est un simple renflement de l'œsophage.

4° *Batraciens*. — Un Batracien jeune (une Grenouille à l'état de têtard, par exemple) se nourrit d'herbes; son intestin est long et plusieurs fois replié sur lui-même. Un Batracien adulte (une Grenouille développée) se nourrit de chair, son intestin est alors raccourci et ressemble à celui des Reptiles.

5° *Poissons*. — Les Poissons ont souvent un grand nombre de dents placées en diverses parties de la bouche et même de l'arrière-bouche. Leur appareil digestif est assez simple; on y remarque souvent des prolongements plus ou moins nombreux au voisinage du pylore (*appendices pyloriques*).

Appareil digestif des Articulés. — Les principales modifications de l'appareil digestif chez les Articulés sont les suivantes :

1° *Insectes*. — La bouche est suivie d'un œsophage qui se renfle à la base pour former le *jabot*; puis vient un second renflement qui est le *gésier*, puis un troisième qui est le véritable estomac suivi de l'intestin.

La bouche des Insectes peut être disposée pour mâcher, comme chez le Carabe, ou pour sucer comme chez les Papillons; dans tous les cas elle est composée des mêmes pièces. Les mandibules et les mâchoires sont situées à droite et à gauche de la bouche; lorsque les Insectes mâchent, c'est en *travers*, et non de haut en bas, comme les Vertébrés.

2° et 3° *Arachnides* et *Myriapodes*. — Leur appareil digestif est analogue à celui des Insectes.

4° *Crustacés*. — Autour de la bouche de l'Écrevisse, par exemple, se trouvent des pattes modifiées qui servent à broyer, mais les aliments sont broyés une seconde fois par des pièces dures qui sont placées dans l'estomac.

5° *Vers*. — L'appareil digestif des Vers, lorsqu'il existe, est très simple.

Appareil digestif des Mollusques. — Chez tous les Mollusques, l'appareil digestif est ordinairement bien développé.

Appareil digestif des Rayonnés. — 1° *Echinodermes*. — L'appareil digestif, en général assez simple, est distinct de l'appareil circulatoire (Méduse).

2° *Cœlentérés*. — L'appareil digestif se confond avec l'appareil circulatoire (Méduse, Corail).

Appareil digestif des Protozoaires. — L'appareil digestif n'est pas nettement distinct.

15.

XII

APPAREIL CIRCULATOIRE DES ANIMAUX

196. Appareil circulatoire des Mammifères. — L'appareil circulatoire des différents Mammifères ne se distingue de celui de l'homme que par quelques points d'importance secondaire. Une des particularités les plus intéressantes est celle que présente le cœur du Dugong, Cétacé herbivore que l'on trouve dans le fleuve des Amazones. Chez cet animal, le cœur droit et le cœur gauche, au lieu d'être soudés sur toute leur longueur, sont presque complètement séparés et ne se réunissent que par leur partie supérieure dans la région des oreillettes.

Le sang a la même composition chez tous les Mammifères ; remarquons cependant que chez le Chameau et les autres Ruminants sans cornes, les globules du sang ont une forme ovale et non arrondie comme chez l'homme.

197. Appareil circulatoire des Oiseaux. — La forme générale du cœur est la même chez les Oiseaux que chez les Mammifères ; il est facile néanmoins de reconnaître un cœur d'Oiseau à la forme de la valvule tricuspide qui sépare l'oreillette droite du ventricule droit ; cette valvule est en effet formée par un repli musculaire en tout semblable aux parois mêmes du ventricule, tandis que chez les Mammifères cette valvule est constituée par trois membranes reliées à la paroi du ventricule par des cordons non musculaires.

Dans la forme et la disposition des vaisseaux, les Oiseaux présentent quelques particularités : l'artère aorte qui part du ventricule gauche se recourbe à droite et non à gauche ; les veines caves arrivent dans l'oreillette droite au nombre de trois (deux supérieures et une inférieure), au lieu de deux.

Les globules du sang des Oiseaux sont plus petits que ceux des Mammifères et ovales comme ceux des Chameaux (§ 216) ; mais ils sont amincis sur leurs bords, renflés au milieu, et présentent vers leur centre un petit noyau comme une cellule d'un tissu quelconque (§ 3), tandis que les globules du sang des Chameaux sont concaves sur leurs deux faces et sans noyau.

198. Appareil circulatoire des Reptiles. — L'appareil circulatoire des Reptiles diffère beaucoup de celui des Oiseaux par la forme du cœur et la disposition des vaisseaux qui en partent.

1° Crocodiles. — Dans le cœur des Crocodiles (fig. 245), on trouve encore deux oreillettes et deux ventricules distincts ; l'oreillette et le ventricule droit (OD et VD) renferment du sang noir ; l'oreillette et le ventricule gauche (OG et VG) renferment du sang rouge. Du ventricule gauche part une aorte qui se recourbe vers la droite du corps comme chez les Oiseaux et va distribuer le sang rouge dans les organes.

Du ventricule droit part : 1° l'artère pulmonaire, qui porte une partie du sang noir aux poumons : 2° une seconde artère aorte qui se recourbe vers la gauche,

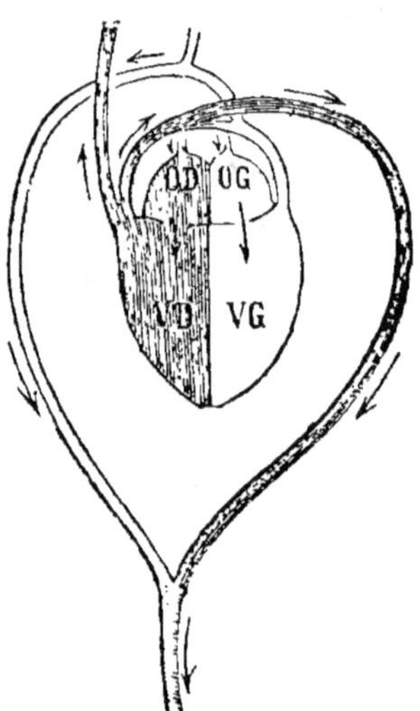

Fig. 245. — Figure théorique du cœur d'un Crocodile (vu de face). — OG, oreillette gauche ; VG, ventricule gauche ; OD, oreillette droite ; VD, ventricule droit.

et va se réunir à l'aorte sortie du ventricule gauche au delà du point de départ des artères qui se dirigent vers la tête.

Les deux aortes, provenant, l'une du ventricule droit, l'autre du ventricule gauche, renferment donc l'une du sang rouge, l'autre du sang noir ; lorsque ces deux aortes se réunissent, les deux sangs se mélangent dans l'aorte proprement dite ; la plupart des organes recevront donc non du sang rouge pur comme chez les Mammifères et les Oiseaux, mais un mélange de sang rouge et de sang noir.

Le mélange du sang rouge et du sang noir se fait non seulement au point de réunion des deux aortes, mais encore près de la naissance de ces aortes, par un petit orifice appelé *trou de Panizza* (au-dessus de OD, fig. 245) mettant les aortes en communication. Toutefois, la quantité de sang qui passe par cet orifice est très faible, et l'aorte issue du ventricule gauche renferme du sang rouge à peu près pur. Les parties du corps (tête, membres antérieurs) auxquelles cette aorte envoie des ramifications avant de se réunir à l'autre aorte reçoivent donc presque uniquement du sang rouge.

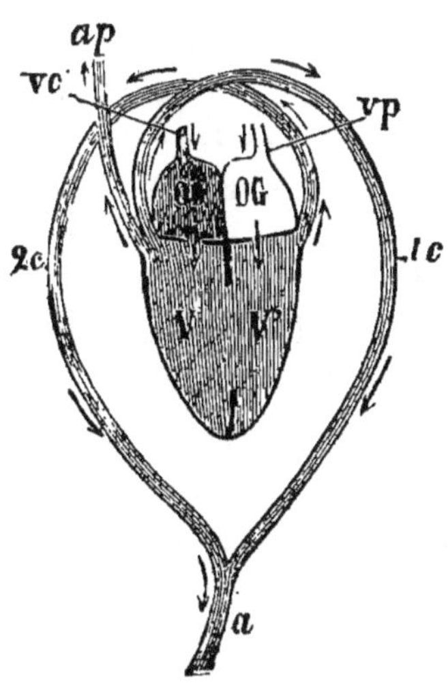

Fig. 246 — Figure théorique du cœur d'un Lézard. — OG, oreillette gauche ; OD, oreillette droite ; V, V', ventricules communiquant entre eux ; *ap*, artère pulmonaire ; *vp*, veine pulmonaire ; 2c, 1c, les deux crosses de l'aorte a.

2° *Tortues, Lézards, Serpents.* — Les autres Reptiles : Tortues, Lézards, Serpents, ont un appareil circulatoire un peu différent (fig. 246). Les oreillettes (OD et OG) sont toujours distinctes, mais les deux ventricules (V, V') communiquent entre eux par une large ouverture. Le mélange du sang rouge et du sang noir s'effectue donc déjà dans le cœur. D'ailleurs, comme chez les Crocodiles, on trouve deux aortes, l'une issue de la partie droite du ventricule et se recourbant à gauche, l'autre issue de la partie gauche du ventricule et se recourbant à droite ; ces deux aortes se réunissent en une seule et distribuent dans tout le corps un mélange de sang rouge et de sang noir. L'artère pulmonaire issue de la partie droite du ventricule amène aux poumons du sang noir mélangé de sang rouge.

199. Appareil circulatoire des Batraciens. — Chez la Grenouille, par exemple, l'appareil circulatoire ressemble à celui des Serpents ; il y a deux oreillettes et un seul ventricule ; les gros vaisseaux partant du cœur sont disposés aussi comme chez les Reptiles ; les organes reçoivent donc, non du sang rouge, mais un mélange de sang noir et de sang rouge.

A l'état jeune, les Batraciens vivent dans l'eau ; leur appareil circulatoire est alors comparable à celui des Poissons ; leur cœur, renfermant du sang noir, se compose seulement d'une oreillette et d'un ventricule.

200. Appareil circulatoire des Poissons. — L'appareil circulatoire des Poissons présente des modifications

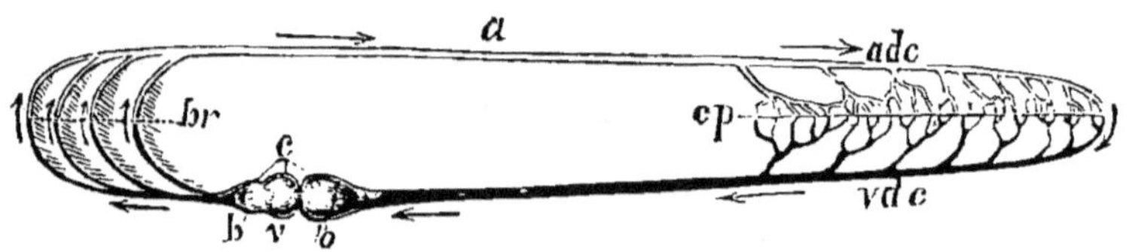

Fig. 247. — Figure théorique de l'appareil circulatoire d'un Poisson. — c, cœur ; o, oreillette ; v, ventricule ; b, bulbe ; br, branchies ; a, aorte ; adc, artères du corps ; cp, capillaires ; vdc, veines du corps.

très importantes (fig. 247). Le cœur, situé très près de la tête, est formé d'une seule oreillette o et d'un seul ventricule *v* et renferme du sang noir. Les veines *vdc* apportent le sang noir des différentes parties du corps et se réunissent en deux canaux qui débouchent dans l'oreillette. De là, le sang noir passe dans le ventricule, et puis dans une artère (1) qui émet à droite et à gauche un certain nombre de ramifications, appelées artères branchiales, et se rendant chacune dans une branchie.

Dans les branchies, le sang noir devient rouge. Le sang rouge revient de chaque branchie par un vaisseau appelé veine branchiale. Les veines branchiales se réunissent pour former deux vaisseaux qui se rejoignent et constituent l'artère aorte *a*, distribuant le sang rouge dans les organes.

En résumé, l'appareil circulatoire des Poissons peut être comparé à l'appareil circulatoire des Mammifères dont on aurait supprimé le cœur gauche.

201. Appareil circulatoire des Invertébrés en général. — Nous venons de voir que chez les Vertébrés l'appareil circulatoire est formé par un système de vaisseaux complètement clos ; le sang va des organes qu'il nourrit à l'appareil respiratoire où il se charge d'oxygène sans jamais se répandre dans la cavité générale du corps. Chez les Invertébrés, il en est autrement ; l'appareil circulatoire est en général moins complet ; il se compose de vaisseaux plus ou moins nombreux qui, au lieu d'être fermés, s'ouvrent le plus souvent dans la cavité générale du corps, de façon que le sang peut remplir les lacunes qui se trouvent entre les organes sans y former un réseau de capillaires.

L'appareil circulatoire des Invertébrés peut avoir des formes très différentes en rapport avec la position et la nature de l'appareil respiratoire. Dans tous les cas, il faut

---

(1) A son point d'insertion sur le ventricule, cette artère présente un renflement considérable (*b*, fig. 247) appelé *bulbe aortique*.

que le sang, après avoir nourri les organes, vienne se charger d'oxygène dans l'appareil respiratoire et soit de nouveau lancé dans toutes les parties du corps.

Beaucoup d'Invertébrés ont un cœur ; mais ce cœur renferme toujours du sang rouge et non du sang noir, comme celui des Poissons (1).

202. Appareil circulatoire des Insectes, des Myriapodes et des Arachnides. — Le sang des Insectes est répandu dans tout le corps. On voit seulement, à la partie supérieure du thorax et de l'abdomen, un vaisseau ouvert par les deux bouts, percé de plusieurs trous sur les côtés et qu'on appelle le *vaisseau dorsal*. Ce vaisseau se contracte et rejette par l'ouverture de devant le sang qui est entré par les autres ouvertures.

Dans les différents organes, le sang arrive au contact de l'air renfermé dans de petits tubes appelés trachées (§ 232) qui se ramifient dans tout le corps ; c'est là que le sang absorbe de l'oxygène et dégage de l'acide carbonique.

Chez les Myriapodes, l'appareil circulatoire est analogue à celui des Insectes ; chez la plupart des Arachnides, il est plus compliqué que chez les Insectes ; le vaisseau dorsal prend la forme d'un véritable cœur et émet un certain nombre d'artères qui portent le sang dans les différents organes et s'ouvrent librement de façon à ce que le sang retombe dans la cavité générale.

203. Appareil circulatoire des Crustacés. — Le sang est amené aux branchies (§ 233) dans des vaisseaux

---

(1) Le sang des animaux vertébrés est rouge et doit sa couleur à la présence des globules colorés en rouge par l'hémoglobine ; le sang des Invertébrés au contraire est généralement incolore, les globules qu'on y rencontre sont incolores et semblables à ceux que nous avons appelés globules blancs dans le sang de l'homme. Cependant, chez quelques Invertébrés, le sang est coloré, mais alors il doit sa couleur non aux globules, mais au plasma.

spéciaux (artères branchiales) et ramené des branchies (Br, fig. 248) par d'autres vaisseaux B (veines branchiales). En revenant des branchies, le sang arrive dans une poche (péricarde) qui entoure de toutes parts un véritable cœur

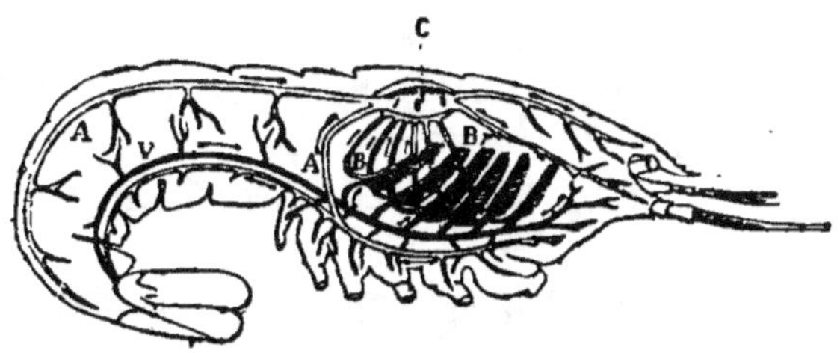

Fig. 248. — Appareil circulatoire de l'Écrevisse. — C, cœur; A, artères du corps; V, veines du corps; B, veines branchiales; Br, branchies.

C. De cette poche, le sang passe dans le cœur par plusieurs ouvertures, puis dans des artères A et va nourrir les différents organes; de là, le sang est repris par les veines V, puis par les artères branchiales, et ainsi de suite.

204. Appareil circulatoire des Vers. — L'appareil circulatoire peut présenter chez les Vers des degrés de complication très différents. Il peut manquer complètement (Ténia) ou bien être formé de vaisseaux s'ouvrant dans les organes (Sangsue); enfin, chez les Lombrics et quelques autres Vers, le sang est renfermé dans un système de vaisseaux tout à fait clos.

205. Appareil circulatoire des Mollusques. — Chez les Mollusques, on trouve toujours un cœur qui reçoit le sang oxygéné venant de l'appareil respiratoire (branchies ou poumons) et qui l'envoie par des artères dans toutes les parties du corps. En sortant des dernières ramifications des artères, le sang se répand dans les interstices des organes; puis il est recueilli par un système

de veines plus ou moins complet qui le ramène aux organes respiratoires.

206. Appareil circulatoire des Rayonnés et des Protozoaires.

— Les Échinodermes ont un appareil circulatoire formé par un vaisseau en forme d'anneau, entourant la bouche et donnant naissance à un certain nombre
d'autres vaisseaux qui se dirigent suivant les différents
rayons de l'animal.

Les Cœlentérés ont leur appareil circulatoire confondu
avec leur appareil digestif.

Les Protozoaires n'ont pas d'appareil circulatoire distinct.

RÉSUMÉ

Appareil circulatoire des Vertébrés.— On peut distinguer
les principaux groupes de Vertébrés par les caractères tirés de
leur appareil circulatoire ; c'est ce que résume le tableau suivant :

Sang rouge n'étant jamais mêlé au sang noir (cœur à 4 cavités).	Aorte se recourbant vers la gauche : globules rouges du sang renflés sur les bords et sans noyau......................	*Mammifères.*
	Aorte se recourbant vers la droite : globules rouges du sang amincis sur les bords et avec un noyau.................	*Oiseaux.*
Sang rouge mêlé au sang noir	Cœur à 4 ou 3 cavités : *Reptiles.* — 4 cavités................	Crocodiles.
	3 cavités (2 oreillettes et 1 ventricule)............	Tortues, Lézards, Serpents.
	Cœur à 2 cavités (dans l'état jeune), puis à 3 cavités (dans l'état adulte).........	*Batraciens.*
	Cœur à 2 cavités (1 ventricule et 1 oreillette) contenant seulement du sang noir.	*Poissons.*

Appareil circulatoire des Articulés. — Chez les *Insectes*, l'appareil circulatoire est très réduit, ce qui semble en
relation avec leur mode de respiration par des trachées qui font

pénétrer l'air dans toutes les parties du corps. Il en est de même chez les *Myriapodes*. Chez la plupart des *Arachnides*, il y a un cœur à une seule cavité qui contient du sang oxygéné. Les *Vers* ont un appareil circulatoire très variable.

Appareil circulatoire des Mollusques. — En général, chez les Mollusques, l'appareil circulatoire présente un cœur renfermant du sang oxygéné ; entre les artères et les veines, le sang se répand dans les interstices des organes, sans qu'il y ait de capillaires.

Appareil circulatoire des Rayonnés. — Chez les *Échinodermes*, il y a en général un vaisseau qui fait le tour de la bouche et qui envoie des vaisseaux rayonnants dans les diverses parties du corps. — Chez les Cœlentérés l'appareil circulatoire, très réduit, se confond avec l'appareil digestif.

Appareil circulatoire des Protozoaires. — Il n'y a pas d'appareil circulatoire distinct.

XIII

APPAREIL RESPIRATOIRE DES ANIMAUX

207. Appareil respiratoire des Mammifères. — Sauf quelques modifications secondaires, l'appareil respiratoire des Mammifères est le même que celui de l'homme. Les Mammifères aquatiques, tels que le Phoque ou la Baleine, respirent comme les Mammifères terrestres ; ils viennent de temps en temps aspirer l'air à la surface de l'eau et peuvent rester assez longtemps sans renouveler l'air de leurs poumons.

208. Appareil respiratoire des Oiseaux. — Chez les Oiseaux, au contraire, nous trouvons des modifications plus profondes (fig. 249). Les bronches ne se bifurquent pas régulièrement comme chez l'homme ; elles se ramifient irrégulièrement ; certaines bronches se terminent par des alvéoles, d'autres d'un calibre plus considérable traversent les poumons et forment, en se dilatant, d'énormes sacs à air S qui s'étendent dans l'abdomen, dans la poitrine et jusque dans des cavités situées à l'intérieur des os H. Cette disposition spéciale a le double avantage de rendre le corps de l'animal plus léger par rapport

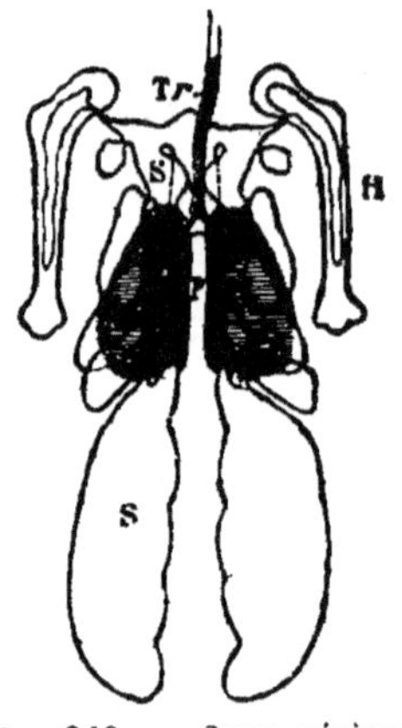

Fig. 249. — Sacs aériens d'un Oiseau. — P, poumons (ombrés sur la figure) ; T*r*, trachée-artère ; S, S, S, sacs aériens ; H, humérus, dans l'intérieur duquel viennent se prolonger les sacs aériens.

à son volume, et d'accumuler dans l'appareil respiratoire une réserve d'air qui favorise l'activité de la respiration pendant le vol.

Il n'y a pas de diaphragme chez les Oiseaux (ainsi que chez les autres animaux que nous allons examiner). Chez les Oiseaux, l'entrée de l'air dans les poumons se fait donc uniquement par le mouvement des côtes.

209. Appareil respiratoire des Reptiles. — Les poumons des Reptiles sont très simplifiés (fig. 250). La trachée-artère Tr se divise en deux bronches qui ne se ramifient pas et s'ouvrent directement dans une sorte de sac irrégulier formant le poumon. La surface interne du poumon porte de petits prolongements en forme de cloison incomplète qui servent à augmenter la surface de contact de l'air avec les capillaires pulmonaires.

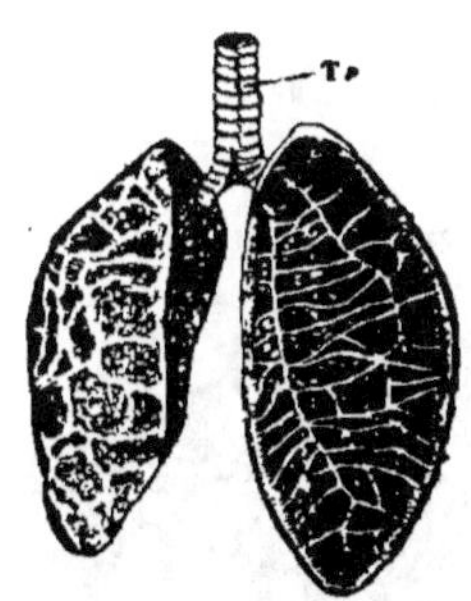

Fig. 250. — Poumons de Lézard, dont l'un est coupé en long pour montrer les cloisons qui le divisent — *Tr*, trachée-artère.

210. Appareil respiratoire des Batraciens. — Les poumons des Batraciens sont encore plus simples; chez la Grenouille, par exemple, ils sont formés chacun par un simple sac dans lequel s'ouvre directement une des deux bronches.

Les Batraciens, n'ayant ni côtes ni diaphragme, font pénétrer l'air dans les poumons par déglutition : c'est-à-dire qu'ils avalent l'air à l'aide de mouvements spéciaux de la bouche.

Mais les Batraciens ne respirent pas toujours dans l'air; à l'état jeune, ils vivent dans l'eau et ont un appareil respiratoire approprié à ce mode de vie. Les très jeunes Grenouilles ou Têtards portent, de chaque côté de leur tête, des petites houppes; ce sont des *branchies*, organes de la respiration aquatique. Plus tard, ces branchies externes disparaissent et sont remplacées par des branchies internes cachées sous un repli de la peau. Puis les poumons se forment, les branchies internes s'atrophient et l'animal commence à vivre dans l'air.

Dans la respiration aquatique, l'échange gazeux se fait à travers les parois de la branchie entre le sang et l'eau qui baigne les branchies. Il faut donc, pour que la respiration soit possible, que l'eau dans laquelle vivent les animaux aquatiques contienne en dissolution une certaine quantité d'oxygène. Dans de l'eau privée d'oxygène, il y aurait asphyxie.

211. Appareil respiratoire des Poissons. — Les Poissons respirent pendant toute leur vie dans l'eau au moyen de branchies. Si nous examinons une Perche, nous voyons, de chaque côté de la tête, deux plaques qui s'abaissent et se soulèvent successivement, fermant et ouvrant deux fentes qui communiquent avec la bouche. Ces plaques sont les *opercules*, ces fentes sont les *ouïes*; chaque ouïe est l'ouverture de la cavité où se trouvent les branchies.

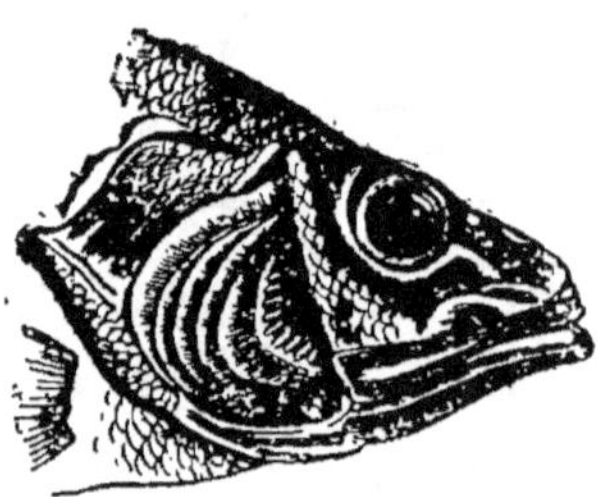

Fig. 251. — Branchies de la Perche.

Soulevons en effet l'un de ces opercules de la Perche, et nous verrons (fig. 251) quatre arcs osseux appelés *arcs branchiaux*, situés dans l'arrière-bouche et portant chacun une double rangée de lamelles rouges qui sont les branchies. Nous avons vu comment le sang noir arrive dans les capillaires des branchies et se trouve séparé de l'eau seulement par de fines membranes. Comme chez les Têtards de Grenouille, l'oxygène qui est en dissolution dans l'eau traverse ces membranes, se mêle au sang noir et le transforme en sang rouge, tandis que l'acide carbonique du sang noir est rejeté dans l'eau qui le dissout.

Grâce aux mouvements des opercules, l'eau qui baigne les branchies est sans cesse renouvelée ; l'eau chargée d'acide cabonique par la respiration du Poisson est remplacée par de l'eau nouvelle qui contient de l'oxygène. Ce courant d'eau qui baigne les branchies s'effectue toujours dans le même sens, entrant par la bouche et sortant par les ouïes.

On a considéré quelquefois comme représentant les poumons chez les Poissons la *vessie natatoire*, sorte de poche pleine d'air qui communique souvent avec l'appareil digestif ; mais le sang qui arrive à la vessie natatoire est du sang rouge. Cet organe ne sert donc pas d'appareil respiratoire ; on suppose qu'il peut rendre le Poisson plus léger par rapport à son volume et lui permettre de se déplacer plus facilement dans l'eau.

212. Appareil respiratoire des Insectes, des Myriapodes et des Arachnides. — Le sang des Insectes n'étant pas renfermé dans des vaisseaux ne peut pas aller chercher dans un organe déterminé l'air dont il a besoin. Aussi est-ce l'air qui circule dans toutes les parties du corps et va porter au sang l'oxygène qui lui est nécessaire.

Nous voyons en effet à la face inférieure de l'abdomen d'un Insecte de petits trous (*st.*, fig. 252), nommés *stigmates*, par où l'air entre dans des tubes qui vont se ramifier dans tous les organes. Ces tubes (*tr.*, fig. 252) sont faciles à distinguer au microscope, grâce à un fil en spirale qui les entoure toujours (fig. 253) ; on leur a donné le nom de *trachées*.

Les parois des trachées sont très minces ; il peut donc se faire des échanges de gaz entre l'air qui est dans les trachées et le sang qui les entoure.

Chez les Myriapodes, l'appareil respiratoire est comparable à celui des Insectes.

Chez les Arachnides, on ne trouve de trachées que dans

quelques espèces, les Faucheux par exemple. La plupart
des Araignées ont comme organes de la respiration des

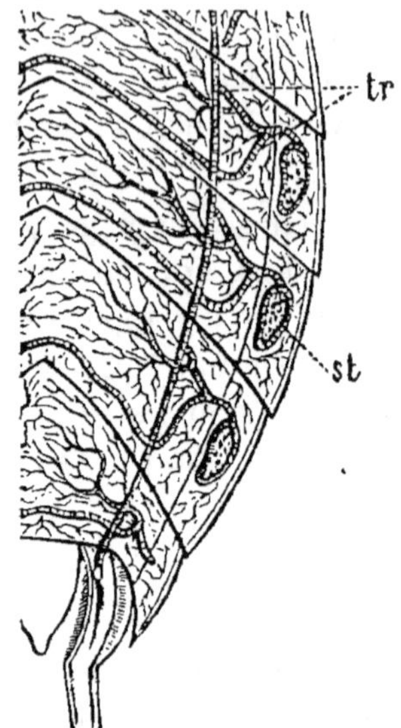

Fig. 252. — Une partie de l'appareil respiratoire d'un Insecte.
— *tr*, trachées; *st*, stigmates.

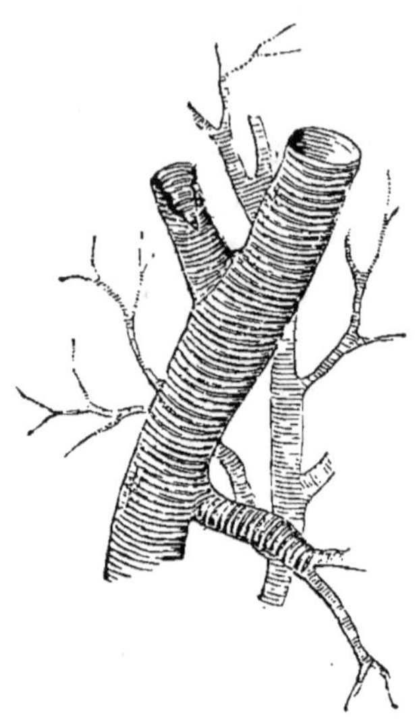

Fig. 253. — Fragments de trachées plus grossies, montrant
le filament en spirale qui les
entoure.

poumons formés par de petits sacs pleins d'air qui se trouvent à la face inférieure de l'abdomen.

213. Appareil respiratoire des Crustacés. — Les
Crustacés, vivant presque tous dans l'eau, respirent par
des branchies (voyez fig. 248). Si nous enlevons la carapace d'une Écrevisse, nous voyons à droite et à gauche du
corps de l'animal de petites houppes fixées à la base des
pattes. Ce sont les branchies, organes de respiration aquatique qui fonctionnent comme chez les Poissons.

214. Appareil respiratoire des Vers. — Les Vers
qui vivent dans l'air, comme le Lombric ou Ver de terre,

n'ont pas d'organes respiratoires spéciaux, et respirent seulement par la peau. Pour que ce mode de respiration soit possible, il faut que la peau soit continuellement humectée d'eau ; aussi les Lombrics ne peuvent vivre que dans l'air humide et meurent dans l'air sec.

La plupart des Vers qui vivent dans l'eau possèdent des branchies situées, suivant les espèces, sur diverses parties du corps. Chez la Sabelle, par exemple, qui est un Ver marin, les branchies sont localisées autour de la tête.

215. Appareil respiratoire des Mollusques. — La plupart des Mollusques vivent dans l'eau et respirent par des branchies qui ont ordinairement la forme de houppes ou de peignes, comme les branchies de l'Écrevisse ou de la Perche. Ces branchies ont des positions très différentes suivant les espèces.

Les Mollusques qui vivent dans l'air, comme l'Escargot, respirent par des poumons. Sur le bord de la coquille d'un Escargot, on peut voir une petite ouverture qui communique avec une sorte de poche pleine d'air, qui est le poumon. Le sang désoxygéné arrive dans la paroi du poumon, et peut ainsi se transformer en sang oxygéné au contact de l'air.

216. Appareil respiratoire des Rayonnés et des Protozoaires. — La plupart des Rayonnés n'ont pas d'organes respiratoires nettement différenciés ; ce sont des animaux aquatiques qui respirent par toute la surface de leur corps ; la respiration est donc cutanée.

Les Protozoaires respirent par toute la surface de leur corps.

217. Animaux à température constante. — Tous les Mammifères ont une température invariable comprise ordinairement entre 37° et 39°.

La température du corps des Oiseaux est aussi constante,

mais plus élevée que celle des Mammifères ; elle est comprise entre 40° et 44°.

Les Oiseaux et les Mammifères sont donc des animaux à température constante et indépendante du milieu extérieur. On dit quelquefois que ce sont des animaux à sang chaud.

Un changement de température de quelques degrés dans le corps de ces animaux suffit pour amener leur mort.

218. Animaux à température variable. — Il n'en est pas de même des Reptiles, des Batraciens, des Poissons et des Invertébrés. La température de ces animaux varie avec celle du milieu extérieur. Ce sont des animaux à température variable ou des animaux à sang froid, comme on dit quelquefois. Lorsque la température extérieure est de 0°, un thermomètre placé dans la bouche d'un Lézard marque une température à peine supérieure à 0°. Si la température extérieure était de 50°, le même thermomètre marquerait une température voisine de 50°.

RÉSUMÉ

Appareil respiratoire des Vertébrés. — On peut résumer dans le tableau suivant les dispositions de l'appareil respiratoire dans les différents groupes de Vertébrés :

Animaux respirant toujours dans l'air.	Diaphragme : poumons analogues à ceux de l'homme		Mammifères.
	Pas de diaphragme	Ordinairement sacs à air très développés communiquant avec les bronches	Oiseaux.
		Pas de sacs à air ; pas de ramifications des deux grosses bronches	Reptiles.
Animaux respirant d'abord dans l'eau (par des branchies), puis dans l'air (par des poumons réduits à de simples sacs)			Batraciens.
Animaux respirant toujours dans l'eau par des branchies			Poissons.

Branchies, organes de la respiration aquatique. — Les branchies sont les organes de la respiration aquatique. Elles ont une forme très variable. Dans la plupart des cas, ce sont des lames saillantes qui flottent dans l'eau. L'oxygène qui est en dissolution dans l'eau passe à travers les parois mêmes des branchies et pénètre dans les capillaires qu'elles renferment ; en même temps, l'acide carbonique du sang se dégage et se dissout dans l'eau.

Appareil respiratoire des Articulés. — Les divers Articulés ont des appareils respiratoires très différents :

1° *Insectes* (*trachées*). — Chez les Insectes, l'air pénètre dans toutes les parties du corps par de nombreux petits tubes qui se ramifient dans tous les organes. Ces tubes, qu'on nomme des *trachées*, se reconnaissent à ce qu'ils sont entourés d'un filament en spirale. Les parois des trachées sont très minces, et les échanges de gaz se font entre l'air des trachées et le sang qui les entoure. Les trachées communiquent avec l'air extérieur par des orifices appelés *stigmates;*

2° *Myriapodes.* — Les Myriapodes respirent par des trachées comme les Insectes;

3° *Arachnides.* — Quelques-uns (Faucheux) respirent par des trachées. Les autres respirent par des poumons, réduits à de petits sacs qui se trouvent à la face inférieure de l'abdomen;

4° *Crustacés.* — Les Crustacés respirent par des branchies. Chez l'Écrevisse, par exemple, les branchies forment des houppes situées à la base des pattes;

5° *Vers.* — Les Vers terrestres respirent simplement par la peau; la plupart des Vers aquatiques respirent par des branchies.

Appareil respiratoire des Mollusques. — Presque tous les Mollusques respirent dans l'eau par des branchies. Quelques-uns (Escargot, Limace, Lymnée, etc.) respirent dans l'air par des poumons réduits à un simple sac.

Appareil respiratoire des Rayonnés et des Protozoaires. — En général, ces animaux n'ont pas d'appareil respiratoire spécial et respirent par toute la surface de leur corps.

XIV

SQUELETTE DES ANIMAUX

219. Squelette des Mammifères. — Le squelette des différents Mammifères ressemble beaucoup à celui de l'homme; il est formé le plus souvent des mêmes pièces, disposées de la même manière; ce sont les dimensions relatives des os qui varient le plus.

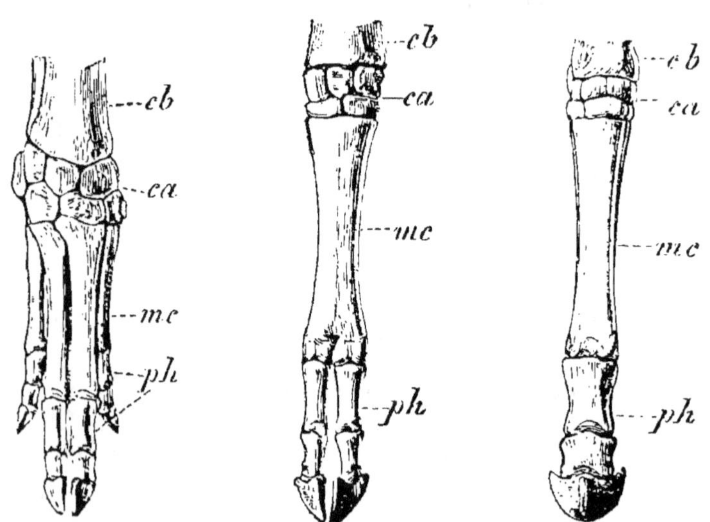

Fig. 254, 255 et 256. — Pied de Porc (à gauche), de Bœuf (au milieu) et de Cheval (à droite). — *cb*, cubitus; *ca*, carpe; *mc*, métacarpe; *ph*, phalanges.

Les variations les plus intéressantes du squelette des Mammifères sont celles que présentent les membres. Si nous examinons, par exemple, le membre antérieur, nous voyons que chez les

Carnassiers, tels que le Chat et le Chien, chez les Rongeurs, tels que le Lapin et le Rat, on trouve cinq doigts comme chez l'homme.

Chez le Porc (fig. 254, à gauche), il n'y a plus que quatre doigts, dont deux peu développés ne touchent pas le sol ; les os du métacarpe *mc* sont très allongés.

Chez les Ruminants, tels que le Bœuf (fig. 255, au milieu) ou le Mouton, il n'y a plus que deux doigts.

Enfin, chez le Cheval (fig. 256, à droite), on ne voit qu'un seul doigt ; un seul os du métacarpe est développé ; mais, de part et d'autre de cet os, sont situés deux petits stylets qui sont deux os du métacarpe rudimentaire. L'os du métacarpe *mc*, très allongé, forme ce qu'on appelle quelquefois à tort la jambe du cheval, tandis qu'en réalité cette partie correspond à la main de l'homme.

Chez les Cétacés (Baleine, Dauphin, etc.), qui sont des Mammifères nageurs, les membres antérieurs sont transformés en nageoires et les membres postérieurs n'existent pas, ou du moins ne sont représentés dans le squelette que par deux petits os.

Les Mammifères qui volent, comme les Chauves-Souris, ont les doigts des membres antérieurs très développés et réunis entre eux par une membrane, de façon à former des ailes.

220. Squelette des Oiseaux. — Dans son ensemble, le squelette des Oiseaux est constitué de la même manière que celui des Mammifères. On y observe cependant certaines particularités très caractéristiques.

Les os ne renferment pas de moelle comme ceux des Mammifères ; les plus gros d'entre eux sont percés de cavités qui communiquent avec les sacs à air (§ 208).

Examinons un squelette de Poule (fig. 257). Les os de la tête sont beaucoup plus soudés entre eux que chez les Mammifères ; nous ne pouvons guère distinguer sur le squelette de la tête d'un Oiseau que l'ensemble des os du crâne *cr* et les os de la face *f*, en particulier le maxillaire supérieur *m.s* et le maxillaire inférieur *m.i*.

Chez les Mammifères, on ne trouve le plus souvent, comme chez l'homme, que sept vertèbres du cou ; chez les Oiseaux, les vertèbres cervicales (*v.cc* fig. 257) sont beaucoup plus nombreuses, et elles sont très mobiles les unes sur les autres ; c'est grâce à cette disposition que les Oiseaux ont le cou très flexible et qu'ils peuvent retourner leur tête complètement en arrière.

Les autres vertèbres (*v.d*, *v.ca*, fig.257) sont, au contraire, très fortement soudées entre elles.

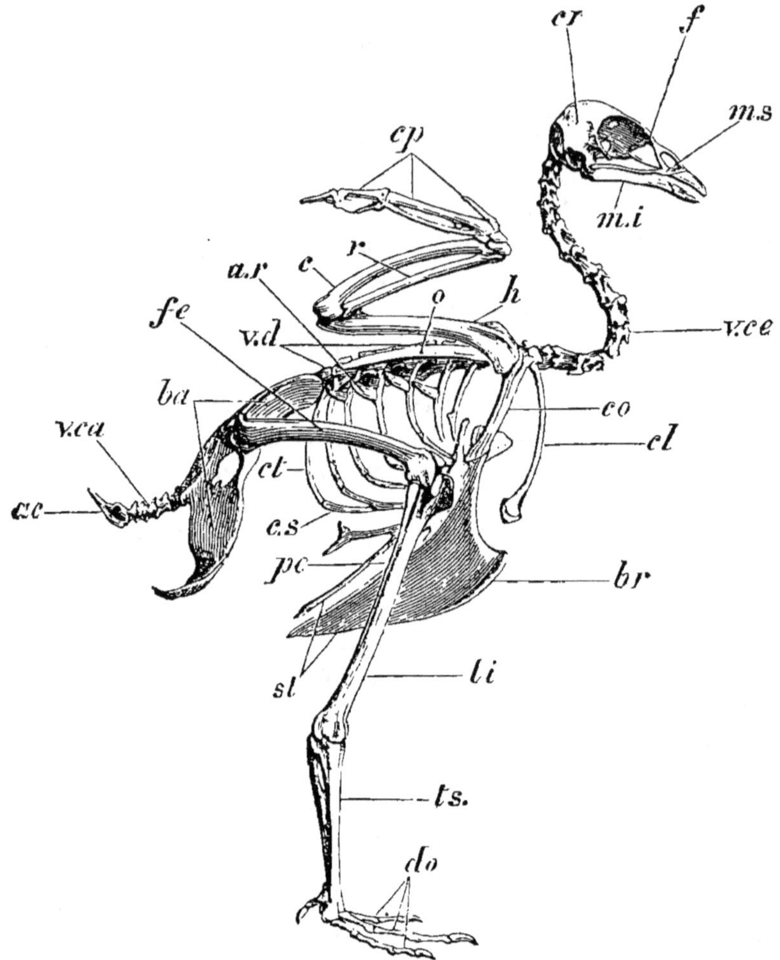

Fig. 257. — Squelette de Poule. — *m.s*, os de la mâchoire supérieure; *m.i*, os de la mâchoire inférieure; *f*, os de la face; *cr*, crâne; *v.ce*, vertèbres cervicales; *v.d*, vertèbres dorsales; *v.ca*, vertèbres caudales; *ac*, dernière vertèbre formant le croupion; *ct*, côtes; *a.r*, appendices des côtes; *c.s*, côtes sternales; *st*, sternum; *br*, bréchet; *cl*, clavicule; *co*, os coracoïde; *o*, omoplate; *h*, humérus; *c*, cubitus; *r*, radius; *cp*, os du métacarpe, du carpe et des doigts; *ba*, os du bassin; *fe*, fémur; *ti*, tibia; *pe*, péroné; *ts*, os du métatarse; *do*, os des doigts (on n'a représenté que la moitié du squelette).

Toutes les côtes sont reliées au sternum *st* par l'intermédiaire de petits os qu'on appelle quelquefois côtes sternales *c.s*. De plus,

16.

chaque côte porte un petit appendice récurrent *a.r* qui va s'appuyer sur la côte suivante. Toutes ces dispositions tendent à rendre plus solide la cage thoracique sur laquelle s'insèrent les ailes, qui servent au vol.

La solidité de cette insertion est encore augmentée par la présence d'un os, l'*os coracoïde* (co fig. 257 et c fig 258), qui n'existe pas chez les Mammifères et qui relie l'humérus au sternum. Les deux clavicules *cl* se réunissent par une de leurs extrémités et

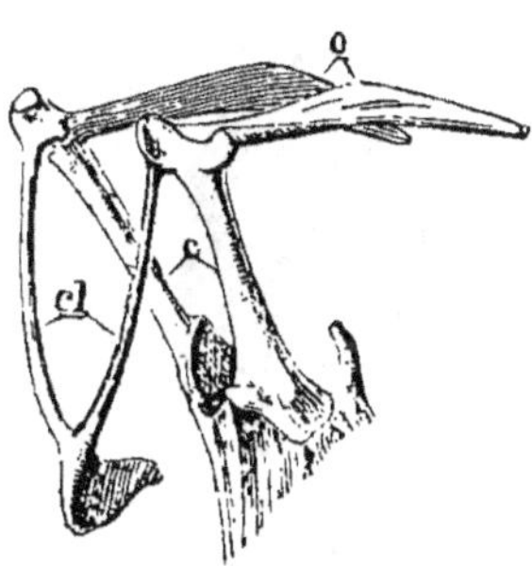

Fig. 258. — Os de l'épaule d'un Oiseau. — *o*, omoplates ; *cl*, clavicules ; *c*, os coracoïdes.

forment un os unique appelé ordinairement la *fourchette*. Le sternum *st* (fig. 257) est très développé et porte en avant une lame triangulaire *br*, nommée *bréchet*, où viennent en partie s'attacher les muscles puissants qui servent au vol.

Le squelette des ailes est très réduit dans sa partie terminale *cp*; il n'y a en effet que trois doigts, très inégalement développés.

Le bassin *ba* sur lequel s'insèrent les membres postérieurs est ouvert en avant, les deux os du pubis ne se rejoignant pas. Les membres postérieurs eux-mêmes présentent quelques particularités intéressantes; le péroné *pe* est réduit à un mince filet osseux soudé au tibia *ti*, les os du tarse ne sont pas libres, mais soudés les uns au tibia, les autres aux os du métatarse *ts*; les os du métatarse, au nombre de trois, sont allongés et soudés entre eux. Les trois segments du membre postérieur de la Poule sont donc formés: 1° par le fémur *f*; 2° par le tibia *ti*; 3° par les os du métatarse *ts* ; puis viennent les doigts *do*, qui chez la Poule sont au nombre de quatre, trois en avant et un en arrière.

En somme, le squelette des Oiseaux est surtout caractérisé par la présence de l'os coracoïde, par le développement du bréchet, par la réduction du nombre des doigts dans le membre antérieur et par la soudure des os du métatarse.

221. Squelette des Reptiles et des Batraciens. — Le squelette des Crocodiles et des Lézards est construit à peu près sur le même type que celui des Oiseaux, sauf la disposition des membres antérieurs et le bréchet.

Chez les Tortues, l'aspect du squelette est modifié par la présence de la carapace qui recouvre l'animal. Sur le dos, la carapace est formée par un certain nombre de plaques osseuses qui sont soudées aux vertèbres (V, fig. 259) et aux côtes. Ces plaques osseuses sont couvertes par une couche cornée qui correspond à la peau. Du côté de la poitrine, la carapace forme

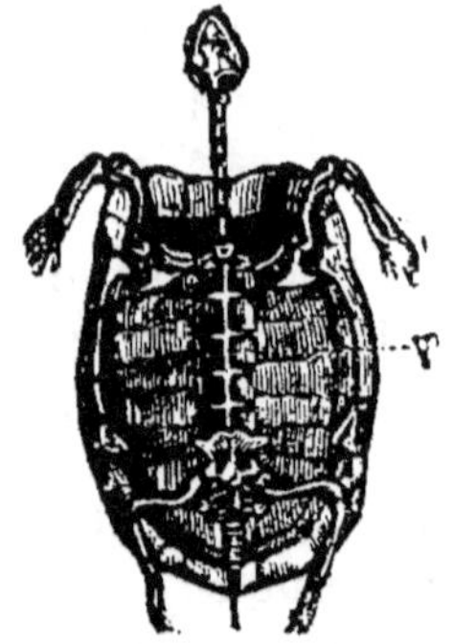
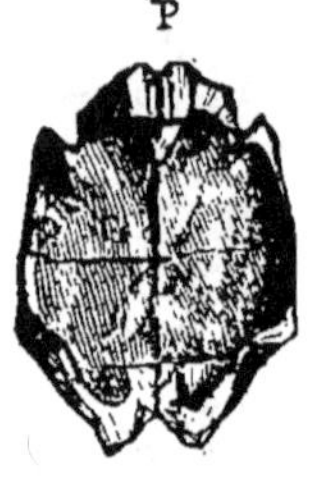

Fig. 259. — Squelette de Tortue
dont on a enlevé le plastron ;
v, vertèbres.

Fig. 260. — Plastron de Tortue,
vu par dedans.

ce qu'on appelle le *plastron* (fig. 260), qui est constitué par des plaques osseuses formées par la peau et recouvertes de matière cornée.

La particularité la plus importante du squelette des Serpents est l'absence complète de membres ; cependant chez certains genres, tels que le Boa, chaque membre postérieur est représenté par un petit os.

Le squelette des Batraciens diffère de celui des Lézards surtout par l'absence des côtes.

222. Squelette des Poissons. — Examinons la Carpe (fig. 261) ; nous voyons que le squelette de sa tête est formé d'un très grand nombre d'os qu'il est assez facile de séparer les uns des autres. Des os spéciaux situés dans l'arrière-bouche servent à soutenir les branchies, ce sont les *arcs branchiaux*.

La colonne vertébrale est très développée. Remarquons que le corps de chaque vertèbre est creusé sur les deux faces, c'est-à-dire est biconcave.

Les deux paires de membres sont représentés chez la plupart des Poissons par deux paires de nageoires. Dans les nageoires pectorales (*p*, fig. 261), qui correspondent aux membres antérieurs, on retrouve un certain nombre d'os correspondant à peu près aux os des membres antérieurs des Mammifères. Le squelette des nageoires abdominales *v* qui correspondent aux membres postérieurs des Mammifères, est tout à fait rudimentaire.

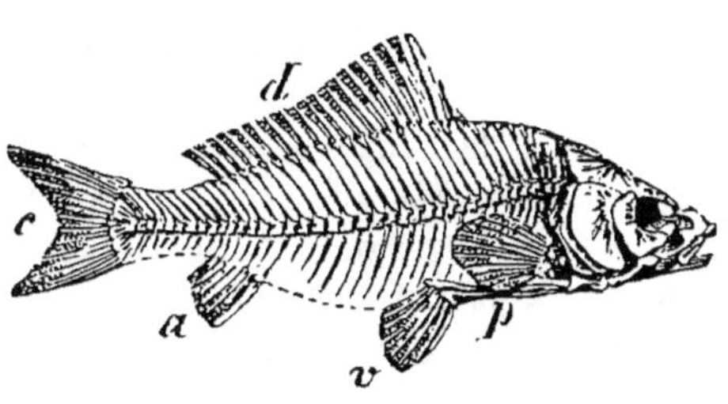

Fig. 261. — Squelette de Poisson. — *p*, nageoire pectorale. — *v*, nageoire abdominale ; *d*, nageoire dorsale ; *c*, nageoire caudale ; *a*, nageoire anale.

De plus, les nageoires des Poissons, aussi bien celles qui correspondent aux membres que les autres (nageoire caudale *c*, dorsale *d*, etc.), renferment souvent de petits os qui leur donnent de la rigidité et qui forment ce qu'on appelle ordinairement les arêtes des Poissons (1).

La plupart des Poissons ont un squelette osseux, mais un cer-

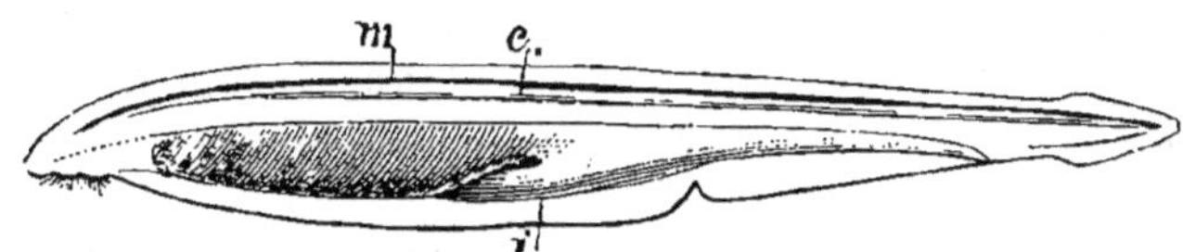

Fig. 262. — Amphioxus. — *m*, moelle épinière ; *c*, corde dorsale ; *i*, intestin.

tain nombre, tels que le Requin, la Raie, l'Esturgeon, la Lamproie, que l'on considère comme les plus inférieurs des Vertébrés, ont un squelette uniquement formé de cartilages.

Chez l'Amphioxus, qui est le Poisson le moins élevé en organisation, le squelette est réduit à une baguette cartilagineuse *c*, appelée *corde dorsale*, qui correspond à l'ensemble des vertèbres.

---

(1) Chez beaucoup de Poissons, certaines parties des muscles s'ossifient et forment de petits stylets osseux qu'on appelle aussi arêtes.

223. Appareil de soutien des Invertébrés. — Les Invertébrés n'ont pas de squelette proprement dit. Chez les Mollusques céphalopodes néanmoins, l'ensemble des ganglions nerveux est entouré par une sorte de boîte cartilagineuse qu'on peut comparer à un crâne.

Chez un grand nombre d'Invertébrés, la peau sécrète une matière dure qui peut s'incruster de calcaire et qui sert d'appareil de soutien ; telles sont les coquilles des Escargots et des Huîtres, la carapace des Écrevisses et de la plupart des Crustacés et des Insectes. Mais on ne doit pas comparer ces productions de la peau au squelette interne des Vertébrés.

La plaque dure et calcaire qui se trouve dans la peau de la Seiche et qu'on appelle ordinairement os de seiche est aussi une production de la peau et ne doit pas par conséquent être considérée comme un véritable os.

RÉSUMÉ

Squelette des Vertébrés. — Les Vertébrés ont seuls un squelette comparable à celui de l'homme et dont la partie principale, ne faisant jamais défaut, est la *colonne vertébrale*.

1° *Mammifères.* — Presque tous les Mammifères ont, comme l'homme, 7 vertèbres cervicales.

Les membres présentent les modifications les plus intéressantes. Il y a 5 doigts chez le Chien, 4 chez le Porc, 2 chez le Mouton, 1 chez le Cheval.

2° *Oiseaux.* — On peut résumer de la manière suivante les principaux caractères du squelette des Oiseaux.

Squelette des Oiseaux.	Vertèbres cervicales nombreuses et mobiles les unes sur les autres. 2 clavicules réunies formant la *fourchette*. 2 *os coracoïdes* renforçant les clavicules. Sternum portant une lame saillante (*bréchet*). Membres antérieurs à trois doigts très inégaux, repliés (ailes). Bassin ouvert en avant.

3° *Reptiles.* — Les divers Reptiles ont des squelettes assez différents. Leurs caractères importants sont les suivants :

SQUELETTE DES ANIMAUX

Crocodiles et Lézards.	Squelette rappelant celui des Oiseaux (sauf la disposition des membres antérieurs et le bréchet). 4 membres.
Tortues.	La peau forme des plaques osseuses soudées par derrière aux vertèbres et aux côtes et constituant en avant le plastron. 4 membres.
Serpents.	Pas de membres. (Chez le Boa, les membres postérieurs sont représentés par deux petits os).

4° *Batraciens*. — Le squelette des Batraciens rappelle un peu celui du Lézard. Il est caractérisé par l'absence de côtes.

5° *Poissons*. — Chez les Poissons, les os de la tête sont en général très nombreux; les 4 membres sont transformés en nageoires; il peut exister aussi d'autres nageoires qui ne correspondent pas aux membres.

Certains Poissons (Requin, Raie, Esturgeon, etc.) ont un squelette entièrement cartilagneux.

L'Amphioxus, le Poisson le moins élevé en organisation, ne possède comme squelette qu'une sorte de baguette cartilagineuse (corde dorsale.)

SYSTÈME NERVEUX DES ANIMAUX
APPAREIL MUSCULAIRE ET ORGANES DES SENS

221. Système nerveux des Vertébrés. — 1° *Mammifères*. — Le système nerveux des différents *Mammifères* se compose des mêmes parties que celui de l'homme ; on remarque néanmoins, surtout dans l'encéphale, quelques modifications intéressantes. D'une façon générale, le nombre et la profondeur des circonvolutions, ainsi que les dimensions relatives des hémisphères, diminuent chez les Mammifères les moins perfectionnés ; chez les Édentés et les Rongeurs, il n'y a plus que des traces de circonvolutions ; chez les Marsupiaux, les hémisphères sont complètement lisses.

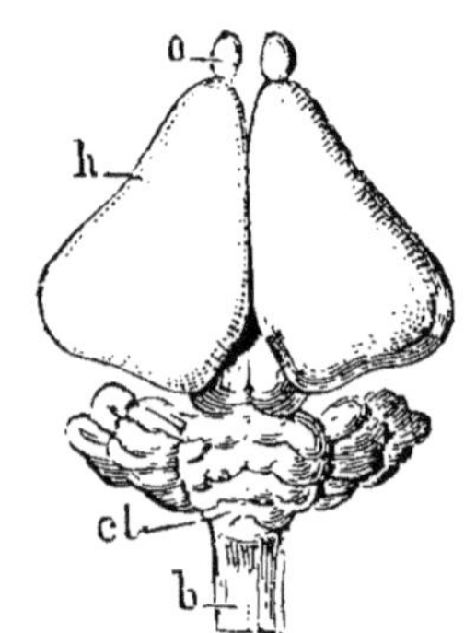

Fig. 263. — Encéphale d'Oiseau : *o*, lobes olfactifs ; *h*, hémisphères ; *c*, cervelet ; *b*, bulbe.

2° *Oiseaux*. — Chez les *Oiseaux*, les lobes olfactifs *o* (fig. 263) sont relativement grands, les hémisphères *h* sont peu développés et tout à fait lisses ; les tubercules quadrijumeaux sont réduits à deux et prennent le nom de tubercules bijumeaux ou *lobes optiques* (1), enfin le cervelet *cl*,

---

(1) Ne pas confondre les lobes optiques des Oiseaux, qui correspondent aux tubercules quadrijumeaux des Mammifères, avec les couches optiques (*co*, fig. 159).

qui n'est plus recouvert par les hémisphères, est très développé dans sa partie médiane, tandis que les lobes latéraux sont très petits.

3° *Reptiles, Batraciens, Poissons.* — Si l'on passe des Oiseaux aux Reptiles, aux Batraciens et aux Poissons, on voit l'encéphale se simplifier de plus en plus : le volume total diminue, les lobes olfactifs, les lobes optiques et le lobe médian du cervelet ont des dimensions relatives plus grandes, les hémisphères se redressent, les couches optiques et les corps striés disparaissent.

Malgré les modifications que nous venons de signaler, on peut dire que *chez les Vertébrés, le système nerveux central,* c'est-à-dire l'encéphale et la moelle épinière, *se trouve tout entier du côté dorsal de l'appareil digestif.*

225. Système nerveux des Articulés. — Chez les

Articulés le système nerveux central (fig. 264) se compose de ganglions disposés par paires, les deux ganglions de chaque paire étant soudés ou réunis entre eux par un filet nerveux. Dans la tête, se trouvent deux paires de ganglions,

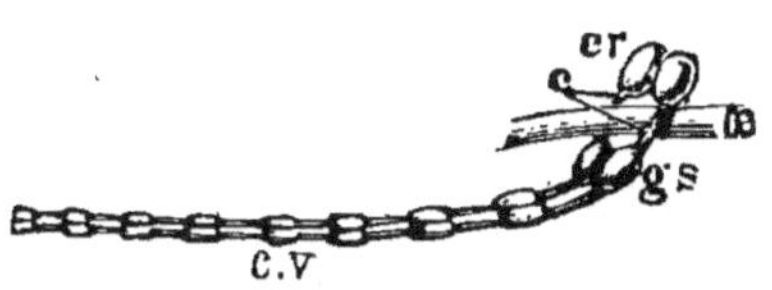

Fig. 264. — Système nerveux d'un Articulé. — *cr*, ganglions sus-œsophagiens ; *gs*, ganglions sous-œsophagiens ; *c*, collier œsophagien ; *c.v*, chaîne ventrale ; *œ*, œsophage.

l'une *cr* au-dessus de l'œsophage *œ*, l'autre *g.s* au-dessous ; ces deux paires de ganglions sont reliées entre elles par deux filets nerveux *c* passant l'un à droite, l'autre à gauche de l'œsophage. L'ensemble des deux paires de ganglions et des deux filets forme autour de l'œsophage une sorte de collier appelé *collier œsophagien.*

Dans la partie inférieure de chaque anneau du corps de l'animal, au-dessous de l'appareil digestif, il y a une paire de ganglions. Ces paires de ganglions sont reliées entre elles jusqu'aux ganglions sous-œsophagiens par un double filet nerveux et forment ce qu'on appelle la chaîne ventrale *cv*.

De ces différents ganglions partent des nerfs qui se ramifient dans tous les organes.

En somme, *chez les Articulés, le système nerveux central se compose d'une chaine ventrale reliée à deux ganglions situés du côté dorsal, dans la tête, par un collier œsophagien.*

226. Système nerveux des Mollusques. — Le

système nerveux central (fig. 265) des Mollusques se compose essentiellement de trois paires de ganglions, une paire *cr* située au-dessus de l'œsophage *œ* et deux paires *g* et *p* situées au-dessous. Les ganglions d'une même paire sont reliés entre eux ; de plus, la paire qui est située au-dessus de l'œsophage est reliée à chacune des paires inférieures par deux filets qui passent l'un à droite et l'autre à gauche de l'œsophage : il y a donc deux colliers œsophagiens et non un seul, comme chez les Articulés. De chaque ganglion partent des nerfs, qui se ramifient dans les différents organes.

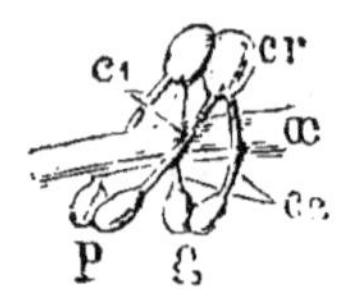

Fig. 265. — Système nerveux d'un Mollusque. — *cr*, ganglions sus-œsophagiens ; *g*, *p*, ganglions sous-œsophagiens ; c_1, c_2, colliers œsophagiens ; *œ*, œsophage.

En somme, *chez les Mollusques, le système nerveux central se compose essentiellement de quatre ganglions ventraux reliés à deux ganglions dorsaux par deux colliers œsophagiens.*

227. Système nerveux des Rayonnés. — Parmi les Rayonnés,

les Échinodermes, tels que l'Étoile de mer par exemple, ont un système nerveux très net formé d'autant de nerfs

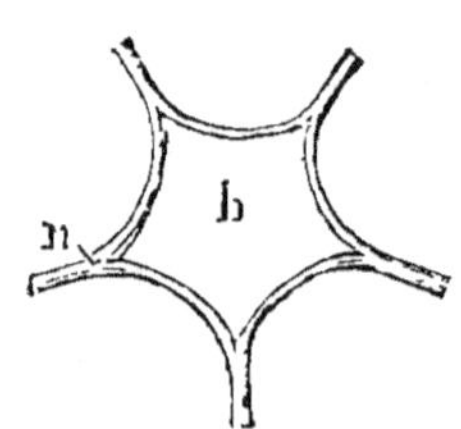

Fig. 266. — Système nerveux d'un Rayonné. — *b*, bouche ; *n*, nerf.

que l'animal possède de rayons : ces nerfs *n* (fig. 266) se réunissent ensuite entre eux et forment un collier autour de la bouche *b*.

Les Cœlentérés n'ont pas de système nerveux ou en ont un rudimentaire.

Les Protozoaires n'ont pas de système nerveux.

228. Muscles des Vertébrés et des Invertébrés. — Les modifications de l'appareil musculaire sont intimement liées aux modifications du squelette. Lorsqu'un os disparaît chez un animal, les muscles qui s'inséraient sur cet os disparaissent aussi, et lorsque de nouveaux os apparaissent, de nouveaux muscles se forment qui s'insèrent sur ces os.

Le développement relatif d'un muscle dépend des mouvements que ce muscle effectue. Les muscles qui travaillent le plus sont les plus développés. C'est ainsi que chez les Oiseaux, les muscles qui servent à faire mouvoir les ailes sont très gros; nous avons vu (fig. 257) que le développement du bréchet avait précisément pour rôle de fournir à ces muscles un point d'insertion solide.

Chez les Poissons, les muscles servant à faire mouvoir la colonne vertébrale constituent la masse du système musculaire tandis que les muscles des membres sont atrophiés.

La structure du tissu musculaire est à peu près la même chez tous les Vertébrés; on y trouve des fibres lisses et des fibres striées; mais chez la plupart des Invertébrés il n'en est pas de même, il n'y a que des fibres lisses; chez quelques Articulés cependant, et notamment chez les Crustacés, on trouve des fibres striées en même temps que des fibres lisses.

229. Œil des Vertébrés. — L'œil des *Mammifères* est composé des mêmes parties que celui de l'homme; on y trouve cependant quelques particularités intéressantes.

Chez les *Oiseaux*, par exemple, la face antérieure du globe est beaucoup plus bombée que la face postérieure; la sclérotique renferme quelques parties ossifiées, et la choroïde forme un prolongement qui traverse la rétine en s'enfonçant dans l'humeur vitrée. Ce prolongement, qui a reçu le nom de *peigne*, à cause de la forme qu'il présente, est le caractère le plus important de l'œil des Oiseaux.

Outre la paupière supérieure et la paupière inférieure, on trouve encore chez les Oiseaux une troisième paupière qui est transparente et se meut de droite à gauche et de gauche à droite sur le globe de l'œil.

Chez les *Reptiles*, on trouve en même temps que les deux yeux ordinaires bien développés un troisième œil rudimentaire caché sous la peau et correspondant à la glande pinéale.

Les yeux de certains Reptiles, tels que les Serpents, sont dépourvus de paupières ; il en est de même chez beaucoup de *Batraciens* et de *Poissons*.

Chez les animaux qui vivent habituellement dans l'eau (Poissons, Cétacés, etc.), le cristallin est très bombé, à cause de la réfraction de la lumière dans l'eau.

230. Œil des Invertébrés. — Les yeux des Invertébrés ont une structure plus simple que ceux des Vertébrés ; ils sont formés d'une façon essentielle par la terminaison du nerf optique et par un corps réfringent plus ou moins développé qui joue le rôle de cristallin ; mais les yeux ont des formes très différentes, suivant les groupes d'animaux que l'on considère.

1° *Articulés.* — Si nous examinons la tête d'un Insecte ou d'un Crustacé, nous y voyons deux yeux dont la surface est formée par un grand nombre de facettes hexagonales (fig. 267 et 268). Si

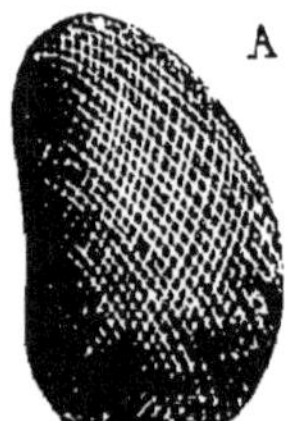

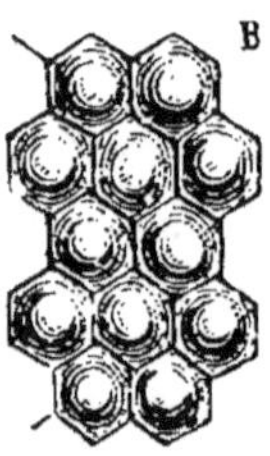

Fig. 267 et 268. — Œil d'insecte : A, œil vu à un faible grossissement ; B, portion d'un œil vu à un fort grossissement.

nous coupons en long un de ces yeux, nous voyons que le nerf optique très gros se divise en un grand nombre de petits filets qui pénètrent dans l'œil. Chacun de ces filets est entouré d'une gaine noire et se termine par un petit cristallin correspondant à l'une des facettes de l'œil. A chaque facette correspond ainsi un cristallin et une branche du nerf optique. On peut donc considérer l'œil de l'Insecte comme composé d'autant de petits yeux qu'il y a de facettes ; de là le nom d'*yeux composés* donné à ces sortes d'yeux.

Outre les deux yeux composés, la plupart des Insectes possèdent aussi trois petits yeux ayant à peu près la structure de l'un des éléments qui forment les yeux composés.

Les yeux font complètement défaut chez beaucoup de Vers; dans certaines espèces, on trouve en nombre variable de petits yeux comparables aux yeux simples des Insectes.

2° *Mollusques.* — Chez les Mollusques, le développement des yeux est très variable; les Poulpes et les Seiches ont de gros yeux ressemblant à ceux des Vertébrés; les Escargots ont de très petits yeux portés au bout de leurs cornes; les Huîtres n'ont pas d'yeux proprement dits.

3° *Rayonnés et Protozoaires.* — Les Rayonnés et les Protozoaires n'ont pas d'organes de la vision bien développés.

231. Oreille des Vertébrés. — En étudiant l'oreille dans la série des Vertébrés, nous voyons la structure de cet organe se simplifier de plus en plus.

Chez la plupart des Mammifères, on retrouve toutes les parties de l'oreille de l'homme.

Chez les Oiseaux, il n'y a plus de pavillon, l'oreille externe est réduite au canal auditif externe.

Si nous passons aux Reptiles, nous ne trouvons plus d'oreille externe; l'oreille moyenne disparaît même chez les Serpents. Chez les Batraciens et les Poissons, il n'y a plus d'oreille moyenne et l'oreille interne est réduite aux canaux semi-circulaires et au vestibule; le limaçon n'est pas développé.

232. Oreille des Invertébrés. — Les organes auditifs des Invertébrés sont rudimentaires; ils se composent en général de petites vésicules closes, tapissées à l'intérieur de cils vibratiles renfermant de toutes petites masses pierreuses, appelées *ololithes* et en rapport avec un filet nerveux. On trouve de pareils organes chez la plupart des Vers, des Mollusques et des Crustacés. On ne les a pas découverts chez les Insectes.

233. Odorat et goût chez les animaux. — Chez les Mammifères, les organes de l'odorat et du goût sont constitués à peu près de la même façon que chez l'homme. Chez les autres Vertébrés, on retrouve toujours les nerfs olfactifs; les lobes olfactifs sont même plus développés que chez les Mammifères; les dernieres ramifications de ces nerfs se terminent à la surface des fosses nasales dont la forme varie énormément. Les fosses nasales des Poissons, par exemple, se terminent en cul-de-sac et sont sans communication avec l'arrière-bouche.

Le sens du goût est très inégalement développé dans les diverses classes des Vertébrés. Les Oiseaux, par exemple, qui avalent les aliments sans les mâcher, ont sur la surface de la bouche des papilles gustatives moins développées que celles des Mammifères.

Les organes de l'odorat et du goût sont difficiles à déterminer chez les Invertébrés; il est cependant probable que certaines terminaisons nerveuses jouent le même rôle que les nerfs olfactifs et gustatifs des Vertébrés.

234. Toucher des animaux. — Tous les Animaux possèdent, à des degrés différents, le sens du toucher; mais les parties du corps les plus sensibles ne sont pas les mêmes suivant l'animal que l'on considère. Chez les Chats, par exemple, les longs poils qui sont autour de la bouche sont en rapport par leur base avec des filets nerveux et peuvent ainsi jouer le rôle d'organes du toucher. Chez le Canard, l'extrémité du bec renferme un grand nombre de corpuscules tactiles qui permettent à l'animal de se rendre compte de la nature des objets qu'il touche en fouillant dans la vase.

Les Invertébrés possèdent sur presque toute la surface de leur corps une certaine sensibilité générale; mais ordinairement, certaines parties sont plus sensibles que les autres et peuvent être considérées comme des organes du toucher. Tels sont les antennes des Insectes et des Crustacés, les tentacules des Céphalopodes, les palpes qui entourent la bouche des Mollusques acéphales.

RÉSUMÉ

Système nerveux des animaux. — On peut résumer dans le tableau suivant la disposition générale du système nerveux dans les grands embranchements du règne animal :

Un système nerveux.
- Un système nerveux
  - Système nerveux central situé tout entier au-dessus du tube digestif.. *Vertébrés.*
  - Non
    - système nerveux bila éral.
      - En général 1 collier œsophagien et une longue chaine ventrale.................................. *Articulés.*
      - En général 2 colliers œsophagiens et pas de chaîne ventrale......................... *Mollusques.*
    - système nerveux rayonné....................... *Rayonnés.*
- Pas de système nerveux......................,........,.................... *Protozoaires.*

Parmi les Vertébrés on peut remarquer que certains Mammifères, tels que les Rongeurs, ont les hémisphères sans circonvolutions. Il en est de même chez les *Oiseaux* qui ont les tubercules quadrijumeaux réduits à 2, chez les *Reptiles*, *Batraciens* et *Poissons* qui n'ont plus ni corps striés, ni couches optiques et dont les hémisphères sont relativement de moins en moins développés.

Muscles et mouvements des animaux. — Les muscles des Vertébrés sont formés comme ceux de l'homme de fibres lisses et de fibres striées. Chez la plupart des Invertébrés on ne trouve que des fibres lisses, il n'y a de fibres striées que chez les Arthropodes.

Les mouvements des animaux s'effectuent comme ceux de l'homme par suite de la contraction des muscles.

Organes des sens des animaux : Œil. — Résumons les quelques particularités que présente l'œil chez les divers animaux :

1° *Vertébrés.* — Les Oiseaux ont un repli de la choroïde (*peigne*) qui s'enfonce dans l'humeur vitréé.

Les Reptiles ont un troisième œil rudimentaire caché sous la peau et correspondant à la glande pinéale (*œil pinéal*).

2° *Articulés.* — Les Insectes ont des yeux à facettes nombreuses ; à chaque facette correspond un petit cristallin (*yeux composés*) ; outre deux yeux composés, les Insectes ont souvent aussi trois petits yeux simples.

3° *Mollusques.* — Le développement des yeux y est très variable.

Les Poulpes et les Seiches ont des yeux comparables à ceux des Vertébrés, tandis que les Mollusques d'organisation inférieure n'ont pas d'yeux proprement dits.

4° *Rayonnés et Protozoaires.* — Pas d'yeux développés.

Oreille des animaux. — Résumons les modifications principales de l'oreille chez les divers animaux.

1° *Vertébrés*. — Chez les Oiseaux, il n'y a plus de pavillon.

Chez les Reptiles, il n'y a plus d'oreille externe.

Chez les Batraciens et les Poissons, il n'y a plus ni oreille externe ni oreille moyenne.

2° *Invertébrés*. — L'organe de l'ouïe est, lorsqu'il existe, réduit à de petites vésicules closes communiquant avec un nerf, et qu'on nomme des *otolithes*.

Odorat et goût chez les animaux. — On retrouve les nerfs olfactifs chez tous les Vertébrés, mais les fosses nasales présentent chez les animaux des formes très variables.

Le sens du goût est très inégalement développé chez les Vertébrés; beaucoup de Mammifères portent dans la bouche des papilles gustatives très nettes; c'est à peine si on retrouve ces papilles chez les Oiseaux.

Les organes du goût et de l'odorat sont difficiles à déterminer chez les Invertébrés.

Toucher des animaux. — Le sens du toucher est plus ou moins développé chez tous les animaux; mais les parties des corps les plus sensibles sont très variables suivant les espèces.

		APPAREIL DIGESTIF	APPAREIL CIRCULATOIRE	APPAREIL RESPIRATOIRE
I. VERTÉBRÉS.	1. Mammifères.	Analogue à celui de l'homme (estomac à 4 cavités des ruminants).	Cœur à 4 cavités (aorte courbée à gauche).	Poumons (diaphragme).
	2. Oiseaux.	Jabot ➤ ventricule succenturié ➤ gésier.	Cœur à 4 cavités (aorte courbée à droite).	Poumons (pas de diaphragme — sacs aériens).
	3. Reptiles.	Intestin peu replié sur lui-même.	Cœur à 4 cavités (Crocodiles), à 3 cavités chez les autres (sang rouge et noir mêlés).	Poumons (pas de ramifications des bronches).
	4. Batraciens.	Intestin long chez le têtard, court chez l'adulte.	Cœur à 2 cavités chez le têtard, et à 3 cavités chez l'adulte.	Branchies chez le têtard et poumons chez l'adulte.
	5. Poissons.	Intestin peu replié (appendices pyloriques).	Cœur à 2 cavités et à sang noir.	Branchies.
II. ARTICULÉS.	1 et 2. Insectes et Myriapodes.	Jabot ➤ gésier ➤ ventricule chylifique.	Cœur réduit au vaisseau dorsal.	Trachées.
	3. Arachnides.	Assez simple.	Cœur à sang oxygéné.	Trachées ou poumons.
	4. Crustacés.	*Idem*	*Idem.*	Branchies.
	5. Vers.	*Idem.*	*Idem.*	Branchies ou respiration par la peau.
III MOLLUSQUES.		*Idem.*	*Idem.*	Branchies ou poumons.
IV RAYONNÉS.		*Idem.*	Distinct (Echinodermes); confondu avec l'appareil digestif (Cœlentérés).	Très réduit ou nul.
V PROTOZOAIRES.		Très réduit ou nul.	Nul.	Nul.

SQUELETTE et PPAREIL DE SOUTIEN	SYSTÈME NERVEUX	ORGANES DES SENS		
n général pas d'os coracoïde et 7 ver- tèbres cervicales.	Hémisphères de l'en- céphale très déve- loppés.	OEil analogue à ce- lui de l'homme. — Oreille externe dé- veloppée.	1. Mammifères.	I. VERTÉBRÉS.
e coracoïde, four- chette, bréchet, bassin ouvert.	Tubercules bijumeaux.	(Peigne de l'œil). — Oreille externe non développée.	2. Oiseaux.	
Idem (sauf bréchet) Les membres euvent disparaître.	Idem.	OEil pinéal impair. — Pas d'oreille externe.	3. Reptiles.	
Pas de côtes.	Hémisphères réduits.	Ni oreille externe ni oreille moyenne.	4. Batraciens.	
Nageoires.	Pas de corps striés ni de couches op- tiques.	Idem (cristallin bombé).	5. Poissons.	
Carapace cornée.	Un collier œsopha- gien et une chaine ventrale.	Yeux composés et yeux simples. — Otolithes.	1 et 2. Insectes et Myriapodes.	II. ARTICULÉS.
Idem.	Idem.	Idem.	3. Arachnides.	
arapace cornée im- régnée de calcaire.	Idem.	Idem.	4. Crustacés.	
Nul.	Idem.	Yeux peu développés.	5. Vers.	
Os de la Seiche (coquille).	En général, 2 colliers œsophagiens et pas de chaine ventrale.	Yeux développés chez les Mollusques su- périeurs. — Oto- lithes.	III MOLLUSQUES.	
arapace imprégnée de calcaire (Échino- dermes, polypiers).	Le système nerveux est rayonné ou peu développé.	Non développés.	IV RAYONNÉS.	
arapace calcaire, liceuse ou nulle.	Nul.	Nuls.	V PROTOZOAIRES.	

TABLE ALPHABÉTIQUE

A

Absorption des aliments, n° 30.
Acéphales, n° 182.
Acide urique, n° 89.
Actes réflexes, n° 118.
Aiguilles thermo-électriques, n° 84.
Albinos, n° 135.
Albuminoïdes (Aliments), n° 12.
Aleurone, n° 12.
Aliments, n°s 11 à 13.
Allaitement, n° 177.
Alvéole, n° 16.
Animaux (Classification des), n° 170.
Aorte, n° 49.
Apophyses, n° 96.
Appareil circulatoire de l'homme, n° 43.
Appareil circulatoire des animaux, n°s 196 à 206
Appareil de soutien des Invertébrés, n° 223.
Appareil digestif de l'homme, n° 10.
Appareil digestif des animaux, n°s 185 à 195.
Appareil musculaire des Vertébrés et des Invertébrés, n° 228.
Appareil respiratoire de l'homme, n° 70.
Appareil respiratoire des animaux, n°s 207 à 218.
Appendices pyloriques, n° 190.
Arachnides, n° 181.
Arachnides (Appareil circulatoire des), n° 202.
Arachnides (Appareil digestif des), n° 191.
Arachnides (Appareil respiratoire des), n° 212.
Arcs branchiaux, n° 222.
Artère pulmonaire, n° 59.

Artères, n°s 49 à 52.
Articulations, n° 99.
Articules, n° 181.
Articulés (Système nerveux des), n° 225.
Asphyxie, n° 80.
Aspiration et expiration, n° 76.
Assimilation et desassimilation, n° 92.
Astigmatisme, n° 147.
Atlas et axis, n° 96.
Audition, n° 156.

B

Bassin, n° 98.
Batraciens, n° 179.
Batraciens (Appareil circulatoire des), n° 199.
Batraciens (Appareil digestif des), n° 189.
Batraciens (Appareil respiratoire des) n° 210.
Batraciens (Squelette des), n° 221.
Bile, n° 34, 87.
Biologie, n° 1.
Bipartition des cellules, n° 6.
Bol alimentaire, n° 26.
Bonnet, n° 186.
Bréchet, n° 220.
Bronches, n°s 72, 73.
Bulbe pileux, n° 165.
Bulbe rachidien, n°s 103, 107, 117.

C

Cage thoracique, n° 96.
Caillette, n° 186.
Caillot, n° 63.

Canal auditif externe, n° 151.
Canal auditif interne, n° 153.
Canaux semi-circulaires, n° 153.
Canines, n° 16.
Capillaires du poumon, n° 59.
Capillaires généraux du corps, n° 53.
Caractères distinctifs des animaux
    et des végétaux, n° 2.
Cardia, n° 27.
Cardiographe, n° 47.
Carpe, n° 97.
Cartilage, n° 94.
Caséine, n° 12.
Cataracte, n° 135.
Ceinture scapulaire, n° 97.
Cellule, n° 1.
Cellule animale (Constitution de la),
    n° 3.
Cellule animale (Développement de
    la), n° 4.
Cellule (Bipartition d'une), n° 6.
Cellulose, n° 2.
Cellules adipeuses, n° 9.
Cellules nerveuses, n° 9.
Cément, n°s 19 à 21.
Céphalopodes, n° 182.
Cerveau, n°s 103, 107, 116, 117.
Cervelet, n°s 103, 107, 117.
Cérumen, n° 151.
Chaleur animale, n°s 82 à 85.
Chlorophylle, n° 2.
Cholestérine, n° 90.
Choroïde, n°s 135, 138.
Cils, n°s 149.
Cils vibratiles, n° 72.
Circonvolutions du cerveau, n° 117.
Circulation, n°s 42 à 69.
Circulation (Grande et petite), n° 61.
Circulation (Historique de la), n° 69.
Circulatoire (Appareil) des différents
    animaux, n°s 196 à 206.
Clavicule, n° 97.
Coagulation du sang, n° 63.
Coccyx, n° 96.
Cœlentérés, n° 183.
Cœur, n°s 44 à 46.
Cœur droit, n° 58.
Cœur (Ganglions nerveux du), n° 48.
Cœur gauche (Mouvements du sang
    dans le), n° 46.
Collet, n° 16,
Collier œsophagien, n° 225.
Colonne vertébrale, n°s 96, 194.
Conduits lacrymaux, n° 149.
Contraste des couleurs, n° 141.
Cordes vocales, n° 166.
Cornée transparente, n°s 135, 138.
Cornets, n° 158.
Corps simples constituant les ali-
    ments, n° 14.
Corps striés, n°s 107, 117.

Corpuscules du goût, n° 162.
Corpuscules tactiles, n° 165.
Côtes, n° 96.
Couches optiques, n°s 107, 117.
Course, n° 132.
Crampe, n° 129.
Crâne, n° 95.
Cristallin, n°s 135, 138.
Crustacés, n° 181.
Crustacés (Appareil circulatoire des),
    n° 203.
Crustacés (Appareil digestif des),
    n° 192.
Crustacés (Appareil respiratoire des),
    n° 213.
Cubitus, n° 97.

D

Daltonisme, n° 139.
Déglutition, n° 26.
Dentaires (Formules). n° 18.
Dent (Différentes parties d'une),
    n° 19.
Dent (Formation d'une), n° 21.
Dentition (Première et seconde).
    n° 17.
Dents (Altération des), n° 22.
Dents (Différentes sortes de), n° 16.
Dent (Structure intime d'une), n° 20.
Derme, n° 165.
Développement. n° 1.
Développement de la cellule animale,
    n° 4.
Diaphragme, n°s 71, 77.
Digestif (Appareil) des différents
    animaux, n°s 186 à 195.
Digestion de l'homme, n°s 10 à 11.
Digestion (Historique de la), n° 41 bis.
Digestion (Rôle du foie dans la) n° 34.
Digestion stomachale, n° 28.
Division du noyau, n° 7.

E

Echange gazeux pendant la respira-
    tion, n° 75.
Echinodermes, n° 183.
Echinodermes (Appareil digestif des),
    n° 195.
Elimination, n°s 87 à 91.
Email de la dent, n°s 19 à 21.
Embranchement, n° 173.
Emmétrope (Œil normal ou), n° 144.
Encéphale, n°s 103, 107.

Enclume, n° 152.
Endolymphe, n° 153.
Epiderme, n° 165.
Epiglotte, n°s 26, 72, 166.
Espèce, n° 171.
Estomac, n° 27.
Etrier, n° 152.
Expérience de Mariotte, n° 137.

F

Face (Os de la) n° 95.
Famille, n° 273.
Féculents (Aliments), n° 12.
Fémur, n° 98.
Fenêtre ovale, n° 152.
Fenêtre ronde, n° 153.
Feuillet, n° 186.
Fibres conjonctives, n° 9.
Fibres musculaires, n° 9.
Fibres nerveuses, n° 9.
Fibrine, n° 63.
Fièvre typhoïde, n° 35.
Fistule gastrique. n° 29.
Fistule intestinale, n° 37.
Foie, n°s 34, 87.
Foie (Elimination par le). n° 90.
Foie (Fonction glycogénique du), n° 67.
Formation des images dans l'œil, n° 134.
Formules dentaires, n° 18.
Fosses nasales, n° 158.
Fourchette, n° 220.

G

Ganglions lymphatiques, n° 68.
Ganglions nerveux du cœur, n° 48.
Gastéropodes, n° 182.
Gaz du sang, n° 65.
Gélatine. n° 12.
Genre, n° 172.
Germe dentaire, n° 21.
Gésier des insectes, n° 191.
Gésier des oiseaux, n° 187.
Glandes lacrymales, n° 149.
Glandes salivaires, n° 23.
Glandes sébacées, n° 165.
Glandes sudoripares, n°s 87, 165.
Glandes sudoripares (Elimination par les), n° 94.
Globe de l'œil, n° 133.
Globules du sang, n°s 9, 62.
Glotte, n°s 72, 166.

Glucose, n° 13.
Gluten, n° 12.
Glycogène, n° 67.
Goût, n°s 160 à 163.
Goûts chez les animaux, n° 233.
Gras (Aliments), n° 12.

H

Hémiplégie, n° 117.
Hémisphères du cerveau, n°s 107, 117.
Historique de la circulation, n° 69.
Historique de la digestion, n° 41 *bis*.
Historique de la respiration, n° 86.
Historique du système nerveux, n° 123.
Homme (Etude spéciale de l'), n°s 10 à 169.
Humérus, n° 97.
Humeur aqueuse, n°s 135, 138.
Humeur vitrée, n°s 135, 138.
Hydropisie, n° 41.
Hypermétrope (Œil), n° 144.

I

Incisives, n° 16.
Infusoires, n° 184.
Insalivation, n°s 15, 24.
Insectes, n° 181.
Insectes (Appareil circulatoire des) n° 202.
Insectes (Appareil digestif des), n° 191.
Insectes (Appareil circulatoire des), n° 212.
Intestin, n° 3.
Intestin (Glandes de l'), n° 35.
Invertébrés, n° 175.
Invertébrés (Appareil de soutien des), n° 223.
Invertébrés (Appareil musculaire des), n° 228.
Invertébrés en général (Appareil circulatoire des), n° 201.
Invertébrés (Œil des). n° 230.
Invertébrés (Oreille des), n° 232.
Invertine, n° 36.
Iris de l'œil, n° 133.
Ivoire de la dent, n°s 19 à 21.

J

Jabot des insectes, n° 191.
Jabot des oiseaux, n° 187.

L

Labyrinthe, n° 153.
Langue, n° 160.
Langue (Nerfs de la), n° 162.
Langue (Structure de la), n° 161.
Larmes, n° 149.
Laryngoscope, n° 167.
Larynx, n°s 72, 165.
Leviers du squelette, n° 131.
Limaçon, n° 153.
Locomotion, n° 132.
Lombes, n° 96.
Lymphe, n° 68.

M

Mal des montagnes, n° 81.
Mammifères, n° 179.
Mammifères (Appareil circulatoire des), n° 196.
Mammifères (Appareil digestif des), n° 186.
Mammifères (Appareil respiratoire des), n° 207.
Mammifères (Dentition des), n° 185.
Mammifères (Squelette des), n° 219.
Mandibules, n° 191.
Marche, n° 132.
Mariotte (Expérience de), n° 137.
Marteau, n° 152.
Masséter, n° 130.
Mastication, n° 15.
Méats, n° 158.
Membrane, n°s 3, 8.
Méninges, n° 106.
Mésentère, n° 40.
Métacarpe, n° 97.
Métatarse, n° 98.
Moelle, n° 99 *bis*.
Moelle épinière, n°s 103, 106.
Moelle épinière (Fonction de la), n° 115.
Moelle (Nerfs de la), n° 108.
Molaires, n° 16.
Mollusques, n°s 180, 182.
Mollusques (Appareil circulatoire des), n° 205.
Mollusques (Appareil digestif des), n° 194.
Mollusques (Appareil respiratoire des), n° 215.
Mollusques (Système nerveux des), n° 226.

Mouvements, n°s 124, 132.
Mouvements (Exemples de), n° 130.
Multiplication des cellules, n° 6.
Muqueuse, n° 10.
Muqueuse pituitaire, n° 158.
Muscles, n° 124.
Muscles accomodateurs de l'œil, n° 135.
Muscles de l'œil, n° 148.
Muscles (Distribution des) dans le corps, n° 126.
Muscles extenseurs, n° 130.
Muscles (Propriété des), n° 127.
Muscles (Structure des), n° 125.
Myographe, n° 128.
Myopie, n° 146.
Myosine, n° 12.
Myriapodes, n° 181.
Myriapodes (Appareil circulatoire des), n° 202.
Myriapodes (Appareil digestif des), n° 191.
Myriapodes (Appareil respiratoire des), n° 212.

N

Nerf acoustique, n° 155.
Nerfs, n° 103.
Nerfs de la langue, n° 162.
Nerfs de la moelle, n° 108.
Nerfs de l'encephale, n° 109.
Nerfs (Excitabilité des), n° 111.
Nerfs (Fonctions des), n° 110.
Nerfs mixtes, n° 114.
Nerfs moteurs, n° 113.
Nerfs olfactifs, n°s 157, 159.
Nerfs sensitifs, n° 112.
Nerfs vaso-moteurs, n° 121 *bis*.
Noyau, n°s 1, 3, 6.
Nucléine, n° 6.
Nutrition, n° 1.

O

Odorat, n°s 157 à 159.
Odorat des animaux, n° 233.
Œil, n°s 133 à 169.
Œil des Invertébrés, n° 230.
Œil des Vertébrés, n° 229.
Œil hypermétrope, n° 143.
Œil normal ou emmétrope, n° 142.
Œil (Parties accessoires de l'), n° 149.
Œsophage, n° 26 *bis*.

Œufs, 177.
Oiseaux, n° 179.
Oiseaux (Appareil circulatoire des), n° 197.
Oiseaux (Appareil digestif des), n° 187.
iscaux (Appareil respiratoire des), n° 208.
Oiseaux (squelette des), n° 220.
Omoplate, n° 97.
Orbite, n° 133.
Ordre, n° 173.
Oreilles, n° 150 à 156.
Oreille des Invertébrés, n° 232.
Oreille des Vertébrés, n° 231.
Oreille externe, n° 151.
Oreille interne, n° 153.
Oreille moyenne, n° 152.
Organe adamantin, n° 21.
Organe de Corti, n° 154.
Organes des sens des animaux, n°° 229 à 234.
Organisation, n° 1.
Os, n° 94.
Os (Constitution et composition chimique des), n° 99 *bis*.
Os coracoïde, n° 220.
Os (Développement et croissance des), n° 100.
Os lenticulaire, n° 152.
Osséine, n° 99 *bis*.
Os (Structure des), n° 101.
Ostéoblastes, n° 101.
Otolithes, n° 232.
Oxyhémoglobine, n° 65.

P

Pancréas, n° 31.
Panse, n° 186.
Papilles de la langue, n° 161.
Paupières, n° 149.
Pavillon de l'oreille, n° 151.
Peau (Structure de la), n° 165.
Peigne, n° 229.
Peptones, n° 28.
Péricarde, n° 44.
Périlymphe, n° 153.
Péritoine, n° 40.
Périostes, n° 99 *bis*.
Péroné, n° 98.
Phalanges, phalangines et phalangettes, n° 97.
Plasma, n° 62.
Plastron, n° 221.
Pneumonie, n° 74.
Poils, n° 165.
Poissons, n° 179.

Poissons (Appareil circulatoire des), n° 200.
Poissons (Appareil digestif des), n° 190.
Poissons (Appareil respiratoire des), n° 211.
Poissons (Squelette des), n° 222.
Pouls, n° 52.
Poumons, n°° 72, 73.
Poumons (Mécanisme de l'entrée de l'air dans les), n° 77.
Poumons (Situation des), n° 71.
Pouvoir conducteur, n° 115.
Pouvoir réflexe, n° 118.
Presbytie, n° 145.
Présure, n° 29.
Pression (Influence de la) sur la respiration, n° 81.
Protoplasma, n°° 1, 3, 5.
Protozoaires, n°° 180, 184.
Protozoaires (Appareil circulatoire des), n° 207.
Protozoaires (Appareil digestif des), n° 195.
Protozoaires (Appareil respiratoire des), n° 216.
Ptyaline, n° 24.
Pulpe dentaire, n°° 19 à 21.
Pulsations, n° 52.
Pupille, n°° 133, 138.
Pylore, n° 27.

R

Racine de la dent, n° 16.
Radius, n° 97.
Rayonnés, n°° 180, 183.
Rayonnés (Appareil circulatoire des), n° 206.
Rayonnés (Appareil digestif des), n° 195.
Rayonnés (Appareil respiratoire des), n° 216.
Rayonnés (Système nerveux des), n° 227.
Règnes, n° 173.
Reins, n°° 87, 88.
Reptiles, n° 179.
Reptiles (Appareil circulatoire des), n° 196.
Reptiles (Appareil digestif des), n° 188.
Reptiles (Appareil respiratoire des), n° 209.
Reptiles (Squelette des), n° 221.
Réserves, n° 93.
Respiration, n° 70 à 86.

Respiration cutanée, n° 79.
Respiration des tissus, n° 78.
Respiration (Historique de la), n° 86.
Respiratoire (Appareil) des différents
    animaux, n°s 207 à 216.
Rétine, n°s 135, 136.
Rhizopodes, n° 184.
Rocher, n° 95.
Rotule, n° 98.
Ruminants (Estomac des), n° 186.

S

Saccharose, n° 12.
Sacrum, n° 96.
Salive, n°s 24, 25.
Sang, n° 9.
Sang (Coagulation du), n° 63.
Sang (Composition du), n° 62.
Sang (Modification du) dans l'appa-
    reil circulatoire), n°s 64 à 68.
Sang rouge et sang noir, n° 65.
Saut, n° 132.
Sclérotique, n° 135.
Sels de chaux, n° 13.
Sel marin, n° 13.
Sensations gustatives, n° 163.
Sensibilité, n° 102.
Sens (Organes des), n°s 133 à 167.
Sons, n° 150.
Sons (Production des), n° 166 *bis*.
Sphygmographe. n° 52.
Squelette, n°s 94 à 101.
Squelette de la tête, n° 95.
Squelette des animaux, n°s 219 à 223.
Squelette des membres inférieurs,
    n° 98.
Squelette des membres supérieurs,
    n° 97.
Squelette du tronc, n° 96.
Squelette (Leviers du), n° 131.
Stéréoscope, n° 140.
Sternum, n° 96.
Strabisme, n° 148.
Suc gastrique, n°s 27 à 29.
Suc intestinal, n°s 35 à 37.
Suc pancréatique, n°s 32, 33.
Sucre de canne, n° 12.
Système grand sympathique, n° 119
    à 121.
Système lymphatique, n° 68.
Système nerveux céphalo-rachidien,
    n° 105.
Système nerveux de l'homme, n°s 102
    à 123.
Système nerveux des animaux,
    n°s 224 à 227.

Système nerveux (Historique du),
    n° 123.
Système nerveux (Structure du),
    n° 122.

T

Tarse, n° 98.
Temporal, n° 130.
Tétanos, n° 129.
Thorax, n° 96.
Tibia, n° 98.
Tissus (Divers), n° 9.
Tissus (Respiration des), n° 78.
Toucher, n°s 164, 165.
Toucher des animaux, n° 254.
Trachée-artère, n° 72.
Trachées, n° 212.
Trompe d'Eustache, n° 152.
Tube digestif (Structure générale
    du), n° 41.
Tubercules quadrijumeaux, n° 107,
    117,

U

Urée, n°s 87, 89.

V

Vaisseaux chylifères, n° 66.
Valvules du cœur, n° 44.
Veine porte, n° 66.
Veines générales du corps, n° 54.
Veines (Mouvement du sang dans
    les), n° 57.
Veines pulmonaires, n°s 60, 74.
Veines (Structure des), n° 55.
Ventricule chylifique, n° 191.
Ventricules du cœur, n° 44.
Ventricule succenturié, n° 187.
Vers, n° 181.
Vertèbres, n° 96.
Vertébrés, n° 174.
Vertébrés (Appareil circulatoire des),
    n° 201.
Vertébrés (Appareil digestif des),
    n° 193.
Vertébrés (Appareil musculaire des),
    n° 228.
Vertébrés (Appareil respiratoire des),
    n° 214.

Vertébrés (OEil des), n° 229.
Vertébrés (Oreille des), n° 231.
Vertébrés (Principaux groupes de), n° 179.
Vertébrés (Système nerveux des), n° 224.
Vessie natatoire, n° 211.
Vestibule, n° 153.
Villosités intestinales, n°s 30, 39.

Vision binoculaire, n° 140.
Voile du palais, n° 26.
Voix, n°s 166, 167.

Y

Yeux composés, n° 230.

TABLE MÉTHODIQUE

INTRODUCTION

		Pages.
I.	Caractères des êtres vivants; animaux et végétaux. . .	1
II.	Cellule animale. — Principaux tissus.	8

PREMIÈRE PARTIE

ÉTUDE SPÉCIALE DE L'HOMME

III.	Digestion	23
IV.	Circulation	64
V.	Respiration	99
VI.	Elimination	119
VII.	Squelette	127
VIII.	Système nerveux.	146
IX.	Mouvements	177
X.	Organes des sens	192
	Les divers organes du corps humain. — Résumé général	230

DEUXIÈME PARTIE

LES ORGANES ET LEURS FONCTIONS DANS LA SÉRIE ANIMALE

INTRODUCTION. — Classification des animaux	235
XI. Appareil digestif des animaux	251
XII. Appareil circulatoire des animaux.	262
XIII. Appareil respiratoire des animaux	271
XIV. Squelette des animaux.	279
XV. Système nerveux des animaux, appareil musculaire, organes des sens	287
Résumé général des organes des animaux.	296

Paris. — Imp. PAUL DUPONT (Cl.). 50.8.92.

OUVRAGE COURONNÉ PAR L'ACADÉMIE DES SCIENCES
ET PAR LA SOCIÉTÉ D'AGRICULTURE DE FRANCE

NOUVELLE FLORE

POUR LA

DÉTERMINATION FACILE DES PLANTES, SANS MOTS TECHNIQUES

AVEC 2145 FIGURES INÉDITES

Par M. Gaston BONNIER

Professeur à la Sorbonne

ET

M. G. de LAYENS

Lauréat de l'Académie des Sciences

Un volume de poche de 324 pages : **4 fr. 50**
(avec reliure anglaise : **5 fr.**)

3ᵉ ÉDITION, REVUE ET AUGMENTÉE

Les ouvrages publiés jusqu'à présent pour trouver le nom des plantes présentent de très grandes difficultés à celui qui n'est pas familiarisé avec le langage botanique. D'ailleurs les descriptions des végétaux, si détaillées qu'elles soient, ne remplacent jamais des figures dessinées d'après nature.

Dans cette **Nouvelle Flore** de MM. GASTON BONNIER et G. DE LAYENS, les diverses espèces de plantes sont décrites en style simple et sans mots techniques, et des figures intercalées dans le texte même représentent les caractères distinctifs de tous les végétaux. Les descriptions illustrées des plantes sont disposées en tableaux qui permettent d'apprécier au premier coup d'œil les différences qu'il faut observer pour reconnaître les espèces.

Cette flore contient les plantes les plus répandues dans l'intérieur de la France

PETITE FLORE, par les mêmes auteurs, abrégé de la flore précédente, *ouvrage recommandé par le Ministère de l'Instruction publique,* à l'usage des élèves des classes de cinquième, des écoles, etc., avec 892 figures dans le texte. Un volume cartonné. . . . . . . **1 fr. 50**

On trouvera ci-contre une page de la Flore.

SCROFULARINÉES.

SCROFULARINÉES. — Les plantes de cette famille sont très variées dans leur forme. Les espèces des genres Pédiculaire, Rhinanthe, Euphraise, Odontitès, Mélampyre, bien que munies de feuilles vertes, sont parasites sur les racines ou sur les tiges souterraines d'autres plantes et, en particulier, des Graminées ; plusieurs de ces espèces sont, par suite, nuisibles aux cultures.

Corolle *à tube en bosse à la base* M, OR.
1. **Muflier**, p. 114. *Antirrhinum.*

Corolle *prolongée en eperon plus ou moins allongé, à la base* SU, ST.
2. **Linaire**, p. 114. *Linaria.*

Feuilles *toutes à la base* L, entières, à long pétiole ; plante aquatique ; fleurs blanchâtres ou roses.
3. **Limoselle**, p. 115. *Limosella.*

4 étamines et une 5e *étamine en forme d'écaille* (e, fig. S) ; fleurs *d'un rouge brun ou d'un jaune verdâtre.*
4. **Scrofulaire**, p. 115. *Scrofularia.*

Feuilles *profondément divisées, à divisions parallèles* P ; corolle à 2 lèvres ; fleurs roses.
5. **Pédiculaire**, p. 115. *Pedicularis.*

Feuilles *alternes ; fleurs pendantes* D.
6. **Digitale**. p. 115. *Digitalis.*

Calice *renflé* MA ; corolle *en casque ;* anthères sans pointes et velues.
7. **Rhinanthe**, p. 115. *Rhinanthus.*

Corolle à lèvre supérieure *à 2 lobes* E ; fleurs *blanches striées* (fig. O).
8. **Euphraise**, p. 115. *Euphrasia.*

Corolle à lèvre inférieure *à 2 bosses* V ; fruit à 2-4 graines.
10. **Mélampyre**, p. 117. *Melampyrum.*

Lèvre supérieure *entière ou presque entière* V, R.
Corolle à lèvre inférieure *sans bosses* R ; fruit à graines nombreuses.
11. **Odontitès**, p. 118. *Odontites.*

2 *étamines et parfois, en outre, 2 filets sans anthères.*
Corolle à *tube allongé ;* 2 étamines et 2 filets sans anthères G ; fleurs isolées GO.
12. **Gratiole**, p. 118. *Gratiola.*

Corolle *étalée, à tube très court ;* fleurs bleues ou bleuâtres, rarement blanches.
9. **Véronique**, p. 116. *Veronica.*

Corolle sans bosse ni éperon.
Feuilles opposées ou alternes.
4 étamines portant des anthères.
Feuilles entières ou dentées.
Feuilles opposées, au moins les inférieures.
Calice non renflé.

(1) Var. *blattarioides* Lam., plante à poils simples entremêlés aux poils glanduleux, R. — (2) Var. *montanum* Schrad., feuilles à limbe se prolongeant sur la tige, TR. — (3) Var. *thapsiforme* Schrad., feuilles à limbe se prolongeant sur la tige, C.